Slikstoornissen bij volwassenen

Slikstoornissen bij volwassenen

Een interdisciplinaire benadering

Hanneke Kalf
Berna Rood
Heleen Dicke
Paul van Keeken

Bohn Stafleu van Loghum
Houten 2008

© Bohn Stafleu van Loghum, 2008

Alle rechten voorbehouden. Niets uit deze uitgave mag worden verveelvoudigd, opgeslagen in een geautomatiseerd gegevensbestand, of openbaar gemaakt, in enige vorm of op enige wijze, hetzij elektronisch, mechanisch, door fotokopieën of opnamen, hetzij op enige andere manier, zonder voorafgaande schriftelijke toestemming van de uitgever.

Voor zover het maken van kopieën uit deze uitgave is toegestaan op grond van artikel 16b Auteurswet 1912 j° het Besluit van 20 juni 1974, Stb. 351, zoals gewijzigd bij het Besluit van 23 augustus 1985, Stb. 471 en artikel 17 Auteurswet 1912, dient men de daarvoor wettelijk verschuldigde vergoedingen te voldoen aan de Stichting Reprorecht (Postbus 3051, 2130 KB Hoofddorp). Voor het overnemen van (een) gedeelte(n) uit deze uitgave in bloemlezingen, readers en andere compilatiewerken (artikel 16 Auteurswet 1912) dient men zich tot de uitgever te wenden.

Samensteller(s) en uitgever zijn zich volledig bewust van hun taak een betrouwbare uitgave te verzorgen. Niettemin kunnen zij geen aansprakelijkheid aanvaarden voor drukfouten en andere onjuistheden die eventueel in deze uitgave voorkomen.

Bohn Stafleu van Loghum
Houten 2008

ISBN 978 90 313 5060 5
NUR 897

Ontwerp omslag: Mariël Lam, Empel
Ontwerp binnenwerk: TEFF (www.teff.nl)
Automatische opmaak: PrePress, Zeist
Fotografie: Mia Denis en Berna Rood

Inhoud

	Introductie		**1**
1	**Kauwen, slikken en gezonde voeding**		**7**
	1.1	Inleiding	7
	1.2	Normaal kauwen en slikken	8
	1.3	Het tweefasemodel	14
	1.4	Invloed van veroudering op kauwen en slikken	19
	1.5	Gezonde voeding voor volwassenen	20
	1.6	Voeding van de oudere mens	23
	Literatuur		25
2	**Slikstoornissen en ziektegerelateerde ondervoeding**		**27**
	2.1	Inleiding	27
	2.2	Neurologische oorzaken van slikstoornissen	28
	2.3	Niet-neurologische oorzaken van slikstoornissen	31
	2.4	Beschrijving van kauw- en slikstoornissen	35
	2.5	Beperkingen, participatieproblemen en externe factoren	39
	2.6	Luchtwegproblemen	40
	2.7	Ondervoeding en ziektegerelateerde ondervoeding	41
	2.8	Dehydratie	44
	Literatuur		46
3	**Diagnostiek van slikstoornissen en voedingsproblemen**		**49**
	3.1	Inleiding	49
	3.2	Validiteit en betrouwbaarheid van screeningen	49
	3.3	Bepalen van ziektegerelateerde ondervoeding	50

	3.4	Screeningsinstrumenten voor ondervoeding	55
	3.5	Onderzoek van kauw- en slikstoornissen	60
	3.6	Slikscreeningen	64
	3.7	Verpleegkundige anamnese en onderzoek	68
	Literatuur		70
4	**Behandeling van kauw- en slikstoornissen**		**73**
	4.1	Inleiding	73
	4.2	Classificatie	73
	4.3	Bed- en zithoudingen	75
	4.4	Hoofdhoudingen	83
	4.5	Wijze van voedsel aanbieden	84
	4.6	Luchtwegbescherming	86
	4.7	Hulpmiddelen	92
	Literatuur		93
5	**Voeding bij kauw- en slikstoornissen**		**95**
	5.1	Inleiding	95
	5.2	Vaststellen van de voedingsbehoefte	95
	5.3	Voeding met een afwijkende consistentie	99
	5.4	Sondevoeding	106
	Literatuur		113
6	**Mondverzorging bij kauw- en slikstoornissen**		**115**
	6.1	Inleiding	115
	6.2	Anatomie en fysiologie van de mondholte	116
	6.3	Pathologie	119
	6.4	Mondverzorging	129
	Literatuur		139
7	**Ethische en juridische aspecten**		**143**
	7.1	Inleiding	143
	7.2	Wat is ethiek?	144
	7.3	Soorten ethiek	146
	7.4	Autonomie en de wil van de patiënt	148
	7.5	De betekenis van voeding	150
	7.6	Medische beslissingen rond het levenseinde	153
	7.7	Euthanasie en hulp bij zelfdoding	155
	7.8	Stappenplan voor casuïstiek	156
	Literatuur		159
8	**Interdisciplinaire samenwerking**		**161**
	8.1	Inleiding	161
	8.2	Het probleemoplossend proces	162
	8.3	De ICF	163

8.4	De PES-structuur	164
8.5	Multidisciplinaire richtlijnen	166
8.6	Effectiviteit van interdisciplinair werken	169
Literatuur		173

Bijlage I MST 175

Bijlage II MUST 177

Bijlage III SNAQ 179

Bijlage IV Slikscreening UMC St Radboud Nijmegen 181

Bijlage V Verpleegkundige anamnese en onderzoek 183

Bijlage VI Helpen bij het rechtop gaan zitten in een stoel 185

Bijlage VII Helpen bij een goede zithouding in bed 187

Bijlage VIII Vocht- en voedingslijst 189

Bijlage IX Afbouwen sondevoeding 191

Bijlage X Protocollen mondverzorging voor patiënten met slikstoornissen die oraal gevoed worden 193

Bijlage XI Protocollen mondverzorging voor patiënten met slikstoornissen die niet-oraal gevoed worden 197

Over de auteurs 201

Register 203

Introductie

Hanneke Kalf en Paul van Keeken

Inleiding

Veilige en gevarieerde voeding die in voldoende mate aanwezig is, is een voorwaarde voor een gezond bestaan. Tegelijk is eten en drinken onderdeel van veel sociale activiteiten, want als mensen elkaar ontmoeten wordt er graag iets gedronken en gegeten. Samen eten en drinken zijn belangrijke momenten van interactie, zowel in ons privéleven als bij zakelijke ontmoetingen. Zoals een patiënt die niet kon slikken al snel ervaarde: 'Je wordt er overal mee geconfronteerd, want je kunt nergens komen zonder dat je iets te drinken wordt aangeboden. Kan ik hier aan wennen?' Bovendien brengt moeizaam eten, knoeien of verlies van speeksel zowel de patiënt als zijn gezelschap makkelijk in verlegenheid.

Dit boek gaat over de interdisciplinaire (paramedische en verpleegkundige) zorg voor mensen met een orofaryngeale slikstoornis ontstaan door een neurologische aandoening, tumor of andere beschadiging van structuren in het hoofd- en halsgebied. Interdisciplinaire samenwerking is een vorm van samenwerking waarbij gezamenlijk prioriteiten en doelen in de behandeling worden gesteld.

Dit kan betekenen dat relevante behandeldoelen van een discipline worden uitgesteld om eerst een ander doel te realiseren. Wij zijn van mening dat de zorg voor patiënten met slikstoornissen zich bij uitstek leent voor interdisciplinaire samenwerking (zie ook hoofdstuk 8).

Medische interventies en stoornissen in het verdere transport en de verwerking van voedsel, zoals aandoeningen van de slokdarm, maag en ingewanden, vallen buiten het bestek van dit boek. Ook voor de behandeling van slikstoornissen en voedingsproblemen bij kinderen verwijzen we naar andere publicaties.[1] De beschrijvingen in dit boek betreffen verworven slikstoornissen bij volwassenen die zijn opgenomen in een ziekenhuis, verpleeghuis of revalidatiecentrum, of bij thuiswonende patiënten die in de eerstelijnsgezondheidszorg worden behandeld.

De terminologie in dit boek is zoveel mogelijk gebaseerd op de ICF, Nederlandse vertaling van de 'International Classification of Functioning, Disability and Health' (zie ook de paragraaf Verantwoording).

Het normale slikken

Slikken begint bij de lippen en eindigt bij de maag.[2,3] Kauwen en slikken wordt in de ICF als volgt beschreven (code b510):

Inname van voedsel

Functies gerelateerd aan het opnemen van vaste stoffen of vloeistoffen in het lichaam en het manipuleren van vaste stoffen en vloeistoffen in de mond.
- Zuigen: het via zuigkracht (door bewegingen van de wangen, de lippen en de tong) in de mond brengen van vloeistoffen.
- Afhappen: het bijten in, doorboren of afscheuren van voedsel met de tanden.
- Kauwen: het verbrijzelen en vermalen van voedsel met de kiezen.
- Manipuleren van voedsel in de mond: het met behulp van de tanden en de tong door de mond bewegen van voedsel.
- Speekselvorming: de productie van speeksel in de mond.

Slikken

De passage van voedsel en vloeistof door de mondholte, keelholte en slokdarm naar de maag, met een adequate snelheid.
- Orale fase slikproces: de passage van voedsel en vloeistof door de mondholte met een adequaat tempo en een adequate snelheid.
- Faryngeale fase slikproces: de passage van voedsel en vloeistof door de farynx met een adequaat tempo en een adequate snelheid.
- Oesofageale fase slikproces: de passage van voedsel en vloeistof door de oesofagus met een adequaat tempo en een adequate snelheid.

Dit boek beschrijft met name aspecten rond de inname van voedsel en het orofaryngeale slikproces; de oesofageale slikfase valt buiten het bestek van dit boek.

Het gebruik van begrippen aangepast aan ICF-termen is ook in andere delen van dit boek toegepast, bijvoorbeeld bij de verpleegkundige anamnese in hoofdstuk 3.

Aanleiding tot dit boek

Sinds de jaren tachtig van de vorige eeuw is de aandacht voor orofaryngeale slikstoornissen enorm toegenomen. Iets doorslikken nadat we het hebben geproefd is een proces dat gemiddeld niet meer dan een seconde in beslag neemt, en meestal doen we het gedachteloos. De publicaties over de fysiologie van het proces en de mogelijke stoornissen daarin zijn inmiddels talloos.[2] Slikstoornissen vormen een potentieel gezondheidsrisico, omdat vaak verslikken in combinatie met een slechte gezondheidstoestand tot longontsteking en overlijden kan leiden. Onvoldoende of helemaal niet meer kunnen slikken leidt eveneens snel tot achteruitgang van de gezondheid als niet tijdig wordt ingegrepen. Hoewel in onze westerse wereld overgewicht een grotere zorg is dan ondergewicht, is ziektegerelateerde ondervoeding wel degelijk een belangrijk aandachtsgebied in de Nederlandse zorginstellingen (zie http://www.snellerbeter.nl/ondervoeding). Ondervoeding kan onder andere worden veroorzaakt door kauw- en slikstoornissen.

Door de medische vooruitgang zijn voorheen fatale aandoeningen beter behandelbaar geworden, zoals tumoren in het mond- en keelgebied[4] of hersenbeschadiging door een beroerte[5] of ongeval. Tegelijk is door betere zorg de levensverwachting toegenomen en leidt de vergrijzing van de bevolking tot een toename van mensen met een chronische neurologische aandoening, zoals de ziekte van Parkinson. De prevalentie van orofaryngeale slikstoornissen is daardoor toegenomen, evenals de vraag naar betere paramedische en verpleegkundige zorg. Met name in het laatste decennium is een sterke ontwikkeling te zien geweest in de scholing van zowel logopedisten, diëtisten als verpleegkundigen, in de vorm van artikelen, cursussen en studiedagen, om kennis van de zorg voor slikstoornissen te vergroten. In de praktijk zijn dit ook de drie disciplines die daarin het meest met elkaar samenwerken. De auteurs van dit boek begonnen in 1996 met het geven van cursussen over de behandeling van orofaryngeale slikstoornissen in een multidisciplinair perspectief. Ze hebben jarenlange klinische en didactische ervaring en werken met elkaar samen op diverse afdelingen en poliklinieken van het UMC St Radboud. Dit boek is het resultaat van deze samenwerking.

Taakverdeling

Tot de doelgroep van dit boek behoren in eerste instantie diëtisten, logopedisten en verpleegkundigen die een opleiding hebben op hbo-niveau en te maken hebben met patiënten met slikstoornissen. Dit sluit niet uit dat dit boek ook nuttige informatie kan bevatten voor andere paramedici en artsen.

Behandeling van slikstoornissen is in de meeste gevallen niet monodisciplinair uitvoerbaar. Wie doet wat? Ons uitgangspunt is de volgende globale taakverdeling rond slikstoornissen:
- Diëtisten houden zich vooral bezig met de analyse van de voedingstoestand, het geven van adviezen voor adequate voeding van bepaalde consistenties en het verbeteren en bewaken van een goede voedingstoestand.
- Logopedisten houden zich met name bezig met de diagnostiek en analyse van slikstoornissen, het geven van adviezen voor veilige consistenties en andere aanpassingen en het verbeteren van de slikfunctie door middel van specifieke oefeningen en begeleiding.
- Verpleegkundigen zijn onder andere verantwoordelijk voor 24 uurszorg binnen een klinische setting, signalering van slikstoornissen, specifieke hulp bij eten en drinken (zoals toepassen van specifieke therapeutische

adviezen in de dagelijkse zorg en het toedienen van sondevoeding), specifieke verpleegkundige medisch-technische zorg (bijv. bij radiotherapie of het verzorgen van tracheacanules), het verzorgen van mondhygiëne en begeleiding bij leefstijlverandering.

De rol van fysiotherapeut (onder andere bij houding en transfers), ergotherapeut (onder andere bij aanpassingen van eetgerei en stoel) en mondhygiënist komen zijdelings aan de orde, onder andere in de hoofdstukken 4, 6 en 8.

Schrijven voor verschillende disciplines die met elkaar samenwerken, betekent dat alle teksten voor elke discipline begrijpelijk moeten zijn. Dat leidt hier en daar onvermijdelijk tot een beperking in de diepgang. Voor uitvoeriger informatie (bijv. gedetailleerde logopedische behandeltechnieken) wordt in dit boek dan ook verwezen naar disciplinespecifieke handboeken.

Verantwoording

De auteurs van dit boek hebben hun meeste ervaring met patiënten met slikstoornissen opgedaan binnen een ziekenhuis. Maar ze hebben allemaal ook jarenlange ervaring als docent en zijn op die manier met andere settings in aanraking gekomen, zoals verpleeghuis en thuiszorg. De teksten zijn bedoeld voor een brede toepassing, dus voor alle settings in de gezondheidszorg waar patiënten met slikstoornissen worden behandeld.

Voor een aantal aspecten hebben collega's een bijdrage geleverd. In hoofdstuk 2 over slikstoornissen en ziektegerelateerde ondervoeding is door Marianne Arts, verpleegkundig consulent op de polikliniek Keel-, Neus- en Oorheelkunde, en Heleen Lintz-Luidens, verpleegkundig consulent op de afdeling Radiotherapie, bijgedragen aan de beschrijvingen van slikstoornissen bij oncologische aandoeningen in het hoofd- en halsgebied. In hoofdstuk 3 over diagnostiek heeft Annet Geerlings, senior verpleegkundige op de afdeling Neurologie, bijgedragen aan de beschrijving van het verpleegkundig onderzoek. Gertie Bongers, mondhygiënist van de afdeling Mond-, Kaak- en Aangezichtschirurgie, heeft hoofdstuk 6 over mondhygiëne geaccordeerd. Ten slotte heeft dr. Carlo Leget, universitair docent aan de afdeling Ethiek, Filosofie en Geschiedenis van de Geneeskunde, een hoofdstuk bijgedragen over ethiek en juridische aspecten. Deze gastauteurs zijn allemaal in dienst van het UMC St Radboud.

Dit boek is waar mogelijk 'evidence-based', wat wil zeggen dat alle beschrijvingen vergezeld gaan van zorgvuldige bronvermelding en dat is getracht om beschrijvingen van diagnostische en therapeutische interventies te onderbouwen met evidentie, voor zover die in de wetenschappelijke literatuur beschikbaar is. De meeste behandelinterventies zijn overigens nog niet of onvoldoende met deugdelijk onderzoek geëvalueerd. De beschrijvingen zijn echter niet bedoeld als richtlijn (en kunnen dus ook niet als zodanig worden gebruikt) omdat evidentie en meningen of interpretaties van de auteurs door elkaar worden gebruikt.

De terminologie in dit boek is waar mogelijk gebaseerd op de ICF. De ICF maakt deel uit van de classificatiesystemen die door de World Health Organization (WHO) zijn ontwikkeld.[3] De ICF wordt gezien als een classificatie van 'gezondheidscomponenten', waarmee de samenstellende elementen van de gezondheid bedoeld worden. De ICF is een begrippenkader, met behulp waarvan de actuele gezondheidstoestand van de patiënt kan worden beschreven, inclusief zijn dagelijks functioneren.

De voorloper van de ICF, de 'International Classification of Impairments, Disabilities and Handicaps' (ICIDH) werd dan ook door de Wetenschappelijke Raad voor het Regeringsbeleid (WRR) aanbevolen voor dossiervoering, richtlijnen en protocollen.[6] In Nederland hebben de verpleegkundige en paramedische beroepsgroepen er de voorkeur voor uitgesproken om de ICF als uitgangspunt voor het ontwikkelen van een begrippenkader te nemen. Dit maakt uitwisseling beter mogelijk. Daarmee kan de ICF niet alleen waardevol zijn voor interdisciplinaire samenwerking, maar ook voor ketenzorg en transmurale samenwerking.

Indeling

De opbouw van het boek is als volgt. Hoofdstuk 1 geeft een algemene beschrijving van het normale kauwen en slikken op basis van de ICF-classificatie uit de paragraaf Orofaryngeale slikstoornissen (met name voor verpleegkundigen en diëtisten) en beschrijft de huidige inzichten op het gebied van gezonde voeding (met name voor logopedisten en verpleegkundigen). Hoofstuk 2 beschrijft de kauw- en slikstoornissen als gevolg van diverse neurologische en niet-neurologische oorzaken en aandoeningen en de mogelijke gevolgen voor onder andere de voedingstoestand. In hoofdstuk 3 komt de diëtistische, logopedische en verpleegkundige diagnostiek van slikstoornissen en voedingsproblemen aan de orde, waarbij de nadruk ligt op screening en signaleren. Hoofdstuk 4 geeft een overzicht van de behandelmogelijkheden op activiteitenniveau. Hoofdstuk 5 behandelt de voedingsaanpassingen bij slikstoornissen. Hoofdstuk 6 beschrijft uitvoerig de mondverzorging (met name voor verpleegkundigen), omdat daar – behalve voor mondhygiënisten – nog weinig goede informatie over te vinden is. Hoofdstuk 7 handelt over ethiek en juridische aspecten, voor zover mogelijk specifiek met betrekking tot slikstoornissen, omdat paramedici en verpleegkundigen in het algemeen weinig geschoold zijn in het omgaan met deze aspecten. Betere zorg kan leiden tot ethische dilemma's: een patiënt kan met sondevoeding in leven worden gehouden, maar soms staat dat toch niet meer in verhouding tot de ervaren kwaliteit van leven. Hoofdstuk 8 ten slotte geeft een overzicht van diverse aspecten van multidisciplinaire samenwerking, zoals zorgplannen en multidisciplinaire richtlijnen.

Literatuur

1 Engel-Hoek L van den. Eet- en drinkproblemen bij jonge kinderen. Assen: Van Gorcum; 2006.
2 Perlman AL, Schulze-Delrieu KS. Deglutition and its disorders. San Diego: Singular Publishing Group; 1997.
3 Nederlands WHO-FIC Collaborating Centre. ICF, Nederlandse vertaling van de 'International Classification of Functioning, Disability and Health'. Houten: Bohn Stafleu Van Loghum; 2001.
4 Kwaliteitsinstituut voor de gezondheidszorg CBO. Richtlijn Mondholte-orofarynxcarcinoom. Utrecht: CBO; 2004.
5 Kwaliteitsinstituut voor de gezondheidszorg CBO. Richtlijn Beroerte. Utrecht: CBO; 2000.
6 Zwetsloot-Schonk JJM, Vries Robbé PF de. Ontwikkelingsprincipes voor de inrichting van de informatievoorziening van de curatieve zorg. Den Haag: Wetenschappelijke Raad voor het Regeringsbeleid; 1997. Werkdocument nr. 94.

1 Kauwen, slikken en gezonde voeding

Hanneke Kalf en Heleen Dicke

1.1 Inleiding

Om de diversiteit van stoornissen in het kauwen en slikken te kunnen begrijpen is het belangrijk de normale fysiologie van het slikken te kennen. Volgens de klassieke indeling is het slikken verdeeld in vier fasen, een beschrijving die in 1983 bekend werd door het eerste handboek over orofaryngeale slikstoornissen van Logemann[1] en sindsdien internationaal gemeengoed is:
- Voorbereidende orale fase (vergelijk 'Inname van voedsel'): in de mond nemen, kauwen en vormen van een voedselbolus.
- Orale transportfase: inzet van het slikken en transport van de voedselbolus van mondholte naar de keel.
- Faryngeale fase: transport van de voedselbolus door de keelholte.
- Oesofageale fase: transport door de slokdarm naar de maag.

Deze indeling komt overeen met de ICF-classificatie, die in hoofdstuk 1 is beschreven. Beide classificaties laten zien dat het innemen van voedsel en vocht gezien kan worden als een tweeledig proces: enerzijds het innemen en het geschikt maken om door te slikken en anderzijds het feitelijke doorslikken. Deze tweedeling is fysiologisch en klinisch van belang, onder andere vanuit multidisciplinair oogpunt.

In paragraaf 1.2 worden de onderdelen van het slikken volgens de ICF-termen beschreven. In paragraaf 1.3 wordt de genoemde tweedeling verder uitgewerkt, en in paragraaf 1.4 wordt de invloed van veroudering op het slikken beschreven.

Wat is gezonde voeding? Ook zonder slikstoornissen houden consumenten zich met deze vraag bezig. In Nederland worden algemene aanbevelingen over voeding (de 'voedingsnormen') door de commissie Voedingsnormen van de Gezondheidsraad opgesteld. De meest recente aanbevelingen zijn zowel gericht op preventie van deficiëntieverschijnselen als op het preventie van chronische ziekten. Het Voedingscentrum (http://www.voedingscentrum.nl) heeft door middel van de Schijf van Vijf de voedingsnormen vertaald in een gezonde voeding.

Paragraaf 1.5 geeft achtergrondinformatie bij de huidige inzichten over gezonde voeding voor volwassenen en paragraaf 1.6 beschrijft de specificaties voor gezonde voeding voor ouderen.

1.2 Normaal kauwen en slikken

Voorbereidende orale fase

Voorafgaand aan het verwerken van voedsel in de mond moet voedsel naar de mond worden gebracht, bij voorkeur zelfstandig, zonder knoeien, niet te veel en niet te weinig. Voorwaarden om dat te kunnen zijn onder andere: het lichaam in de buurt van het eten kunnen brengen, beschikken over adequate arm- en handmotoriek en de juiste hulpmiddelen kunnen hanteren. Behalve van fysieke conditie en motorische en cognitieve vaardigheden is het een en ander ook afhankelijk van de sociale situatie. Een formeel diner vraagt andere vaardigheden dan een picknick tijdens een sportieve wandeltocht.
Deze fase wordt ook wel 'pre-orale fase' genoemd.

Zuigen

Met een beker of kopje aan de lippen kan vloeistof langzaam of snel worden gedronken. Aanzuigen of opslurpen koelt vloeistof die nog heet is af. Bij gebruik van een rietje is voldoende zuigkracht nodig om het vocht in het rietje omhoog te krijgen. Daarvoor moeten de lippen het rietje goed omsluiten en moeten de tong en de wangen onderdruk maken in de mondholte.

> **Observatie**
>
> Neem een rietje en een glas water. Houd het rietje boven het water en zuig zachtjes lucht aan door het rietje. Ga daarmee door terwijl je het rietje in het water duwt en merk op dat je nauwelijks water opzuigt. Om het water te kunnen opzuigen zonder het direct in te ademen, moet je met de achterkant van je tong eerst je mondholte afsluiten en dan je mondholte vergroten om onderdruk te maken.

Afhappen

Volgens de ICF[2] is afhappen 'het bijten in, doorboren of afscheuren van voedsel met de tanden'. Denk bijvoorbeeld aan een boterham of een appel. Voedsel kan ook afgehapt worden van een lepel, een vork of de vingers. Om goed te kunnen afhappen moet de mond ver genoeg open kunnen, moet de tong gebruikt kunnen worden om de hap verder de mond in te nemen en moeten de lippen gesloten kunnen worden om de hap in de mond te houden. Om te kunnen afbijten zijn bovendien tanden en kiezen nodig op de juiste plaats en moet voldoende kracht gezet kunnen worden om door te kunnen bijten.

> **Observatie**
>
> Neem met een grote diepe lepel een hap yoghurt en probeer de lepel in één keer leeg te happen. Hoe klein of smal moet een lepel zijn om dit voor elkaar te krijgen?

Kauwen

Vast voedsel moet gekauwd worden om het klein en zacht genoeg te maken om te kunnen doorslikken. Hoeveel er gekauwd moet worden hangt af van de hardheid en taaiheid van het voedsel, maar ook van de individuele gewoonte. Slordige kauwers die grote happen slecht gekauwd voedsel wegslikken, slikken soms veel lucht mee, wat ze later weer opboeren. Om goed te kunnen kauwen zijn een goed gebit, gezonde kaakspieren en een gezond kaakgewricht nodig evenals een goed beweeglijke tong, actieve wangspieren en een goede sensibiliteit om bijten op de tong of de binnenkant van de wang te voorkomen (zie afbeelding 1.1). Het kauwen zorgt er tevens voor dat het voedsel wordt vermengd met speeksel, zodat het makkelijker weg te slikken is.

> **Observatie**
>
> Hoewel het niet beleefd is, zijn we in staat te praten terwijl we iets aan het kauwen zijn. Neem een hap brood en ga na hoe klein deze hap moet zijn om tijdens het kauwen ook nog verstaanbaar te kunnen spreken.

Manipuleren van voedsel in de mond

Om goed te kunnen kauwen en proeven moet het voedsel steeds door de mond verplaatst worden. Dit is vooral merkbaar bij voedsel dat uit verschillende consistenties bestaat, bijvoorbeeld heldere groentesoep met vermicelli, stukjes groente en vlees, of smeltend ijs met stukjes fruit of chocolade. We hebben de mogelijkheid om eerst te kauwen of eerst het vocht weg te slikken.

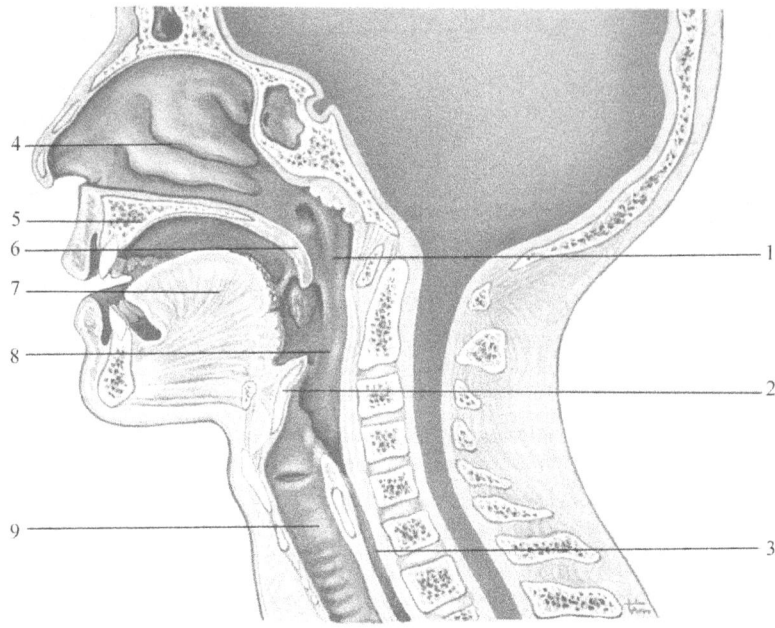

Afbeelding 1.1
Tekening van de organen die betrokken zijn bij het slikproces.

1 = nasale deel van de keelholte (nasofarynx); 2 = strottenklepje (epiglottis); 3 = slokdarm (oesofagus); 4 = neusholte; 5 = harde gehemelte (palatum); 6 = zachte gehemelte (velum); 7 = tong; 8 = orale deel van de keelholte (orofarynx); 9 = strottenhoofd (larynx)
Bron: Salomé AJ. In goede handen. Leergang voor de verpleegkunde. Leiden: Spruyt, Van Mantgem & De Does, 1984.

Observatie

Neem een grote hap brood of achter elkaar een heleboel nootjes; je mond moet flink vol zitten. Voel terwijl je kauwt dat je tong het voedsel vanuit het midden tussen je kiezen duwt en dat je wangen het voedsel van opzij tussen je kiezen duwen.

Speekselvorming

Speeksel bestaat voor meer dan 99% uit water en voor minder dan 1% uit eiwitten, antistoffen en zouten. Speeksel bevat onder andere amylase, een enzym dat zetmeel afbreekt.[3] Speeksel heeft diverse functies, waaronder het reinigen van de mond en het beschermen van het gebit en de mond- en keelholte tegen zuren uit voedsel en tegen uitdroging, door middel van het vormen van een beschermend laagje. Het water in het speeksel helpt om vast voedsel tot een zachte massa te maken die geschikt is om te worden doorgeslikt. De belangrijkste speekselklieren zitten bij de bovenkaak (parotisklier), bij de onderkaak (submandibulaire klier) en onder de tong (sublinguale klier). De parotisklier produceert voornamelijk sereus, of waterig, speeksel door stimulatie van voedsel en kauwbewegingen. De submandibulaire klier produceert seromuceus speeksel, een meer dik, slijmerig en stroperig speeksel. Dit speeksel maakt het grootste deel uit van het rustspeeksel dat de mond vochtig houdt. De veel kleinere sublinguale speekselklieren produceren uitsluitend muceus speeksel, dat bijna gelvormig is. Naast de bovengenoemde speekselklieren bevat de mond nog enkele honderden heel kleine speekselklieren verspreid over het gehemelte, de wangen, de tong en de binnenkant van de lippen (zie verder ook hoofdstuk 6).[3]

> **Observatie**
>
> Doe je mond een stukje open en adem een halve minuut door je mond. Je tong en gehemelte voelen nu wat droog aan. Neem vervolgens voorzichtig een hap van een droog koekje en voel dat er prompt speeksel in je mond ontstaat dat je helpt om die droge hap tot een slikbare massa te maken.

Slikken

Het eigenlijke slikken is volgens de ICF 'de passage van voedsel en vloeistof door de mondholte, keelholte en slokdarm naar de maag met een adequaat tempo en een adequate snelheid'.[2] Het slikken wordt onderscheiden in een orale fase (van mondholte naar keelholte), een faryngeale fase (van keelholte tot in de slokdarm) en een oesofageale fase (van slokdarm naar maag) (zie afbeelding 1.2). Dit is een voor de hand liggende maar deels ook arbitraire indeling. Van een hele grote hap of slok kan het begin zich immers al in de keelholte bevinden, terwijl de rest zich nog in de mondholte bevindt.

Orale fase

De orale fase van het slikproces start als het kauwen stopt en het doorslikken begint. Dit wordt de 'slikinzet' genoemd[1], niet te verwarren met de 'slikreflex' (zie hierna). Het gaat hier om het bewust gaan slikken en verplaatsen van voedsel of vloeistof naar de keelholte. Het 'inzetten' van de slik is willekeurig, hoewel meestal onbewust. Zo slikken we de onbewust gemiddeld bijna duizend keer per dag een beetje speeksel weg.[4]

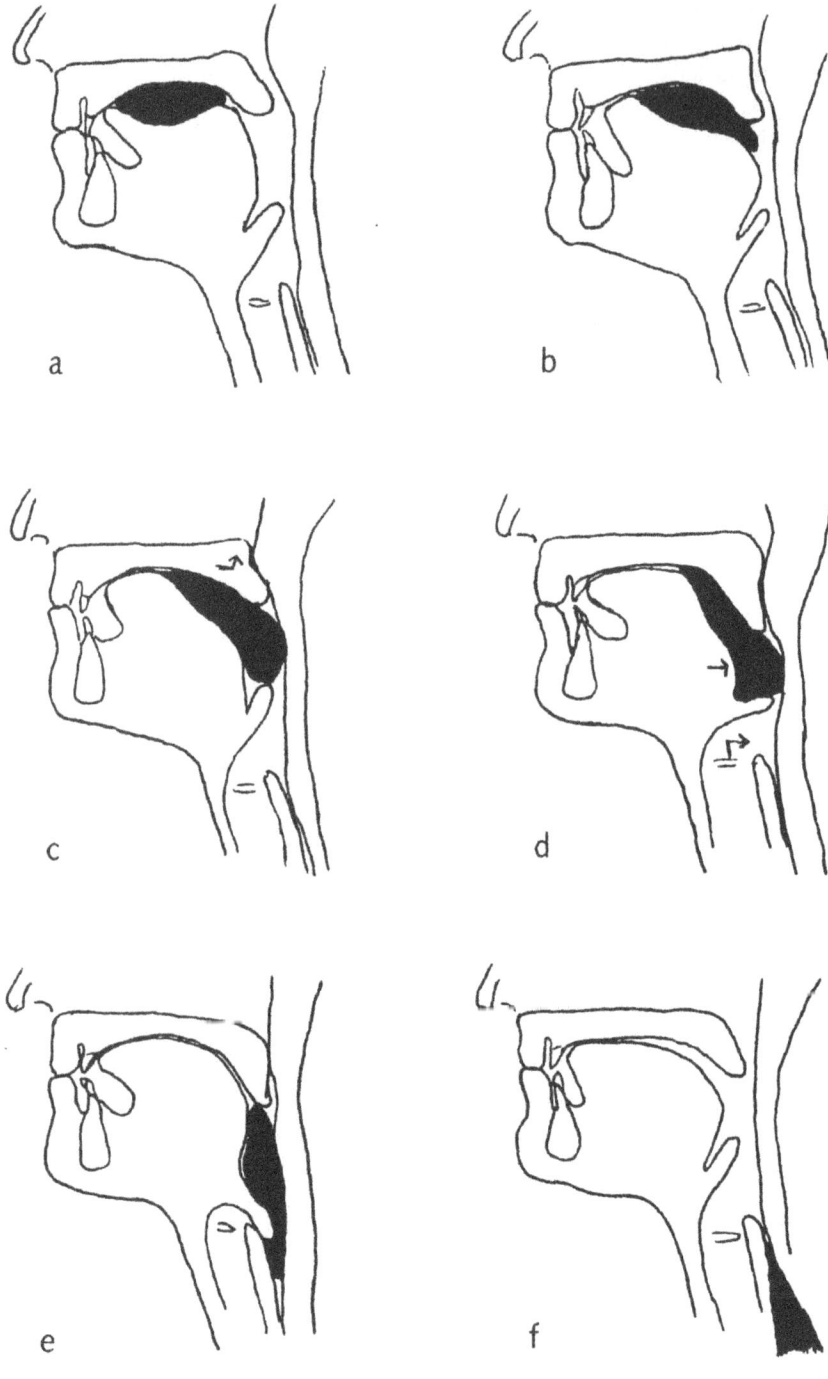

Afbeelding 1.2
De vier fasen van het slikken.

> **Observatie**
>
> Neem een slok water en houd die vast in je mond. Zolang je niet slikt kan het water nergens heen. Voel dat je het water kunt doorslikken op het moment dat je zelf bepaalt.

Faryngeale fase

Zodra vocht of voedsel in de farynx aankomt moet de 'slikreflex' worden geactiveerd om te zorgen dat de faryngeale fase van het slikken veilig verloopt. In de keelholte kruisen de ademweg en de voedselweg elkaar. De slikreflex moet ervoor zorgen dat de luchtweg tijdens het slikken is afgeschermd. Dat vindt plaats door het optrekken van het gehemelte (velum) om de weg naar de neus te sluiten en door het sluiten van de stemplooien en het buigen van het strottenklepje (epiglottis) over de ingang van het strottenhoofd (larynx) om de luchtpijp (trachea) tijdens het slikken gesloten te houden. Zie afbeeldingen 1.2d en 1.2e. Tegelijkertijd moet de voedselbolus door de farynx naar de slokdarm worden verplaatst en moet de slokdarm worden geopend. De slokdarm opent als gevolg van drie processen: ontspanning van de bovenste slokdarmsfincter (kringspier), het openen van de slokdarmsfincter door middel van het omhoog en naar voren bewegen van het strottenhoofd en de druk van de keelspieren op de voedselbolus naar beneden. De zwaartekracht heeft hier vrijwel geen invloed op; het is immers mogelijk om in alle houdingen iets door te slikken.

Cruciaal in de faryngeale slikfase is dus het op tijd geactiveerd worden van de slikreflex en het omhoog bewegen van de larynx. Als dit door neurologische of mechanische schade niet voldoende gebeurt sluit de luchtpijn niet goed af en opent de slokdarm zich onvoldoende.

De totale faryngeale fase van het slikken duurt ongeveer een seconde.

> **Observatie**
>
> Zet van één hand je wijsvinger op het zachte deel onder je kin, je middelvinger op je strottenhoofd (voel je adamsappel) en je ringvinger daaronder. Neem een slok water in je mond, slik een keer en voel hoe je strottenhoofd onder je middelvinger vandaan omhoogschiet en binnen een seconde weer terugzakt.

Oesofageale fase

De peristaltiek van de slokdarm verzorgt de passage van het voedsel van de keel naar de maag. Wanneer het voedsel de onderste slokdarmsfincter gepasseerd is, sluit deze zich en kan het voedsel niet meer terug naar de slokdarm. De oesofageale fase duurt enkele seconden. De passage van voedsel wordt alleen gevoeld als de bolus erg groot of erg koud is, of als er een vernauwing in de slokdarm zit waardoor het voedsel blijft steken. Dit boek gaat verder niet in op problemen in deze fase van het slikken.

> **Observatie**
>
> Neem achter elkaar een paar slokken ijskoud water en voel hoe snel dat naar beneden zakt.

Voor een meer gedetailleerde beschrijving van de fysiologie van het slikken verwijzen we naar de betreffende handboeken.[1,5-7] Voor verpleegkundigen verwijzen we onder andere naar de cd-rom 'Veilig slikken na een CVA'[8], waarin het normale slikken met behulp van animaties wordt gedemonstreerd.

1.3 Het tweefasemodel

Zoals in de inleiding genoemd is, kan het innemen van vloeistof en voedsel ook gezien worden als een tweeledig proces: het in de mond nemen en geschikt maken om door te slikken (I) en het feitelijke doorslikken of verder transporteren anderzijds (II). Er zijn vier verschillen tussen deze fasen die klinisch van belang zijn (zie tabel 1.1):
- Het proces van voedselopname in het lichaam is reversibel of irreversibel.
- Het doel of de bevrediging van eten en drinken is de prettige smaak in de mond, respectievelijk verzadiging bij behoefte aan voedingsstoffen.
- De sturing en controle verloopt van willekeurig naar reflexmatig.
- De diagnostiek en behandeling bij stoornissen varieert van relatief makkelijk tot relatief moeilijk.

A Omkeerbaarheid

I Zolang het voedsel of vocht zich in de mondholte bevindt, spreken we nog niet van slikken. Het voedsel bevindt zich wel in het lichaam (in de mond), maar kan er ook weer makkelijk uit. Je kunt het weer uitspugen wanneer het vies is, of iemand anders kan het voedsel uit de mond verwijderen wanneer het gevaarlijk is. Het innemen van het voedsel is dus nog reversibel en dat is uitermate belangrijk. Bijvoorbeeld als er iets in je eten terechtgekomen is dat je niet wilt doorslikken (een botje, gratje of vliegje) of dat niet eetbaar is, bijvoorbeeld een stukje kurk of glas. Of als je per ongeluk iets hebt afgehapt dat bedorven smaakt of dat schadelijk kan zijn, bijvoorbeeld een rotte plek in een appel of een wesp in je limonade. Ook bij ADL-afhankelijke patiënten of kleine kinderen letten we op wanneer ze iets in de mond hebben genomen waarin ze kunnen stikken. Bijvoorbeeld kleine voorwerpen, of vast voedsel dat ze

Tabel 1.1	Vier verschillen tussen de twee fasen van voedsel opnemen: I. innemen en bewerken en II. doorslikken van voedsel (zie de tekst voor verdere verklaring)	
	I. Innemen en bewerken van voedsel: zuigen, afhappen, kauwen, manipuleren, speekselvorming	II. Doorslikken van voedsel: orale, faryngeale en oesofageale transportfase
A. Omkeerbaarheid	reversibel	irreversibel (behoudens rumineren [niet genoemd in tekst] en overgeven)
B. Doel	proeven	verzadigen
C. Sturing en controle	willekeurig	reflexmatig
D. Diagnostiek en behandeling	stoornissen makkelijker waar te nemen en te compenseren	stoornissen moeilijker waar te nemen en te compenseren

nog niet veilig kunnen wegslikken, maar dat ongekauwd wel de luchtweg kan blokkeren (erwtjes, druiven, pinda's e.d.).

II Wanneer voeding eenmaal is doorgeslikt komt het niet zo makkelijk meer terug en dat is ook de bedoeling. Het moet worden verteerd en door het lichaam worden gebruikt als brandstof en bouwstof. Alleen als het lichaam de voeding niet kan verdragen, treedt omkering van het proces op en wordt het voedsel weer uitgebraakt.

B Doel

We eten en drinken omdat ons lichaam behoefte heeft aan vocht en voedingsstoffen. Dat realiseren we ons zodra we een dorst- of hongergevoel hebben. Voor het bevredigen van die behoefte van ons lichaam zoeken we altijd de prettigste manier, namelijk voedsel dat we lekker vinden. Voedsel dat we niet lekker vinden, laten we meestal eenvoudigweg staan. Dat is iets dat we ons, als we in een goede voedingstoestand verkeren, ook kunnen permitteren.

I Als we voedsel in de mond nemen en verwerken zit het plezier dat we eraan beleven in de geur, de smaak en de tactiele waarneming. Dat verklaart onze voorkeuren en onze behoefte aan variatie: friszuur of bitter, zachtsmeltend of knapperig, met of juist zonder stukjes, met of juist zonder korst, en dergelijke. Dat verklaart tevens waarom je een patiënt met sondevoeding een plezier kunt doen met kleine hoeveelheden vocht of voeding voor de smaak of het gevoel.

II Tijdens het slikken proeven we het voedsel niet meer, behalve de smaak van bitter achter op de tong. Het plezier komt daarna, door het prettige gevoel van een gevulde maag.

C Sturing en controle

De neurologische sturing en controle van het kauwen en slikken is ook zonder kennis van spieren en zenuwen te begrijpen met behulp van de klassieke hiërarchische indeling van neurologische controle volgens Jackson.[9] Dat model is één van de manieren om naar ons zenuwstelsel te kijken en laat, in volgorde van ontwikkeling, drie niveaus zien (zie tabel 1.2).

Tabel 1.2	Hiërarchie van neurologische sturing en controle, toegepast op kauwen en slikken		
Niveau	Lokalisatie	Functie algemeen	Functie bij kauwen en slikken
neoniveau ('mensenbrein')	- cortex	- willekeurige motoriek, cognitieve processen	- bewust afhappen, kauwen, manipuleren van voedsel - bewust inzetten van het slikken
paleoniveau ('zoogdierenbrein')	- subcorticale structuren, basale kernen	- geautomatiseerde en emotionele motoriek	- onbewust afhappen, kauwen, manipuleren van voedsel - onbewust inzetten van het slikken
archiniveau ('reptielenbrein')	- formatio reticularis, (hersenstam)	- reflexen	- kokhals- of wurgreflex, hoestreflex, slikreflex (faryngeale transportfase) - slokdarmperistaltiek (autonoom)

De oudste sturing, zowel fylogenetisch als ontogenetisch het eerst aangelegde niveau ('archiniveau'), bevindt zich in de diepst gelegen structuren van de hersenen, met name de formatio reticularis in de hersenstam. Op dit niveau wordt de motoriek en het reageren op prikkels voornamelijk bepaald door reflexen. Bij de à terme geboorte is dit functieniveau, naast de autonome levensfuncties zoals bloedcirculatie, ademhaling en spijsvertering, volledig aanwezig om ons in leven te houden: grijpreflex, tepelzoekreflex, bijtreflex, zuig-slikreflex en dergelijke. Als gevolg van onder andere neurologische rijping en interactie met de omgeving ontwikkelt zich onze willekeurige motoriek, die de reflexmatige bewegingen moet overwinnen. De aangeboren reflexen verdwijnen niet, maar worden onderdrukt door het complexere willekeurig bewegen. Bij verlies van complexe motoriek, zoals bij ernstige hersenschade, kunnen deze reflexen dan ook weer tevoorschijn komen (bijv. bijtreflex en sabbelreflex). Andere reflexen zijn gedurende ons hele leven nodig en blijven gewoon bestaan (bijv. slikreflex, hoestreflex, oogknipperreflex e.d.).

Op het volgende niveau ('paleoniveau') moet de willekeurige motoriek kunnen automatiseren om ruimte te maken voor een verdere ontwikkeling van vaardigheden.

Om een complexe nieuwe motorische vaardigheid te leren, moeten we voldoende sensomotorische en cognitieve mogelijkheden hebben ('neoniveau'). Het betreft hier corticale functies zoals aandacht, waarnemen en begrijpen. Ook moeten er omstandigheden zijn om de nieuwe vaardigheid te kunnen ervaren en leren.

Binnen deze hiërarchie hebben de hogere niveaus een remmende invloed op de lagere niveaus om een complexer niveau van motoriek mogelijk te maken. Een aantal voorbeelden:

- Een kind van twee maanden oud is neurologisch en motorisch nog niet in staat tot kauwen en zal vast voedsel terecht (wegens gevaar van stikken) met een kokhalsreflex (archiniveau) uit de mond wegwerken. Een kind van gemiddeld een halfjaar accepteert pas vast voedsel en zal leren kauwen. De kokhalsreflex zal zich van voor in de mond naar achter in de mond verplaatsen.[10] Een kind zal deze vaardigheid echter alleen leren indien het vast voedsel krijgt aangeboden. Jonge kinderen die vanaf de geboorte door ziekte gedurende langere tijd enterale in plaats van orale voeding hebben gekregen, weren voedsel in de mond af. Bij volwassenen die altijd normaal hebben kunnen eten en die door ziekte tijdelijk sondevoeding nodig hebben, is deze orale afweer afwezig. Alleen als er sprake is van ernstige neurologische schade, waarbij het neo- en paleoniveau hun inhiberende werking verliezen, kan het archiniveau weer een grotere rol gaan spelen.
- Bij het leren typen of het leren gebruiken van een tekstverwerkingsprogramma heb je al je aandacht (neoniveau) nodig voor het vinden van de juiste toetsen en het besturen van de muis. Wanneer dat proces grotendeels is geautomatiseerd (paleoniveau) is al je inspiratie (neoniveau) beschikbaar voor het schrijven van teksten in de opmaak die je wenst.
- Leren autorijden begint met onthouden wat je moet doen en het oefenen van de juiste volgorde van handelingen (neoniveau). Pas als je dat automatisch goed doet (paleoniveau) kun je volledig onafhankelijk je aandacht (neoniveau) richten op de verkeersbewegingen om je heen en het efficiënt en veilig bereiken van je bestemming.

Voor het normale kauwen en slikken bij volwassenen betekent deze hiërarchie het volgende:
I Alle handelingen in de eerste fase, dus het afhappen, kauwen en manipuleren van voedsel, verlopen grotendeels willekeurig en actief. We nemen actief een hap van het voedsel, bepalen zelf hoe groot die hap is, hoelang we erop kauwen en wanneer het geschikt is om door te slikken. Deze processen zijn echter in hoge mate geautomatiseerd (paleoniveau), want anders zou eten en drinken geen sociale functie kunnen hebben en zou het niet mogelijk zijn dubbeltaken uit te voeren. We willen eten en drinken wanneer we daar trek in hebben, maar we gebruiken eten en drinken ook om samenzijn plezieriger te maken. Daarom moet het innemen van vocht en voedsel zonder nadenken uit te voeren zijn, ter-

wijl we met elkaar praten, ons amuseren en genieten van wat we proeven. We moeten ons echter ook aan ongewone omstandigheden kunnen aanpassen. Als je net bij de tandarts vandaan komt en een paar uur je rechter kaak niet mag gebruiken, is het handig dat je bewust even alleen met de linkerkant van je gebit kunt kauwen (neoniveau). Als je in gezelschap een grote visgraat in je hap eten voelt is het prettig dat je die, zonder alles erbij uit te spugen, discreet uit je mond kunt halen (neoniveau).

II In tegenstelling tot het in de mond nemen van voedsel wordt de fase van het slikken zelf grotendeels bepaald door onwillekeurige motoriek. De orale transportfase begint met de inzet van het slikken. Dat vindt nog willekeurig plaats, want je kunt het slikken tot op zekere hoogte bewust tegenhouden. Daarna neemt de slikreflex (archiniveau) het over, omdat het voedseltransport op de kruising van voedsel- en luchtweg in de farynx altijd veilig en effectief moet zijn, ongeacht de omvang en de aard van de voedselbolus. Het transport van het voedsel door de slokdarm naar de maag is een autonoom proces en onttrekt zich zelfs grotendeels aan onze waarneming.

D Diagnostiek en behandeling

Het vierde verschil tussen de fase van het innemen en de fase van het doorslikken is de mate waarin de stoornissen te diagnosticeren en te behandelen zijn. Dit verschil is niet strikt.

I Problemen met het in de mond nemen en bewerken van voedsel zijn relatief makkelijk waar te nemen en op diverse manieren (buiten de mond) aan te passen. Bijvoorbeeld:
– iemand die moeilijk kan afhappen snijdt zijn voedsel klein op zijn bord;
– iemand die moeilijk van een lepel kan happen, gebruikt een kleinere lepel of drinkt door een rietje;
– iemand die moeilijk kan kauwen maalt of prakt het voedsel fijn voordat hij het in zijn mond neemt;
– iemand die voedsel moeilijk in de mond kan verplaatsen gebruikt (dikke) vloeibare voeding en gooit zijn hoofd achterover om het naar achteren te verplaatsen;
– iemand die weinig speeksel heeft zal er op letten geen droog voedsel te eten en zal altijd voldoende drinken bij de hand willen hebben.

De zelfstandige patiënt doet dit zelf, maar veel van deze aanpassingen kunnen ook door verzorgers en familieleden worden gedaan en zijn uitermate functioneel om orale inname van voeding mogelijk te houden, ook zonder dat de patiënt daar zelf bijzondere moeite voor hoeft te doen. Een ander kenmerk is dat deze aanpassingen weinig disciplinespecifiek zijn: verpleegkundigen, diëtisten, logopedisten en mantelzorgers hebben er allemaal een aandeel in. Dat betekent echter niet dat problemen in deze fase van voedselinname minder ingrijpend zijn. Aangepaste voedselconsistenties kunnen de variatie in favoriete voeding aanzienlijk beperken en afhankelijkheid in het eten en drinken kan in verschillende opzichten een enorme belasting zijn.

II Stoornissen in de tweede fase, dus het doorslikken van vocht en voedsel, zijn moeilijker onder controle te krijgen. Zodra het slikken is begonnen, is aan de buitenkant namelijk niet meer waar te nemen wat er in de keelholte of in de slokdarm gebeurt. Als de patiënt zich bijvoorbeeld verslikt, is dat in de regel te merken aan hoesten, maar zonder verdere diagnostiek is niet altijd vast te stellen wat de oorzaak van het verslikken is. Het bepalen van de juiste behandeling van de echte 'slikstoornissen' vraagt meestal eerst nauwkeuriger (medische) diagnostiek, bijvoorbeeld radiologisch slikonderzoek (slikvideo) of naso-endoscopisch slikonderzoek. In de regel is het de logopedist die op basis van de diagnostische gegevens specifieke oplossingen of behandeltechnieken voorstelt en/of uitvoert, voor zover het de orale en faryngeale transportfase betreft. Stoornissen in de slokdarmpassage behoren tot het terrein van de gastro-enteroloog.

1.4 Invloed van veroudering op kauwen en slikken

Veroudering van weefsel en structuren treft ook de mond, de keel en de slokdarm. De spierkracht neemt af en de informatieverwerking verloopt trager. Dat is ook waar te nemen in het kauwen en slikken. Dit betekent echter niet dat vaker verslikken en geen vaste voeding meer kunnen wegkrijgen normale aspecten zijn van kauwen en slikken bij ouderen. Gezonde hoogbejaarden kauwen en slikken nog steeds efficiënt en veilig.[11] Wel zijn als gevolg normale fysiologische veroudering de volgende veranderingen op te merken, ook wel primaire presbyfagie genoemd.[12]

I Bij het innemen van voedsel
 – De gebitselementen zijn niet meer compleet of de gebitsprothese past niet meer.
 – De tijd die nodig is voor het kauwen en de manipulatie van voedsel neemt toe.
 – Reuk en smaak nemen af, de sterkste smaakwaarneming blijft voor zoete spijzen.

II Bij het doorslikken van voedsel
 – De slikinzet laat op zich wachten.
 – De slikreflex komt iets later, maar nog steeds op tijd.
 – Het omhooggaan van het strottenhoofd is minder ver, maar nog ver genoeg.
 – De bovenste slokdarmsfincter gaat iets korter en minder ver open, maar nog wel ver genoeg.
 – De peristaltiek van de slokdarm en lediging van de maag verlopen trager, waardoor het hongergevoel afneemt.
 – De gastro-oesofageale reflux neemt toe.

Deze veranderingen veroorzaken geen functionele verslechtering zolang oudere mensen in goede gezondheid zijn. In combinatie met ernstige verzwakking, bijvoorbeeld na immobilisatie door ziekte, na een operatie of na een ernstige infectie, kan het slikken wél tekortschieten en tot een (tijdelijke) slikstoornis leiden. Dat verklaart dat in ziekenhuizen ook patiënten met slikstoornissen te vinden zijn op bijvoorbeeld chirurgische afdelingen of op de intensive care, zonder dat sprake is van een evidente neurologische oorzaak. Meestal betreft het dan oudere patiënten die een lange postoperatieve periode doormaken. De aspecten van de hierboven beschreven primaire dysfagie manifesteren zich dan als een slikstoornis, bijvoorbeeld het verslikken in vloeistoffen of het moeilijk van sondevoeding te ontwennen zijn. In veel gevallen herstelt de slikstoornis geleidelijk naarmate de fysieke conditie van de patiënt verbetert.

Secundaire presbyfagie[12] is de verzamelnaam voor slikstoornissen die het gevolg zijn van aandoeningen die in het algemeen bij oudere mensen meer prevalent zijn, zoals de beroerte en neurodegeneratieve aandoeningen.

1.5 Gezonde voeding voor volwassenen

De term 'voedingsnormen' is een verzamelnaam voor de gemiddelde behoefte aan en aanbevolen hoeveelheid, adequate inname en aanvaardbare bovengrens van macronutriënten (eiwitten, vetten en koolhydraten) en micronutriënten (vitaminen, mineralen en spoorelementen) voor een gezonde populatie. De commissie Voedingsnormen van de Gezondheidsraad (http://www.gr.nl) geeft afzonderlijke waarden voor zuigelingen, adolescenten, volwassenen en ouderen en maakt in veel gevallen onderscheid naar geslacht.[13,14]

De aanbevelingen voor energie, eiwit, vet en vocht worden hier in het kort beschreven, omdat deze onderwerpen regelmatig terugkomen bij de diagnostiek van ondervoeding en het bepalen van de energiebehoefte (zie hoofdstuk 3).

Energie

Voor preventie van ongewenste gewichtstoename en overgewicht is het primair van belang dat de inname van energie overeenkomt met de persoonlijke energiebehoefte. Andersom geldt dit ook: om ongewenst gewichtsverlies te voorkomen moeten de inname van energie en de energiebehoefte op elkaar zijn afgestemd. De energiebehoefte en het energieverbruik moeten in evenwicht zijn. Factoren die de energiebehoefte en het energieverbruik beïnvloeden zijn: lichaamssamenstelling, lichamelijke activiteit, geslacht, leeftijd en lichaamsgewicht.[14]

Het lichaam is samengesteld uit vetvrije massa en vetmassa. De vetvrije massa bestaat voor het grootste gedeelte uit organen en spierweefsel. Het energieverbruik van organen en spierweefsel (actief weefsel) is hoger dan dat van vetweefsel. Personen met veel lichaamsvet hebben minder energie nodig dan personen met hetzelfde lichaamsgewicht maar minder lichaamsvet. Dit verklaart deels het verschil tussen mannen en vrouwen. Bij hetzelfde lichaamsgewicht hebben vrouwen gemiddeld 10% meer vet dan mannen. Bij het stijgen van de leeftijd vermindert dit verschil tussen mannen en vrouwen.

De mate van lichamelijke activiteit heeft veel invloed op de energiebehoefte en het energieverbruik. Mensen die de hele dag zitten hebben een lagere energiebehoefte dan mensen die veel inspanning leveren in werk en vrije tijd. Bij veel volwassenen is er sprake van bewegingsarmoede. De commissie Voedingsnormen benadrukt dat een kleine toename van de lichamelijke activiteit al tot meetbare gezondheidswinst kan leiden. Bij toenemende leeftijd daalt de energiebehoefte.

Het energieverbruik tijdens lichamelijke activiteiten is mede afhankelijk van het lichaamsgewicht, vooral als die activiteiten een verplaatsing van het lichaam met zich meebrengen.

Vet

Met betrekking tot de totale vetconsumptie wordt onderscheid gemaakt tussen mensen met een wenselijk lichaamsgewicht en mensen met ongewenste gewichtstoename of overgewicht.[14] Voor mensen met een wenselijk lichaamsgewicht wordt een vetinname tussen de 20 en 40 energieprocent adequaat gevonden, terwijl mensen met overgewicht wordt aanbevolen 20 tot 30 à 35 energieprocent vet te gebruiken. Aanleiding voor dit onderscheid is de bevinding dat een lager vetgehalte in de voeding het lichaamsgewicht kan doen dalen.

Verder wordt aandacht besteed aan de samenstelling van het vet. De commissie Voedingsnormen beveelt een zo laag mogelijke inname van verzadigde vetzuren en transvetzuren aan, omdat deze de kans op coronaire hartziekten vergroten. Het grootste deel van de consumptie van vetten zou moeten bestaan uit enkel- en meervoudig onverzadigde vetzuren.

Eiwit

De aanbevolen hoeveelheid eiwit voor gezonde volwassenen met een gemengde voeding ligt rond 10 energieprocent. Voor gezonde volwassenen is dit ongeveer 0,8 g per kg ideaalgewicht. Voor mensen met een lacto-ovovegetarisch of een veganistisch eetpatroon ligt de aanbeveling iets hoger, omdat de eiwitkwaliteit van deze voeding minder is dan die van een voeding met vlees en vleesproducten.

Vocht

De aanbevolen hoeveelheid vocht is berekend door de vochtverliezen via urine, uitademingslucht en huid bij elkaar op te tellen. Hierbij is rekening gehouden met factoren als omgevingstemperatuur, luchtvochtigheid, samenstelling van de voeding en lichamelijke activiteit. De aanbeveling voor volwassen is 1500 ml drinkvocht per dag, dit zijn 10 tot 12 glazen.

Vertaling naar de consument

Uitgebreide informatie over gezonde voeding voor de consument is te vinden op de website van het Voedingscentrum (http://www.voedingscentrum.nl). In het bekende 'Gezond eten met de Schijf van Vijf' zijn de voedingsnormen van de Gezondheidsraad vertaald naar wat de consument dagelijks moet eten voor een bijdrage aan een gezond leven (zie afbeelding 1.3):

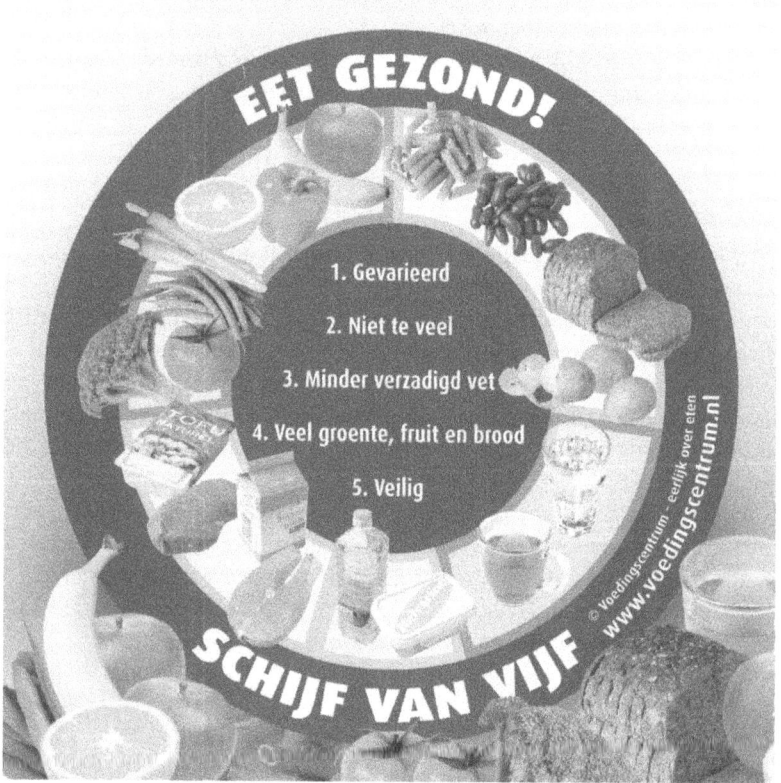

Afbeelding 1.3
Gezond eten met de Schijf van Vijf.

De aanbevelingen voor gezond eten bestaan uit vijf regels, namelijk:
– eet gevarieerd;
– eet niet te veel;
– beperk de inname van verzadigd vet;
– eet volop groente en fruit;
– eet veilig, met veel aandacht voor de hygiëne.

Door gevarieerd te eten is de kans het grootst dat het lichaam alle noodzakelijke voedingsstoffen krijgt aangeboden en kan opnemen. Een gevarieerde voeding kenmerkt zich door een ruime hoeveelheid brood, aardappelen, rijst, pasta, groente en fruit, aangevuld met melk, kaas, vlees, vis of eieren, en een kleine hoeveelheid halvarine of margarine. Voldoende vocht is hierbij ook van belang. Tevens kan gezond eten het risico verkleinen op chronische ziekten als hart- en vaatziekten, diabetes, een aantal vormen van kanker en is het de basis voor een gezond gewicht.

Het Voedingscentrum doet een aanbeveling voor een basisvoeding en noemt dit het fundament voor een gezonde voeding. De keuzes binnen de productgroepen bepalen of het eetpatroon gezond is. Het Voedingscentrum heeft voedingsmiddelen per productgroep ingedeeld in drie categorieën, namelijk 'bij voorkeur', 'middenweg' en 'bij uitzondering'. Het gaat erom dat er een goede balans is tussen gezonde keuzes ('bij voorkeur') en minder gezonde keuzes ('bij uitzondering').

1.6 Voeding van de oudere mens

In 1995 heeft de Voedingsraad (die in 1996 werd geïntegreerd in de Gezondheidsraad) een rapport uitgebracht speciaal gericht op gezonde ouderen.[15] In dit rapport is nagegaan of de aanbevelingen voor gezonde volwassenen ook gelden voor gezonde ouderen. Er worden aparte aanbevelingen gedaan over de energiebehoefte, vitamine D, calcium, vocht en er wordt apart aandacht besteed aan het gebruik van geneesmiddelen door ouderen en de eventuele invloed hiervan op de voedingstoestand.

Energie

De energiebehoefte neemt met het ouder worden geleidelijk af. Dit is het gevolg van veranderingen in de lichaamssamenstelling: de vetvrije massa neemt af. Vooral beweging kan de vetvrije massa (spiermassa) in stand houden.

Uit verschillende onderzoeken blijkt dat vooral onder hoogbejaarden (ouder dan 75 jaar) de energie-inname laag kan zijn. Onduidelijk is hoe groot deze groep is. De Voedingsraad waarschuwt uit voorzorg tegen deze geringe inname. Uit onderzoek is gebleken dat bij een energie-inname van minder dan 6,3 MJ (1500 kcal) de inname van vitaminen, mineralen en spoorelementen niet meer adequaat is. Aanvulling door middel van bijvoorbeeld een voedingssupplement (suppletie) kan dan noodzakelijk zijn.

Calcium

Calciuminname is een van de vele factoren die van invloed zijn op de ontwikkeling en handhaving van het skelet, en dus op het ontstaan van osteoporose en botfracturen.[13] Met het ouder worden (leeftijdsgroep 51-70 jaar), en bij vrouwen tevens als gevolg van hormonale veranderingen door de menopauze, vermindert het absorptiepercentage van calcium. Ook gaat de capaciteit van het lichaam om calcium vast te houden achteruit.

Over de leeftijdgroep van 71 jaar en ouder is weinig bekend. Aannemelijk is dat de absorptie van calcium verder afneemt. Uit onderzoek is gebleken dat bij verhoging van calcium de kans op fracturen met 25–70% afneemt.[13] Bij calciumopname zijn de vitamine D-status en de mate van lichamelijke activiteit van belang. Bij personen die weinig actief zijn, is de calciumopname laag. Aanbevelingen zijn: 1,1 g calcium per dag bij 51- tot 70-jarigen, 1,2 g bij mensen van 71 jaar en ouder.

Vitamine D

Vitamine D speelt een belangrijke rol bij het vastleggen van calcium en fosfaatverbindingen in het beenweefsel en het gebit. Vitamine D komt vooral voor in margarine, halvarine en roomboter. Onder invloed van zonlicht wordt vitamine D gemaakt in de huid.

Met het ouder worden neemt het vermogen van de huid om vitamine D te produceren geleidelijk af.[13] Dit vermogen neemt ook af met toenemende pigmentatie van de huid: mensen met een donkere huid hebben meer vitamine D per dag nodig dan mensen met een lichte huid. Om deze reden worden voor mensen ouder dan 50 jaar aparte aanbevelingen gedaan. Voor 51- tot 60-jarigen met een gebruikelijke blootstelling aan zonlicht en een lichte huidskleur wordt 5 µg per dag aanbevolen. Voor de groep 61- tot 70-jarigen is de aanbeveling 7,5 µg per dag. Bij afwezigheid van blootstelling aan zonlicht wordt voor 51- tot 70-jarigen 10 µg per dag aanbevolen. Voor mensen ouder dan 70 jaar geldt een hogere aanbeveling, namelijk 12,5 µg per dag. Bij afwezigheid van blootstelling aan zonlicht wordt de aanbeveling voor vitamine D voor deze leeftijdsgroep nog hoger: 15 µg per dag. Het stellen van deze hoge aanbeveling impliceert dat suppletie noodzakelijk is.

Vocht

De nierfunctie verandert met het ouder worden. De nieren zijn minder goed in staat om de urine te concentreren. Daarbij is door afname van het dorstgevoel de oudere mens gevoeliger voor dehydratie. De aanbeveling voor mensen ouder dan 70 jaar is een inname van 1700 ml per dag.[15]

Vertaling naar de consument

De regels voor gezonde voeding bij volwassenen gelden ook voor ouderen. Omdat de energiebehoefte iets verlaagd is, is de aanbeveling voor de hoeveelheid brood en aardappelen (of aardappelvervangers) verlaagd. De hoeveelheid vocht is iets verhoogd tot 1700 ml. Voor vitamine D en calcium worden aparte aanbevelingen gedaan.[13]

Literatuur

1 Logemann JA. Slikstoornissen. Onderzoek en behandeling. Lisse: Swets & Zeitlinger; 2000.
2 Nederlands WHO-FIC Collaborating Centre. Internationale classificatie van het menselijk functioneren. Houten: Bohn Stafleu Van Loghum; 2001.
3 Nieuw Amerongen A van, Veerman ECI, Vissink A. Speeksel, speekselklieren en mondgezondheid. Houten: Bohn Stafleu Van Loghum; 2004.
4 Kapila YV, Dodds WJ, Helm JF, Hogan WJ. Relationship between swallow rate and salivary flow. Dig Dis Sci 1984 Jun;29(6):528–33.
5 Perlman AL, Schulze-Delrieu KS. Deglutition and its Disorders. San Diego: Singular Publishing Group; 1997.
6 Groher ME. Dysphagia. Diagnosis and management. Boston: Butterworth-Heinemann; 1997.
7 Cichero J, Murdoch B. Dysphagia. Foundation, theory and practice. Chichester: John, Wiley & Sons; 2006.
8 Afdeling Neurologie AMC. Veilig slikken na een CVA. Een lesprogramma voor helpenden en verpleegkundigen. Den Haag: Nederlandse Hartstichting; 2006.
9 Cranenburgh B van. Neurowetenschappen, een overzicht. Maarssen: Elsevier; 2000.
10 Engel-Hoek L van den. Eet- en drinkproblemen bij jonge kinderen. Assen: Van Gorcum; 2006.
11 Fucile S, Wright PM, Chan I, Yee S, Langlais ME, Gisel EG. Functional oral-motor skills: Do they change with age? Dysphagia 1998;13(4):195–201.
12 Jones B. Normal and abnormal swallowing. Imaging diagnosis and therapy. 2nd ed. New York: Springer Verlag; 2003.
13 Gezondheidsraad. Voedingsnormen: calcium, vitamine D, thiamine, riboflavine, niacine, pantotheenzuur en biotine. Den Haag: Gezondheidsraad; 2000. Publicatie nr. 2000/12.
14 Gezondheidsraad. Voedingsnormen: energie, eiwitten, vetten en verteerbare koolhydraten. Den Haag: Gezondheidsraad; 2001 (gecorrigeerde editie: juni 2002). Publicatie nr. 2001/19R.
15 Ververs MTC. Voeding van de oudere mens. Den Haag: Voedingsraad; 1995.

2 Slikstoornissen en ziektegerelateerde ondervoeding

Hanneke Kalf en Heleen Dicke

2.1 Inleiding

Kauw- en slikstoornissen zijn geen aandoeningen of ziekten op zichzelf, maar zijn het gevolg van een ziekte of beschadiging. De oorzaken van kauw- en slikstoornissen zijn grofweg in twee groepen te verdelen: neurologische oorzaken en niet-neurologische oorzaken.[1-3]

Kenmerkend voor neurologische ziektebeelden is vaak het generalistische karakter van de uitval. Krachtverlies of coördinatiestoornissen beïnvloeden zowel het afhappen als het kauwen en het doorslikken. Bovendien hebben neurologische patiënten in veel gevallen meer problemen dan alleen een slikstoornis, bijvoorbeeld mobiliteitsproblemen of cognitieve stoornissen.

Niet-neurologische oorzaken geven eerder geïsoleerde problemen. Een operatie aan de tong geeft moeite met het verplaatsen van voedsel in de mond, maar niet met de faryngeale slikfase. Andersom heeft een tracheacanule een negatieve invloed op veilig slikken, maar niet op het kauwen van voedsel.

De gevolgen van kauw- en slikstoornissen zijn divers. Enerzijds kunnen luchtwegproblemen, ondervoeding en dehydratie optreden, met de mogelijke gevolgen daarvan voor de fysieke conditie en wondgenezing. Anderzijds zijn er beperkingen in eten en drinken, met de participatieproblemen die daar het gevolg van kunnen zijn. Deze factoren en hun onderlinge relaties zijn weergegeven in een schema (zie afbeelding 2.1).

Paragraaf 2.2 beschrijft de belangrijkste neurologische oorzaken van kauw- en slikstoornissen en paragraaf 2.3 de voornaamste niet-neurologische oorzaken. Paragraaf 2.4 geeft de functiestoornissen van het kauwen en slikken weer, analoog aan de beschrijvingen in hoofdstuk 1. Per functiestoornis wordt verwezen naar de belangrijkste oorzaken en ziektebeelden. In paragraaf 2.5 volgt een beschrijving van de gevolgen voor de gezondheid, waaronder ziektegerelateerde ondervoeding en veel voorkomende beperkingen en participatieproblemen als gevolg van slikstoornissen.

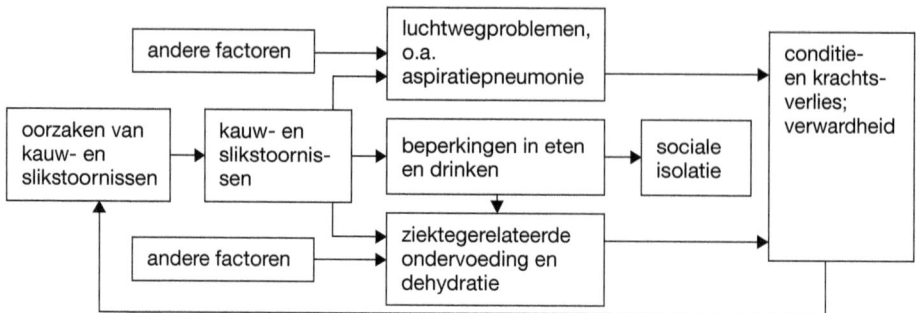

Afbeelding 2.1
Schema van oorzaken en gevolgen van kauw- en slikstoornissen.

2.2 Neurologische oorzaken van slikstoornissen

Diverse centrale en perifere neurologische structuren zijn van invloed op het efficiënt en veilig slikken. Dat verklaart waarom bij zoveel verschillende neurologische aandoeningen slikstoornissen voorkomen.[1,4] Er zijn drie hoofdgroepen van niet-aangeboren neurologische stoornissen te onderscheiden die kauw- en/of slikstoornissen bij volwassenen kunnen veroorzaken. Deze indeling komt grotendeels overeen met de classificatie van neurologische ziektebeelden volgens Hijdra, Koudstaal en Roos:[5]
– acute centrale hersenbeschadigingen;
– neurodegeneratieve ziekten;
– neuromusculaire aandoeningen.

Acute centrale hersenbeschadigingen

De meest voorkomende acute hersenbeschadiging is de beroerte ofwel het cerebrovasculaire accident (CVA).[1] Door een plotselinge stagnatie in de cerebrale, cerebellaire of bulbaire bloedsomloop ontstaat uitval van hersenfuncties. Zo'n 30–50% van de CVA-patiënten heeft in de acute fase een slikstoornis.[6-9] De belangrijkste kenmerken van slikstoornissen na een beroerte zijn: verslikken in vloeistoffen, moeite met kauwen, achterblijven van voedsel in de wang en voedselverlies uit de verlamde zijde van de mond.[1,2] Reflexmatig slikken (de faryngeale slikfase) wordt onder meer aangestuurd door het deel van de primaire motorische en sensorische cortex (in beide hersenhelften) waar zich de centrale neuronen bevinden voor de bewegingen van de kaken, de lippen en de tong, maar ook van de keelholte en het strottenhoofd.[4,10] Een beroerte in dat gebied leidt algauw tot verslikken. Halfzijdige verlamming en hyposensibiliteit van de tong, wang of lippen verklaren de moeite met kauwen van vast voedsel en het knoeien aan de aangedane kant. Ook gedragsmatige problemen, zoals het door gebrek aan ziekte-inzicht volproppen van de mond zonder door te slikken, worden gezien bij CVA-patiënten, met name bij patiënten met een beroerte in de rechter hersenhelft.[2] Of en hoe een slikstoornis zich manifesteert na een CVA hangt af van de plaats en de omvang van de beschadiging.

Een bulbaire laesie (in de hersenstam) kan een volledige slappe parese van de lip-, tong- en keelspieren veroorzaken. Dit maakt het verwerken en doorslikken van voedsel uitermate moeizaam en onveilig. Een andere bulbaire beschadiging, het lateraal medullair infarct, houdt de mondmotoriek grotendeels intact maar veroorzaakt een ernstige faryngeale slikstoornis en kan zelfs resulteren in afagie. Dit betekent dat de patiënt niet meer kan slikken omdat de slikreflex uitblijft, en zich dus ook voortdurend verslikt in speeksel.[11]

Andere min of meer acute centrale beschadigingen kunnen ontstaan door een schedeltrauma, meningitis, encefalitis, een hersentumor of een operatie aan de hersenen. Afhankelijk van de plaats van de beschadiging kunnen diverse slikstoornissen ontstaan.

Neurodegeneratieve ziekten

Een neurodegeneratieve ziekte is een progressieve aandoening van het centrale zenuwstelsel.[5] Ziekten die een subsysteem van het centraal zenuwstelsel treffen zijn de ziekte van Parkinson en de ziekte van Huntington (extrapiramidaal), de ziekte van Alzheimer (cerebraal) en cerebellaire ataxie (cerebellair). Ziekten die meerdere subsystemen treffen zijn multiple sclerose (MS; cerebraal, cerebellair), multisysteem atrofie (MSA; extrapiramidaal, cerebraal) en amyotrofische laterale sclerose (ALS; piramidaal en bulbair).

Afhankelijk van de aard en de ernst van de ziekte ontstaan en verergeren kauw- en slikstoornissen. Enkele voorbeelden:
- Kenmerkend voor de ziekte van Parkinson zijn zowel motorische stoornissen, zoals rigiditeit (spierstijfheid), hypokinesie (kleine bewegingen) en bradykinesie (traagheid), als niet-motorische stoornissen, zoals cognitieve stoornissen.[5] Bij kauw- en slikstoornissen kan dit zich manifesteren als makkelijk verslikken, met name bij dubbeltaken zoals eten en drinken in gezelschap, als de patiënt zich tegelijk wil richten op het houden van een gesprek.[12,13] In een latere fase kan het niet kunnen stoppen met kauwen om over te gaan tot slikken (uitblijven van de slikinzet) een probleem worden.[2] Door traag kauwen en slikken duren maaltijden langer; daarbij spelen ook de trage arm- en handmotoriek een grote rol. Ook kunnen parkinsonpatiënten last hebben van speekselverlies als gevolg van het onvoldoende of te laat wegslikken van speeksel in combinatie met een voorovergebogen houding en traag reageren.
- Patiënten met ALS krijgen eveneens problemen met kauwen en slikken, maar dan als gevolg van toenemende paresen van de lip-, tong- en farynxspieren.[14] Het kauwen en slikken gaat steeds moeizamer en de consistentie van het voedsel moet worden aangepast. Uiteindelijk is slikken bijna niet meer mogelijk en wordt sondevoeding noodzakelijk om de voedingstoestand op peil te houden.[2]

Neuromusculaire aandoeningen

Wanneer de neurologische schade zich bevindt in de perifere zenuw, in de overgang van de zenuw naar de spier of in de spier zelf spreken we van een neuromusculaire beschadiging of ziekte. Het betreft de volgende aandoeningen, die tevens stoornissen van het kauwen en slikken kunnen veroorzaken:[15]

- aandoeningen van perifere motorische neuronen in de hersenstam: een beschadiging in de hersenstam (beroerte of tumor) kan uitval van de hoofd- en halsmusculatuur veroorzaken;
- aandoeningen van perifere zenuwen (neuropathie): enkelvoudige perifere zenuwuitval, bijvoorbeeld een perifere facialisparese (aangezichtsverlamming) of meervoudige perifere zenuwuitval, zoals bij de ziekte van Guillain-Barré;
- aandoeningen van de overgang van de zenuw naar de spier (motorische eindplaat), zoals bij myasthenia gravis;
- aandoeningen van de spieren zelf, waarvan met name de spierdystrofieën bekend zijn, bijvoorbeeld myotone dystonie (de ziekte van Steinert) of oculofaryngeale spierdystrofie (OPMD).

Kenmerkend voor neuromusculaire aandoeningen, die vaak ook eenvoudig 'spierziekten' worden genoemd, is dat het oefenen van spieren om de kracht te verbeteren over het algemeen minder zinvol is dan verbetering van de coördinatie, het uithoudingsvermogen en de voedingstoestand. Enkele voorbeelden:

- Hoewel het scheve gezicht en de asymmetrische mimiek de meest opvallende kenmerken van een perifere aangezichtsverlamming zijn, kunnen deze patiënten ook slikstoornissen hebben.[16] Met name een gestoorde mondsluiting en de kans op knoeien ervaren patiënten als hinderlijke problemen.
- Myasthenia gravis wordt gekenmerkt door progressieve spierzwakte bij inspanning die afneemt bij rust. Dat betekent dat het slikken tijdens een maaltijd steeds moeilijker kan worden. Ook slikoefeningen maken de slikstoornissen erger in plaats van beter.[17] De patiënt moet leren te anticiperen door voor een maaltijd voldoende rust te nemen.[18]
- Een typisch kenmerk van myotone dystrofie (ziekte van Steinert) is de vertraagde spierontspanning of myotonie.[15] Patiënten met dit ziektebeeld kunnen bij het kauwen en slikken zowel last hebben van spierzwakte als van myotonie[19], bijvoorbeeld wanneer bij het kauwen de kaakspieren te traag ontspannen. De myotonie kan ook voelbaar zijn in de farynxspieren bij het doorslikken van vast voedsel.
- Patiënten met oculofaryngeale spierdystrofie (OPMD) hebben geen problemen in lippen of tong, maar ervaren vooral progressieve zwakte van de farynxspieren en afnemende opening van de bovenste slokdarmsfincter. Het kauwen of in de mond verplaatsen van voedsel is geen probleem, evenmin als het drinken van vloeistoffen, maar het doorslikken van vaste voeding wordt steeds moeilijker. Als de patiënt dan ook nog slikt met het hoofd omhoog om de ptosis (parese van de oogkringspier, waardoor de

ogen niet goed geopend kunnen worden) te compenseren, wordt het doorslikken van voedsel nog lastiger.[20]

2.3 Niet-neurologische oorzaken van slikstoornissen

Niet-neurologische oorzaken van kauw- en slikstoornissen zijn het gevolg van lokale of mechanische veranderingen in het hoofd-halsgebied. Mechanische problemen kunnen ontstaan als gevolg van:
- kaak- en gebitsproblemen;
- ontstekingen en tumoren in het mond- en keelgebied;
- radiotherapie, chemotherapie en operaties in het mond- en keelgebied;
- aanwezigheid van een tracheacanule.

Kaak- en gebitsproblemen

Om voedsel te kunnen afbijten en kauwen is een adequaat gebit nodig. Pijn is een sterke belemmerende factor; kiespijn of een pijnlijk kaakgewricht maakt het kauwen erg lastig of soms onmogelijk. Ook pijn door een slecht passende gebitsprothese dwingt tot een voorkeur voor zacht voedsel. Ontbrekende gebitselementen of een deels missende gebitsprothese beperken de mogelijkheid tot kauwen.

Ontstekingen en tumoren in het mond- en keelgebied

Zowel ontstekingsprocessen als tumoren kunnen de oorzaak zijn van het ontstaan van kauw- en slikproblemen. De risicofactoren bij het ontstaan van ontstekingen of tumoren in de mond- en keelholte zijn: roken en alcoholgebruik van meer dan drie eenheden (= glazen) per dag, in combinatie met slechte mondhygiëne en langdurige irritatie door carieuze gebitselementen.[21] Kanker kan op verschillende plaatsen in de mond- en keelholte voorkomen: boven, onder of in het strottenhoofd, in of op de tong, in de speekselklieren, in de kaak, enzovoort.

De eerste symptomen zijn over het algemeen: pijn, een niet meer passende gebitsprothese, moeite met kauwen, slikken of spreken en/of aanhoudende heesheid (langer dan drie weken).[21] Kanker in de mond- en keelholte geeft vrijwel altijd problemen bij het eten en drinken. Deze problemen kunnen van tijdelijke of blijvende aard zijn. De plaats waar de tumor gelokaliseerd is, bepaalt deels welke fase in het slikproces het meest verstoord wordt (zie verder paragraaf 2.4).

Radiotherapie, chemotherapie en operaties in het mond- en keelgebied

De meest gebruikte behandelmethoden bij kanker in mond- en keelholte zijn:
- operatieve verwijdering van de tumor met als gevolg littekenweefsel en soms daardoor functieverlies;

- radiotherapie (bestraling), met als gevolg een sterke afname of het voorgoed stoppen van speekselproductie in de mond (xerostomie);
- chemotherapie, met als mogelijk gevolg smaakverandering, verminderde eetlust door misselijkheid en moeheid waardoor een patiënt geen fut meer heeft om te eten of drinken.

Deze behandeltechnieken zijn gericht op verwijdering van de tumor, maar zijn zo ingrijpend dat ze ook slikstoornissen veroorzaken.

Slikstoornissen veroorzaakt door radiotherapie

Slikstoornissen die tijdens radiotherapie ontstaan, worden veroorzaakt door ontsteking van het slijmvlies van mond en keel (bestralingsmucositis), die gemiddeld optreedt vanaf de tiende en vijftiende bestralingsbehandeling. De ernst van de bestralingsmucositis hangt onder andere af van de volgende factoren:[22]
- de bestralingsdosis en de wijze waarop de bestraling van diverse kanten over het bestralingsgebied wordt verdeeld (fractioneringsschema);
- het gebruik van stoffen die de bestraling versterken (radiosensitizers);
- het wel of niet combineren van de behandeling met chemotherapie.

De pijn die ontstaat door bestralingsmucositis is de belangrijkste oorzaak van slikklachten. Tevens spelen verandering in viscositeit van het speeksel (taai en draderig), verandering van smaak en xerostomie een belangrijke belemmerende rol in de voedsel- en vochtinname.

De interventies bij slikklachten als gevolg van bestralingsmucositis zijn:[22]
- adequate pijnbestrijding en frequente evaluatie (minimaal tweemaal per week);
- zorgdragen voor adequate vloeibare voeding en tijdig overgaan op sondevoeding (zie hoofdstuk 5);
- adequate mondverzorging (zie hoofdstuk 6);
- de patiënt stimuleren kleine slokjes water te blijven drinken;
- waakzaam zijn voor een verslikpneumonie;
- afstemmen van voedingszorg tussen diëtetiek en verpleging in zowel de eerste als tweede lijn.

Slikstoornissen die ontstaan zijn als gevolg van bestralingsmucositis zijn over het algemeen reversibel, maar zijn ingrijpend voor de patiënt en zijn omgeving. De duur van de slikstoornissen hangt af van de intensiteit van de bestraling en kan variëren van drie weken tot drie maanden.

De ernst van de slikklachten als gevolg van xerostomie, die veroorzaakt wordt door radiotherapie, is afhankelijk van het speekselkliervolume en de soort speekselklieren die tijdens de bestraling in het bestralingsgebied hebben gelegen. Omdat de bestralingsdosis bij hoofd-halstumoren over het algemeen hoog is, is dit probleem in het algemeen irreversibel.

Ook langere tijd na de bestraling kunnen nog slikproblemen optreden. Bij patiënten die een jaar of langer na de bestraling slikproblemen ontwikkelen, ziet men op de slikvideo vaak een vertraagde slikreflex, verminderde contractie van de farynxwand en verminderde larynxheffing.[21] Het is van belang om slikklachten die ontstaan zijn door radiotherapie regelmatig te evalueren en de patiënt indien nodig tijdig te verwijzen naar de logopedist. De 'Richtlijn Mondholte- en Orofarynxcarcinoom' adviseert dat deze patiënten voor, tijdens en na afloop van de bestralingsperiode door een logopedist gezien worden.[21]

Aanwezigheid van een tracheacanule

Er zijn verschillende redenen waarom een patiënt een tracheacanule krijgt, afhankelijk van de pathologie. Op de intensivecareafdeling wordt een tracheacanule gebruikt om langdurige beademing mogelijk te maken. Een canule rechtstreeks in de trachea is minder belastend dan een beademingsbuis die de mondholte, de keelholte en het kwetsbare strottenhoofd met daarin de stembanden passeert. Op kno-afdelingen wordt een tracheacanule geplaatst om de luchtweg vrij te houden bij patiënten die een stenose (vernauwing) in de keelholte of het strottenhoofd hebben.

Ook kan via een tracheacanule het sputum uit de longen worden weggezogen als de patiënt niet voldoende ophoest en wordt een tracheacanule met een opgeblazen cuff gebruikt om bij hele ernstige slikstoornissen chronische aspiratie van speeksel tegen te gaan. Patiënten die na beademing een tracheacanule moeten behouden vanwege de laatstgenoemde redenen worden ook op gewone neurologieafdelingen verpleegd en in toenemende mate ook op verpleeghuisafdelingen (zie afbeelding 2.2).

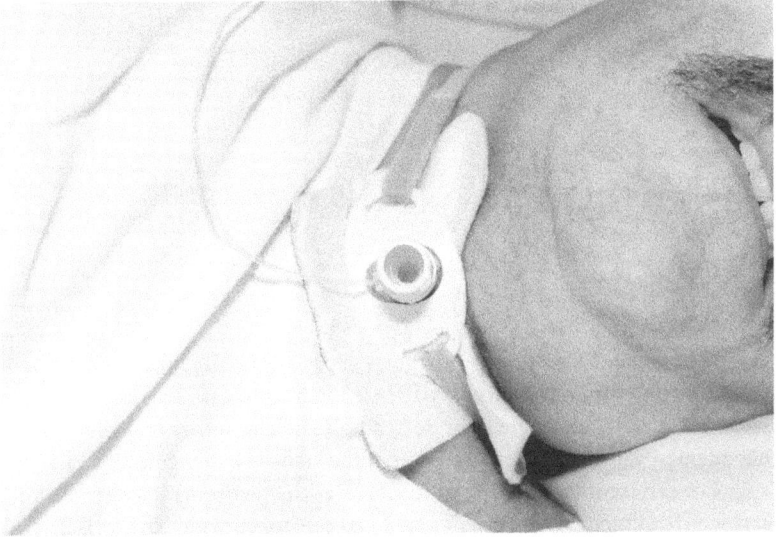

Afbeelding 2.2
Een neurotraumapatiënt met een tracheacanule.

De meeste canules hebben een 'cuff': een manchet rond de schacht van de canule die kan worden opgeblazen om de trachea volledig af te sluiten (zie afbeelding 2.3a). Het opblazen van de cuff heeft echter twee nadelen. Ten eerste is stemgeven en ophoesten via de larynx onmogelijk omdat de uitademingslucht de stembanden niet meer kan bereiken. Ten tweede wordt door diverse auteurs aangenomen dat een opgeblazen cuff het slikken bemoeilijkt of een bestaande slikstoornis verergert, met name bij verzwakte oudere patiënten.[23,24] De opgeblazen cuff kan de trachea fixeren en zo de heffing van het strottenhoofd bemoeilijken. Onvoldoende heffing van het strottenhoofd tijdens het slikken betekent dat de luchtweg niet voldoende wordt afgesloten en de slokdarm onvoldoende opent (zie hoofdstuk 1). Het gevolg is aspiratie van voedsel en speeksel. Hierbij moet onderscheid gemaakt worden tussen laryngeale en tracheale aspiratie.[25-27] De opgeblazen cuff voorkomt tracheale aspiratie, omdat geaspireerd materiaal wordt tegenhouden door de cuff (zie afbeelding 2.3b). Dat materiaal moet geregeld worden weggezogen als de cuff voor korte tijd wordt gedesuffleerd (leeggemaakt). Als er zich materiaal op de cuff bevindt, dus in de trachea, is het al

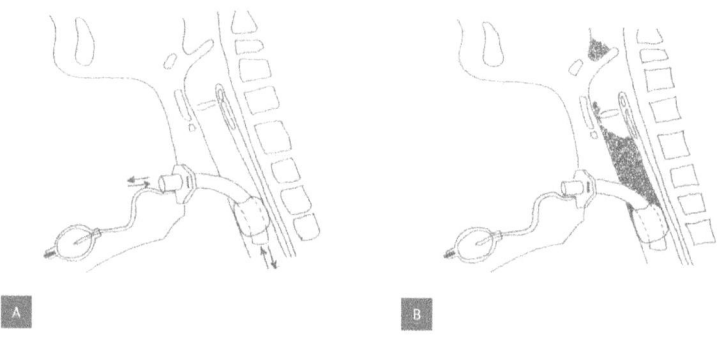

Afbeelding 2.3
A Tracheacanule met opgeblazen cuff. B Stase van geaspireerd materiaal boven de cuff.

geaspireerd, want het is de stembanden gepasseerd (= laryngeale aspiratie). Tracheacanules bij oncologische patiënten hebben meestal als doel om een stenose die de luchtstroom door de keelholte belemmert te omzeilen en zo het ademen veilig te stellen. Een dergelijke stenose kan voorkomen als gevolg van een trauma, zwelling of tumor. Het tracheostoma dat door de kno-arts wordt aangelegd is over het algemeen een zogenoemd chirurgisch stoma. Bij neurologische patiënten betreft het eerder een tracheacanule ten behoeve van kunstmatige beademing, wanneer de patiënt in de eerste kritieke fase op de intensive care verblijft. De canule wordt dan meestal op de intensivecareafdeling door de intensivist geplaatst met behulp van de percutane dilatatietechniek (PDT). Dat betekent dat na een kleine incisie het stoma wordt gemaakt door de opening niet snijdend, maar door middel van openduwen (dilateren) te creëren.[28]

2.4 Beschrijving van kauw- en slikstoornissen

Deze paragraaf beschrijft de stoornissen in het kauwen en slikken analoog aan de classificatie in hoofdstuk 1 (zie ook tabel 2.2 aan het einde van dit hoofdstuk).

Stoornissen in de pre-orale fase

Het naar de mond brengen van vocht en voeding kan bemoeilijkt zijn als de

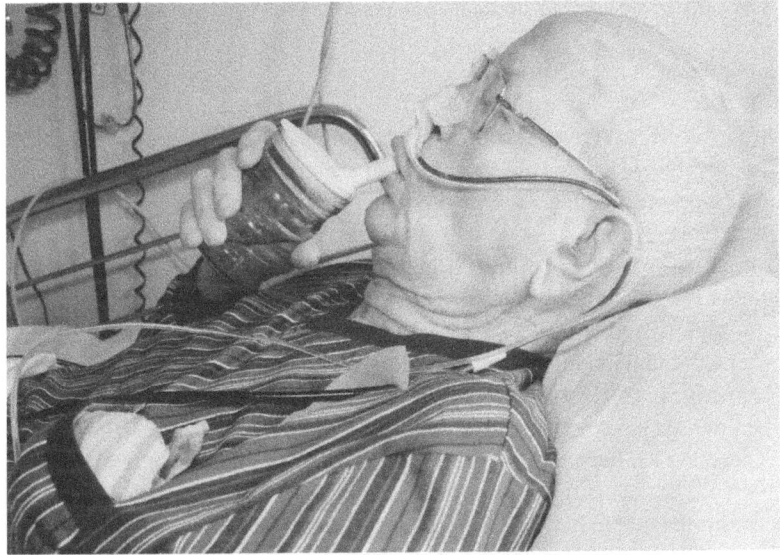

Afbeelding 2.4
Hemiplegiepatiënt die in liggend in bed niet zelfstandig overeind kan komen om veilig te drinken.

patiënt door een bewegingsstoornis van de armen niet zelf een beker of lepel kan manipuleren. Dit is met name te zien bij neurologische patiënten (CVA, ziekte van Parkinson), wanneer de slikstoornis onderdeel is van uitgebreidere motorische beperkingen (zie afbeelding 2.4).

Stoornissen in het zuigen

Om vocht op te kunnen zuigen is kracht van de tong en de lippen nodig, zodat onderdruk in de mond kan worden gemaakt. Stoornissen in het zuigen zijn daarom met name te verwachten bij patiënten met ernstig krachtverlies in lippen en tong, waardoor opzuigen door een rietje of van een lepel

niet of nauwelijks mogelijk is. Patiënten met buccofaciale apraxie ('onhandigheid' in het uitvoeren van mondbewegingen) of coördinatiestoornissen zuigen soms het vocht alleen aan op de inademing, waardoor het vocht niet alleen in de mond, maar ook in de keel terechtkomt. Dit heeft prompt verslikken als gevolg. Stoornissen in het zuigen kunnen ook voorkomen bij patiënten met:
- een ernstige vorm van ALS, MS of MSA, waarbij de lipspieren paretisch zijn;
- centrale of perifere facialisparese waardoor de lippen niet goed gesloten kunnen worden;
- ernstig conditieverlies, waardoor ze onvoldoende zuigkracht opgebouwd kan worden;
- beperkte lip- en tongmotoriek na chirurgische ingrepen of radiotherapie;
- pijn bij het sluiten van de lippen;
- een lip- of wangcarcinoom, of littekenweefsel na een chirurgische ingreep.

Stoornissen in het afhappen

Afhappen vraagt enige kracht en handigheid van lip- en tongbewegingen. Ook moeten de kaken voldoende ver van elkaar kunnen om een lepel of vork in de mond te brengen. Stoornissen in het afhappen zijn te zien bij patiënten met:
- ernstige centrale of perifere facialisparese met sensibiliteitsstoornissen;
- ernstige tongparese of beperkte tongmobiliteit door chirurgisch ingrijpen of radiotherapie;
- 'onwil' om de mond openen, zoals soms te zien is bij patiënten met ernstige cognitieve stoornissen of een dementiesyndroom;
- pijn in de kaken of het gelaat als gevolg van oncologische behandeling;
- beperkte kaakopening (trismus of kaakklem) als gevolg van een kaakbreuk, kaakchirurgische operatie, fibrotisering van de kaakspieren na radiotherapie in het hoofd-halsgebied of ernstige hypertonie van de kaakspieren, zoals bij het 'locked-in syndrome'.

Stoornissen in het kauwen

Om goed te kunnen kauwen zijn kaak- en tongbewegingen, maar ook een normale tonus van de wangspieren nodig. Kauwstoornissen kunnen diverse oorzaken hebben en zijn te vinden bij patiënten met:
- gebitsproblemen, zoals ontbrekende gebitselementen, pijnlijk kaakgewricht, slecht passende of pijnlijk zittende prothese dan wel een kaaktumor en/of de behandeling daarvan;
- onvoldoende speeksel (zie stoornissen in de speekselvorming);
- krachtverlies van de kauwspieren, zoals bij ALS of bilaterale centrale schade;
- vertraagde ontspanning (myotonie) van de kauwspieren, zoals bij myotone dystrofie;

- hyposensibiliteit in de mond in combinatie met (enkelzijdig) krachtverlies in tong en wangspieren, met risico op bijten op de tong of op de binnenkant van de wang of lippen, zoals bij een CVA;
- pijn door oncologische behandeling;
- beperkte kaakopening (zie stoornissen in het afhappen).

Stoornissen in het manipuleren van voedsel in de mond

Manipuleren van voedsel in de mond is met name een functie van de tong, maar ook van de wangen die het voedsel terugduwen tussen de kaken en naar de tong. Bij tong- en wangparesen is het manipuleren van voedsel daarom een probleem, vooral wanneer tevens sprake is van sensibiliteitsstoornissen. Stoornissen in het manipuleren van voedsel in de mond zijn vooral te zien bij patiënten met een verminderde tongbeweeglijkheid als gevolg van:
- neurotrauma of ALS;
- de ziekte van Parkinson, waarbij rigiditeit (stijfheid) van de tong of bradykinesie (traagheid) van de tongbewegingen het manipuleren van voedsel belemmeren;
- verminderde tongbeweeglijkheid door een tongtumor of na een chirurgische ingreep of radiotherapie van de tong;
- pijn in de mond, bijvoorbeeld bij mucositis;
- xerostomie.

Tijdens het manipuleren van voedsel in de mond moet voorkomen worden dat het voedsel al naar de keel verdwijnt voordat het slikken is gestart. De keel wordt dan namelijk nog gebruikt als luchtweg en ademen door de neus is nog mogelijk. De tong moet voorkomen dat het voedsel in de keel schiet voordat het slikken begint. Gebeurt dat niet, wat vooral bij vloeistoffen het geval kan zijn, dan verslikt de patiënt zich al voordat hij slikt. Dit is met name te zien bij patiënten met een verminderde tongbeweeglijkheid, verminderde coördinatie en verminderde sensibiliteit. Deze verschijnselen treden op bij diverse neurologische ziektebeelden die de beweeglijkheid en kracht van de tong aantasten, maar ook bij oncologische aandoeningen, zoals een tongtumor of radiotherapie.

Stoornissen in de speekselvorming

Stoornissen in de speekselvorming betreffen meestal een tekort aan speeksel (hyposalivatie). Dat heeft tot gevolg dat droog voedsel moeilijker te verwerken en moeilijker weg te slikken is. Dit is met name te observeren bij patiënten die:
- een speekselkliertumor hebben;
- in het hoofd- en halsgebied bestraald zijn, waardoor de speekselklieren blijvend zijn beschadigd (zie Slikstoornissen veroorzaakt door radiotherapie);

- medicijnen gebruiken die een anticholinerge werking hebben en de speekselproductie sympathisch remmen, zoals bepaalde antihistaminica of antipsychotica;[1]
- lijden aan de ziekte van Sjögren, een auto-immuumaandoening waarbij slijmvliezen, waaronder ook het mondslijmvlies, droger worden.[1]

Ook een teveel aan speeksel kan enorm hinderlijk zijn, wanneer het speeksel niet in de mond kan worden gehouden of niet op tijd kan worden weggeslikt. Het speeksel loopt dan uit de mond ('anterior drooling') of het loopt in de keel en wordt geaspireerd ('posterior drooling').

Stoornissen in het slikken (dysfagie): orale, faryngeale en oesofageale dysfagie

Orale dysfagie

In de orale slikfase start het doorslikken en het transport van het voedsel van de mond naar de keel. Daarvoor moet de tong het voedsel van voren naar achteren duwen, tegen het gehemelte aan en verder de keel in. Een goede tongmotoriek is dus van belang, maar ook de bereidheid om iets door te slikken. Stoornissen in deze fase zijn te zien:
- als de patiënt niet wil slikken;
- als het slikken niet kan starten omdat de tong het voedsel niet goed kan 'vastpakken', bijvoorbeeld als de patiënt geen gebitsprothese draagt of bij overbeweeglijkheid (ziekte van Huntington);
- als het slikken uitblijft door hypokinesie (ziekte van Parkinson);
- als het slikken uitblijft door een 'slikapraxie', wat soms te zien is bij patiënten met corticale beschadiging (beroerte, ziekte van Alzheimer);
- in de acute fase na chirurgische en/of radiotherapeutische behandeling van de mondbodem of de tong bewegingen in de mond vrijwel niet mogelijk zijn;
- bij droge en korstige slijmvliezen;
- bij ernstige pijn bij het slikken.

Faryngeale dysfagie

Voor een vlot en veilig transport van het voedsel door de keel naar de slokdarm moet de slikreflex op tijd optreden en moet de motorische respons adequaat zijn. Een late slikreflex, waardoor de luchtweg nog open staat terwijl het voedsel zich al ver in de keel bevindt, kan bestaan als gevolg van sensibiliteitsstoornissen bij patiënten met:
- een beroerte, met name in de acute fase;
- ernstige beschadiging van de hersenstam.

De zogenoemde motorische respons op de slikreflex bestaat uit het omhoog bewegen van het strottenhoofd en het samenknijpen van de keelspieren. Heffing van het strottenhoofd zorgt voor het afsluiten van de luchtweg en het openen van de slokdarm. Als dit niet in voldoende mate plaatsvindt, kan zowel aspiratie van voedsel in de luchtweg als achterblijven van voedsel in de

keel het gevolg zijn. Stoornissen van de strottenhoofdheffers en de keelspieren zijn te zien als gevolg van:
- krachtverlies, zoals bij een corticale aandoening of neuromusculaire ziekten;
- rigiditeit, zoals bij de ziekte van Parkinson;
- strottenkleptumor;
- orofarynxtumor en hypofarynxtumor.

Soms blijft er voedsel in de keel achter omdat de bovenste kringspier van de slokdarm niet voldoende wil ontspannen, waardoor de slokdarm zich onvoldoende opent . Dit heeft meestal een neurologische oorzaak. Meestal voelt de patiënt dat vast voedsel niet weg wil en zal hij zich aanpassen door zachter voedsel te gebruiken en meer te drinken bij het eten.

Oesofageale dysfagie

Passagestoornissen van de slokdarm zijn elders uitvoerig beschreven. Deze stoornissen vallen buiten het bestek van dit boek.

2.5 Beperkingen, participatieproblemen en externe factoren

Kauw- en slikstoornissen kunnen tot diverse klachten en problemen leiden, die tijdelijk of blijvend zijn en ernstiger kunnen worden naarmate de slikstoornis toeneemt. Voorbeelden zijn:
- het aanzienlijk langer duren van de maaltijden, door langzaam kauwen en slikken en door eten met kleine happen en slokken;
- tijdelijke of blijvende beperkingen in het gebruik van voedingsconsistenties, zoals het niet meer kunnen eten van vaste of droge voeding, het moeten verdikken van vloeistoffen of juist afhankelijk zijn van extra vloeistof om voedsel te kunnen wegspoelen;
- afhankelijk zijn van (deskundige) hulp bij eten en drinken;
- afhankelijk zijn van drinkvoeding of sondevoeding voor voldoende voedselinname.

Een slikstoornis kan in veel gevallen gecompenseerd worden door een andere manier van slikken (zie hoofdstuk 4). Wanneer de slikstoornis niet spontaan of door oefenen verbetert moet de compensatie consequent worden volgehouden. Dat betekent dat de patiënt altijd bewust op een bepaalde manier moet slikken. Ook dat kan als een beperking worden ervaren.

De ernst van de functionele beperkingen in voedselinname kan door middel van een schaal worden uitgedrukt. Een voorbeeld is de Functional Oral Intake Scale (FOIS) van Crary e.a. (2005).[29] Dit is een zevenpuntsschaal, die is gevalideerd voor (herstellende) CVA-patiënten (tabel 2.1; zie ook hoofdstuk 5).

Wanneer de beperkingen betekenen dat een patiënt niet meer in het openbaar durft te eten of te drinken, is sprake van een participatieprobleem. De ernst van participatieproblemen kan variëren van 'ik ga wel uit eten, maar ik moet heel goed opletten wat ik bestel' tot 'ik moet me zó concentreren op hoe

Tabel 2.1	Functional Oral Intake Scale (FOIS)
Niveau	Omschrijving
1	niets per os
2	afhankelijk van sondevoeding met minimale pogingen om vocht of voeding te slikken
3	afhankelijk van sondevoeding met consequente orale inname
4	volledige orale voeding van één consistentie
5	volledige orale voeding van verschillende consistenties, maar specifieke aanpassingen of compensatietechnieken
6	volledige orale voeding zonder specifieke aanpassingen, maar enige beperkingen in consistentie
7	volledige orale voeding, zonder restricties in consistentie

ik eet en drink, dat ik het liefste alleen eet'. Ook het afhankelijk zijn van sondevoeding kan leiden tot problemen in sociale activiteiten. Eten en drinken vindt immers meestal plaats in gezelschap, variërend van een kopje koffie drinken tot uitvoerig dineren. Tegelijkertijd een conversatie op gang kunnen houden, zonder te knoeien, assistentie nodig te hebben of de koffie over tafel te proesten, beschouwen we als een normale vaardigheid voor volwassenen. Ook de beperking in voedingsconsistenties kan zowel in privéomstandigheden als in openbare gelegenheden ijverige koks onbedoeld in verlegenheid brengen.

Onderzoek onder 360 patiënten met slikstoornissen in vier landen liet zien dat 45% van hen eten geen plezierige activiteit meer vond.[30] De negatieve invloed van slikstoornissen op de kwaliteit van leven van patiënten die behandeld zijn voor een tumor in het hoofd-halsgebied is uitvoerig beschreven.[310] Een onderzoek onder 37 parkinsonpatiënten liet de psychosociale impact van slikstoornissen zien, onder andere de zorg over de aanpassingen van voeding en het afhankelijk zijn van mantelzorgers.[32]

2.6 Luchtwegproblemen

Het aspireren van voeding of ander materiaal in de longen kan leiden tot een longontsteking (aspiratiepneumonie), wanneer het materiaal niet goed kan worden opgehoest. Als het materiaal ook bacteriën uit de mond en keel bevat, kan het een luchtwegontsteking veroorzaken met benauwdheid, veel sputum en flinke koorts als gevolg.[1,2]

Het aspireren van vast voedsel kan leiden tot obstructie en zelfs tot acute ademnood, wanneer het in de luchtweg vastraakt. Als de patiënt het voedsel niet zelf met kracht kan uithoesten moet een zorgverlener proberen het uit de keel te halen. Als dat niet lukt is de heimlichmanoeuvre de aangewezen ingreep om stikken te voorkomen. Een helper gaat achter de patiënt staan of zitten en legt een vuist tussen de navel en het borstbeen van de patiënt. Dan legt hij zijn andere hand op zijn vuist en duwt de vuist krachtig en snel in de buik en omhoog, zodat het stuk voedsel losschiet. Een handig overzicht geeft de wandkaart 'Eerste hulp bij verslikken', gepubliceerd door het Nederlands Paramedisch Instituut (http://www.paramedisch.org).

Ook zonder een stoornis in kauwen of slikken kan materiaal worden geaspireerd, namelijk wanneer de inhoud van de maag of de slokdarm als gevolg van reflux (teruglopen van maaginhoud in de slokdarm) of braken in de keel terugkomt. Bij een verlaagd bewustzijn kan het maagzuur of braaksel door de patiënt niet actief uit de mond en keel worden verwijderd. Het kan dan alsnog worden ingeademd, vooral als de patiënt op de rug ligt.

Bij patiënten met sondevoeding moeten zorgverleners rekening houden met twee oorzaken van aspiratie, namelijk sondevoeding die uit de maag kan teruglopen (reflux) en sondevoeding die in de keel druppelt en wordt geaspireerd wanneer de patiënt zijn voedingssonde er (deels) uittrekt.

2.7 Ondervoeding en ziektegerelateerde ondervoeding

Wanneer een patiënt onvoldoende vocht en voedsel binnenkrijgt, kunnen structurele tekorten ontstaan. Ondervoeding en dehydratie bedreigen de gezondheidstoestand van de patiënt en moeten zo snel mogelijk worden behandeld.

Een veel gebruikte definitie voor ondervoeding is 'een tekort aan voedingsstoffen leidend tot een verminderde biologische functie'.[33] Deze definitie suggereert dat ondervoeding het gevolg is van een tekort aan voedingsstoffen, terwijl sommige ziekten gepaard gaan met een verhoogd energieverbruik, wat kan leiden tot een negatieve energiebalans, met gewichtsverlies en verminderde biologische functie als gevolg. Ook kan tijdens een ziekteperiode een gestoorde vertering of absorptie van voedingsstoffen ontstaan, evenals een verhoogd verlies van voedingsstoffen.

In de klinische situatie zou 'ondervoeding' vervangen moeten worden door 'ziektegerelateerde ondervoeding' (disease-related malnutrition of DRM).[34]

Oorzaken van ziektegerelateerde ondervoeding

Onvoldoende voedselinname

Bij slikstoornissen veroorzaakt door neurologische of niet-neurologische aandoeningen is ondervoeding vaak het gevolg van een te geringe energie-inname door kauw- en slikstoornissen, vieze smaak in de mond of onvoldoende conditie om alle maaltijden binnen te krijgen. Daarnaast kan de voorgeschreven vloeibare voeding te eenzijdig zijn, waardoor tekorten aan vitaminen en mineralen ontstaan. Ondervoeding kan ook veroorzaakt worden door de ziekenhuisopname zelf. Het regelmatig nuchter moeten zijn voor onderzoeken of voor een operatie kan leiden tot een tekort aan voedingsstoffen. Ten slotte kunnen eetstoornissen (anorexia) en emotionele problemen de inname van voedingsstoffen nadelig beïnvloeden.

Verminderde opname of te weinig benutten van voedingsstoffen door het lichaam

De stofwisseling kan tijdens ziekte veranderen. Dit heeft invloed op de opname en het benutten van voedingsstoffen. Ook de invloed van medicijnen moet niet uitgevlakt worden. Verschillende medicijnen hebben een negatieve invloed op de opname van voedingsstoffen, zo kunnen laxantia een tekort aan kalium geven.

Verhoogde behoefte aan voedingsstoffen

Een chronische ziekte kan de energiebehoefte verhogen. Bij de ziekte van Parkinson kan de energiebehoefte verhoogd zijn door toenemende beweeglijkheid. Bij patiënten met een longaandoening is de energiebehoefte verhoogd door een verhoogde stofwisseling. Ook bij herstel van ziekte (zowel acuut als chronisch), wondgenezing en herstel van infectie heeft het lichaam meer behoefte aan voedingsstoffen.

Abnormale verliezen aan voedingsstoffen

Braken, diarree of verlies via een stoma kan tot abnormaal verlies van voedingsstoffen leiden.

Metabole veranderingen

Maag- en darmstoornissen of algehele malaise kunnen tot ondervoeding leiden. Oncologische patiënten bijvoorbeeld hebben te maken met metabole veranderingen (veranderingen in de stofwisseling) en algehele malaise klachten, zoals smaak- en reukveranderingen, aversies tegen bepaald voedsel, misselijkheid en extreme vermoeidheid. Metabole processen verlopen dan minder efficiënt, waardoor makkelijk een katabole situatie kan ontstaan. Katabolisme is destructief metabolisme of verhoogde afbraak bij ziekte.

Mogelijke oorzaken van ondervoeding bij ouderen

Geestelijke factoren

Depressiviteit, desinteresse, gebrek aan toekomstperspectief en geheugenstoornissen zijn belangrijke risico-indicatoren voor ondervoeding, onder meer vanwege het onvermogen om boodschappen te doen en het niet in staat zijn om te koken.

Lichamelijke factoren

Mobiliteitsproblemen kunnen het doen van boodschappen bemoeilijken waardoor adequate voedselconsumptie in gevaar kan komen.

Kauwproblemen

Kauwproblemen hebben invloed op de voedselkeuze (zachtere producten) en daarmee ook op de voedingstoestand.

Veranderde geur- en smaakbeleving

Veranderingen in geur- en smaakbeleving kunnen leiden tot afname van de eetlust. In combinatie met een afname van het verzadigingsgevoel heeft dit effect op de voedingstoestand.[35]

Geneesmiddelen

Medicijngebruik kan negatieve gevolgen hebben voor de voedingstoestand, variërend van deficiënties tot vergiftigingsverschijnselen. Bij de volgende geneesmiddelen moet men bedacht zijn op eventuele invloed: diuretica, antihypertensiva, psychofarmaca, anti-epileptica, antiparkinsonmiddelen, analgetica (pijnstillers), anti-inflammatoire en antireumageneesmiddelen en laxantia.[35] Het geneesmiddelengebruik onder ouderen is hoog, gemiddeld worden door deze groep drie tot vier geneesmiddelen per dag gebruikt.[35]

Mogelijke oorzaken van ondervoeding bij patiënten met hoofd-halstumoren

Onder de patiënten met hoofd-halstumoren komen veel zware rokers en drinkers voor. Deze categorie patiënten heeft vaak al een slechte voedingstoestand, doordat zij hun voedingsinname verwaarlozen. Een tumor in de mond of de keel geeft beperkingen bij de inname van voedsel en dit leidt makkelijk tot een slechte voedingstoestand. Problemen die kunnen optreden zijn:

Voorafgaand aan de medische behandeling

– kauwproblemen, pijn in de mond uitstralend naar het oor;
– slik- en passageklachten;
– slijmvorming of een vieze smaak in de mond.

Na een operatie

– een verhoogde voedingsbehoefte;
– pijnlijke droge mond, geïrriteerde slijmvliezen, slijmvorming, smaak- en reukveranderingen;
– verslikken.

Na radiotherapie

– xerostomie (droge mond);
– mucositis (ontsteking van het mondslijmvlies);
– afwijkende smaakbeleving of smaakverlies;
– slik- en passageklachten.

2.8 Dehydratie

Dehydratie is een van de tien meest frequente diagnosen bij gehospitaliseerde patiënten van 65 jaar en ouder. Vooral fragiele ouderen krijgen te maken met dehydratie.[36]

Volgens de ICF (code b545) is dehydratie een stoornis in de water-, mineraal- en elektrolytenbalans.[36] In de 'Voedingsrichtlijn Geriatrie'[36] wordt dehydratie gedefinieerd als een afname van de totale hoeveelheid lichaamswater ten opzichte van het voor deze persoon optimale watervolume. Dehydratie kan ook geformuleerd worden als een verlies van 1% of meer van het totaal lichaamsgewicht aan water. Er zijn twee vormen van dehydratie te onderscheiden, namelijk hypertone dehydratie (puur watergebrek) en isotone of hypotone dehydratie (water- en zoutgebrek).

Vochtbalans

Het lichaam krijgt vocht binnen via het eten en drinken. Per persoon is dit ongeveer 2250 ml per dag. Door oxidatieprocessen (vrijmaken van energie uit de voedingsstoffen) komt bovendien ongeveer 350 ml per dag aan vocht vrij. In totaal nemen wij dus ongeveer 2600 ml aan vocht per dag in.

De uitscheiding van water gebeurt via urine en feces, de huid en via de longen in de vorm van uitademingslucht. Als de vochtbalans in evenwicht is zal per dag 2600 ml water uitgescheiden worden.

Mogelijke oorzaken van dehydratie bij ouderen

Door afgenomen mobiliteit, verminderde zelfredzaamheid, verminderde cognitie en/of dementie komt vaak een beperkte vochtinname voor. Ook kunnen ouderen weigeren om vocht of voeding tot zich te nemen. Eveneens kunnen fysiologische veranderingen, zoals een verminderd dorstgevoel, incontinentie en verminderde functie van de nieren, dehydratie tot gevolg hebben.

Slikproblemen, infectie, koorts, braken en diarree kunnen een tekort aan vochtinname geven met als gevolg dehydratie.

Diagnose

Dehydratie is niet makkelijk te diagnosticeren, omdat het symptoomloos kan verlopen en daardoor makkelijk over het hoofd gezien kan worden. Er zijn ook symptomen die niet makkelijk herleidt worden tot dehydratie, zoals verwardheid, temperatuurstijging of obstipatie.[36] Over het algemeen stelt de arts de diagnose dehydratie op basis van symptomen en laboratoriumwaarden.

Symptomen van dehydratie zijn dorst, obstipatie, verandering van kleur en/of geur van de urine, verminderde hoeveelheid geproduceerde urine, maar ook droge mond, droge orale mucosa, een gezwollen droge tong, lengtegroeven over een droge tong en moeite met slikken. Andere symptomen van dehydratie kunnen hoofdpijn, duizeligheid, verwardheid, gewichtsverlies, temperatuurstijging en/of een lage bloeddruk zijn. Bij controle van de laboratoriumwaarden is een geringe urinaire natriumuitscheiding en een toename van het serumnatrium en serumureum te zien.

Rehydratie

Rehydreren (aanvullen met vocht) kan met orale voedingsmiddelen, sondevoeding of een infuus. Vaak wordt door de verpleegkundige gestart met extra orale voedingsmiddelen of dranken indien de patiënt geen vochtbeperking heeft. De arts bepaalt de keuze voor sondevoeding of infusievloeistof, evenals de keuze voor de soort infusievloeistof, al wordt deze keuze vaak wel gemaakt in overleg met de verpleegkundige en/of diëtist.

Tabel 2.2	Neurologische en niet-neurologische oorzaken van kauw- en slikstoornissen	
Functiestoornis of probleem met:	Belangrijkste neurologische oorzaken	Belangrijkste niet-neurologische oorzaken
zuigen	– lip- en/of tongparese, zoals bij ALS, CVA of perifere facialisparese – ernstig conditieverlies waardoor onvoldoende zuigkracht kan worden opgebouwd	– pijn – lipcarcinoom en correcties – wangcarcinoom en correcties
afhappen	– ernstige centrale (CVA) of perifere facialisparese en sensibiliteitsstoornissen – mond niet willen of kunnen openen (bijvoorbeeld trismus, dementie, sterke bijtreflex)	– pijn – trismus door radiotherapie – gebitsproblemen – kaakbreuk

Functiestoornis of probleem met:	Belangrijkste neurologische oorzaken	Belangrijkste niet-neurologische oorzaken
kauwen	- krachtverlies of vertraagde ontspanning kauwspieren (ALS, myotone dystrofie) - sensibiliteitsverlies in mond en/of tong (CVA, perifere laesie) - krachtverlies in tong of wangspieren (CVA, ALS) - langzaam, langdurig kauwen (Parkinson)	- xerostomie (droge mond) - pijn - trismus - gebitsproblemen - mondholtecarcinoom en behandeling daarvan - tongcarcinoom en behandeling daarvan
manipuleren van voedsel in de mond	- beperkte tongmotoriek (CVA, ALS, MSA) - stijve tongmotoriek (ziekte van Parkinson)	- pijn - mondholtecarcinoom en behandeling daarvan - tongcarcinoom en de behandeling daarvan - xerostomie (droge mond)
hyposalivatie (onvoldoende speekselvorming) of speekselverlies	- speekselverlies door slechte mondmotoriek en slikstoornis (ALS, ziekte van Parkinson, CVA)	- xerostomie (droge mond) door radiotherapie - gebruik van anticholinerge medicatie
orale fase van het slikken	- veel acute neurologische en neurodegeneratieve ziekten (CVA, ziekte van Huntington, ziekte van Parkinson, ziekte van Alzheimer) - neuromusculaire aandoeningen (o.a. ALS)	- pijn - xerostomie - mondholtecarcinoom en behandeling daarvan - tongcarcinoom en behandeling daarvan - niet willen slikken

Literatuur

1 Perlman AL, Schulze-Delrieu KS. Deglutition and its disorders. San Diego: Singular Publishing Group; 1997.
2 Logemann JA. Slikstoornissen. Onderzoek en behandeling. Lisse: Swets & Zeitlinger; 2000.
3 Kalf JG. Kauw- en slikstoornissen. In: (red.)Informatorium voor Voeding en Diëtetiek. Houten: Bohn Stafleu Van Loghum; 2003. p. Xa-1–Xa-12.
4 Zald DH, Pardo JV. The functional neuroanatomy of voluntary swallowing. Ann Neurol 1999 Sep;46(3):281–6.

5 Hijdra A, Koudstaal PJ, Roos RAC. Neurologie. Maarssen: Elsevier/Bunge; 1998.
6 Kwaliteitsinstituut voor de gezondheidszorg CBO. Richtlijn Beroerte. Utrecht: CBO; 2000.
7 Commissie CVA-Revalidatie. Revalidatie na een beroerte. Richtlijnen en aanbevelingen voor zorgverleners. Den Haag: Nederlandse Hartstichting; 2001.
8 Kalf JG. Slikscreening na een beroerte. Een evidence-based review. Logopedie en Foniatrie 2002;74:76-83.
9 Doggett DL, Turkelson CM, Coates V. Recent developments in diagnosis and intervention for aspiration and dysphagia in stroke and other neuromuscular disorders. Curr Atheroscler Rep 2002 Jul;4(4):311-8.
10 Kern MK, Jaradeh S, Arndorfer RC, Shaker R. Cerebral cortical representation of reflexive and volitional swallowing in humans. Am J Physiol Gastrointest Liver Physiol 2001 Mar;280(3):G354-60.
11 Aydogdu I, Ertekin C, Tarlaci S, Turman B, Kiylioglu N, Secil Y. Dysphagia in lateral medullary infarction (Wallenberg's syndrome): an acute disconnection syndrome in premotor neurons related to swallowing activity? Stroke 2001 Sep;32(9):2081-7.
12 Monte FS, Silva-Junior FP da, Braga-Neto P, Nobre e Souza MA, Sales de Bruin, VM. Swallowing abnormalities and dyskinesia in Parkinson's disease. Mov Disord 2005 Apr;20(4):457-62.
13 Ertekin C, Tarlaci S, Aydogdu I, Kiylioglu N, Yuceyar N, Turman AB, et al. Electrophysiological evaluation of pharyngeal phase of swallowing in patients with Parkinson's disease. Mov Disord 2002 Sep;17(5):942-9.
14 Ertekin C, Aydogdu I, Yuceyar N, Kiylioglu N, Tarlaci S, Uludag B. Pathophysiological mechanisms of oropharyngeal dysphagia in amyotrophic lateral sclerosis. Brain 2000 Jan;123 (Pt 1):125-40.
15 Visser M de, Vermeulen M, Wokke JHJ. Neuromusculaire ziekten. Maarssen: Elsevier/Bunge; 2006.
16 Swart BJ de, Verheij JC, Beurskens CH. Problems with eating and drinking in patients with unilateral peripheral facial paralysis. Dysphagia 2003;18(4):267-73.
17 Ertekin C, Yuceyar N, Aydogdu I. Clinical and electrophysiological evaluation of dysphagia in myasthenia gravis. J Neurol Neurosurg Psychiatry 1998 Dec;65(6):848-56.
18 Swart BJ de, Sluijs BM van der, Vos AM, Kalf JG, Knuijt S, Cruysberg JR, et al. Ptosis aggravates dysphagia in oculopharyngeal muscular dystrophy. J Neurol Neurosurg Psychiatry 2006 Feb;77(2):266-8.
19 Ertekin C, Yuceyar N, Aydogdu, Karasoy H. Electrophysiological evaluation of oropharyngeal swallowing in myotonic dystrophy. J Neurol Neurosurg Psychiatry 2001 Mar;70(3):363-71.
20 Wohlgemuth M, Swart BJ de, Kalf JG, Joosten FB, Vliet AM van der, Padberg GW. Dysphagia in facioscapulohumeral muscular dystrophy. Neurology 2006 Jun 27; 66(12):1926-8.
21 Nederlandse Werkgroep Hoofd-Halstumoren. Richtlijn Mondholte- en Orofarynxcarcinoom. Alphen aan den Rijn: Van Zuiden Communications; 2004.
22 Klaren AD, Meer CA van der. Oncologie. Handboek voor verpleegkundigen en andere hulpverleners. Houten: Bohn Stafleu Van Loghum; 2004.
23 Dikeman KJ, Kazandjian MS. Communication and swallowing management of tra-

24 Tippett DC. Tracheostomy and ventilator dependency. Management of breathing, speaking and swallowing. New York: Thieme; 2000.
25 Kalf JG. Slikstoornissen na beademing: mogelijkheden voor logopedische interventie. Logopedie en Foniatrie 1998;70:97–107.
26 Kalf JG. Slikstoornissen na langdurige beademing. In: Bakker J, de Lange B, Rommes JH (red.) Intensive care capita Selecta 2002. Utrecht: Stichting Venticare; 2002:101-112.
27 Kalf JG. Slikstoornissen op intensive care: drie misverstanden opgehelderd. In: Bakker J, de Lange B, Rommes JH (red.) Intensive care capita selecta 2004. Utrecht: Stichting Venticare; 2004:131-137.
28 Fikkers BG. Percutaneous tracheostomy on the intensive care unit. Nijmegen: Radboud Universiteit Nijmegen; 2004.
29 Crary MA, Mann GD, Groher ME. Initial psychometric assessment of a functional oral intake scale for dysphagia in stroke patients. Arch Phys Med Rehabil 2005 Aug; 86(8): 1516-20.
30 Ekberg O, Hamdy S, Woisard V, Wuttge-Hannig A, Ortega P. Social and psychological burden of dysphagia: its impact on diagnosis and treatment. Dysphagia 2002;17(2): 139–46.
31 Nguyen NP, Frank C, Moltz CC, Vos P, Smith HJ, Karlsson U, et al. Impact of dysphagia on quality of life after treatment of head-and-neck cancer. Int J Radiat Oncol Biol Phys 2005 Mar 1;61(3):772–8.
32 Miller N, Noble E, Jones D, Burn D. Hard to swallow: dysphagia in Parkinson's disease. Age Ageing 2006 Nov;35(6):614–8.
33 Verheul-Koot MA. Nutricia Vademecum. Deel 2, Voeding & ziekte. Maarssen: Elsevier/De Tijdstroom; 1999.
34 Stratton RJ, Green CJ, Elia M. Disease-related malnutrition: an evidence-based approach to treatment. Cambridge: CABI Publishing; 2002.
35 Ververs MTC. Voeding van de oudere mens. Den Haag: Voedingsraad; 1995.
36 Projectgroep Voedingsrichtlijn Geriatrie. Voedingsrichtlijn Geriatrie. Richtlijn voor multidisciplinaire preventie en behandeling van ondervoeding, dehydratie en kauw- en slikstoornissen bij geriatrische patiënten in het ziekenhuis. Nijmegen: Kenniscentrum Geriatrie, UMC St Radboud; 2003.
37 Nederlands WHO-FIC Collaborating Centre. ICF, Nederlandse vertaling van de 'International Classification of Functioning, Disability and Health'. Houten: Bohn Stafleu Van Loghum; 2001.

3 Diagnostiek van slikstoornissen en voedingsproblemen

Heleen Dicke en Hanneke Kalf

3.1 Inleiding

Het vaststellen en analyseren van slikstoornissen en voedingsproblemen is het werk van verschillende disciplines. Bij de intake van een patiënt in een ziekenhuis, verpleeghuis of polikliniek is de verpleegkundige meestal degene die het eerste met de patiënt te maken krijgt. In dit hoofdstuk komen daarom verschillende screeningen aan bod om vast te stellen of de diëtist of logopedist door een arts in consult zouden moeten worden gevraagd voor diagnostiek en behandeling. Deze screeningen kunnen onderdeel zijn van de verpleegkundige anamnese, maar kunnen ook apart worden gebruikt.

Paragraaf 3.2 is een korte introductie op het interpreteren van de validiteit en betrouwbaarheid van screeningen. De paragrafen 3.3 en 3.4 beschrijven de diagnostiek van ziektegerelateerde ondervoeding, respectievelijk de in Nederland gebruikte screeningen naar ondervoeding. De paragrafen 3.5 en 3.6 beschrijven de diagnostiek van slikstoornissen, respectievelijk de in Nederland gebruikte slikscreeningen. Paragraaf 3.7 geeft een voorbeeld van wat in de verpleegkundige anamnese aan de orde zou moeten komen met betrekking tot beperkingen in eten en drinken.

3.2 Validiteit en betrouwbaarheid van screeningen

Bij risicogroepen, dus bij patiënten met een grote kans op een slikstoornis, is het verstandig om een screening uit te voeren. Het kenmerk van een screening is dat deze aangeeft of er iets mis is of niet. In dit geval: is de patiënt in een goede voedingstoestand of niet en kan deze patiënt normaal slikken of niet? Naargelang de uitkomst van de screening kunnen verschillende keuzes worden gemaakt: krijgt de patiënt wel of geen sondevoeding, moet de patiënt wel of niet logopedisch of diëtetisch onderzocht worden? Of moet de patiënt verder medisch onderzoek ondergaan, zoals bloedonderzoek, een slikvideo of een endoscopisch slikonderzoek? Het doel van een screening is het betrouwbaar sturen van deze beslissingen. Een screening moet daarom voldoende geldig of 'valide' zijn. Validiteit is de mate waarin een test de werkelijkheid dekt. Anders gezegd: meet men wat men beoogt te meten?

Validiteit kent twee aspecten: sensitiviteit en specificiteit. Een screening die erg sensitief is, selecteert veel patiënten met de stoornis. Weinig patiënten met de gezochte stoornis worden dus gemist. Een screening moet echter ook voldoende specifiek zijn, dat wil zeggen alleen die patiënten selecteren die de stoornis hebben. Een erg sensitieve, maar weinig specifieke screening kan bijvoorbeeld betekenen dat ook veel patiënten zonder een slikstoornis of ondervoeding sondevoeding krijgen of dat de diëtist of logopedist vaak voor niets in consult worden gevraagd. Een weinig sensitieve, maar erg specifieke screening betekent dat veel patiënten met een slikstoornis of ondervoeding worden gemist.[1,2]

Het vaststellen van de validiteit van een screening vindt plaats door op gecontroleerde wijze een patiëntengroep met en zonder de bedoelde stoornis te onderzoeken met zowel het beste instrument (dit wordt de 'gouden standaard' of referentietest genoemd) als met de bedoelde screening (indextest). De uitkomsten worden in een kruistabel met elkaar vergeleken, waaruit onder andere de sensitiviteit en specifiteit worden berekend.[3,4]

Een screening wordt diagnostisch interessant vanaf een sensitiviteit en specificiteit van zo'n 70%. Dit is grafisch weergegeven in afbeelding 3.1: wanneer de gezochte stoornis voorkomt bij 40% van de patiëntengroep (prevalentie) – zie verticale stippellijn – zou 22% van de patiënten worden gemist en 39% van de patiënten onterecht worden verwezen en behandeld.[3,4]

Voorwaarde voor een valide screening is dat het instrument een goede reproduceerbaarheid heeft en betrouwbaar is. Reproduceerbaarheid betekent onder andere dat wanneer dezelfde patiënt op twee verschillende momenten in een ongeveer gelijke toestand gemeten wordt, de uitslag hetzelfde is. Een instrument is betrouwbaar als verschillende beoordelaars of gebruikers onafhankelijk van elkaar tot dezelfde uitkomst komen.

Bepalen van ziektegerelateerde ondervoeding

Er bestaat geen gouden standaard voor het bepalen van de voedingstoestand of voor het bepalen van ziektegerelateerde ondervoeding. Verschillende parameters worden gebruikt om een beeld te krijgen van de voedingstoestand. Veel gebruikte diagnostische methoden zijn: een algemene beoordeling van de toestand van de patiënt, antropometrische bepalingen, functionele bepalingen en biochemische bepalingen.

Algemene beoordeling

Gewichtsverandering

Het meten van het gewicht is in de praktijk een eenvoudige, goedkope en voor de patiënt weinig belastende handeling. Belangrijk is om te weten of de

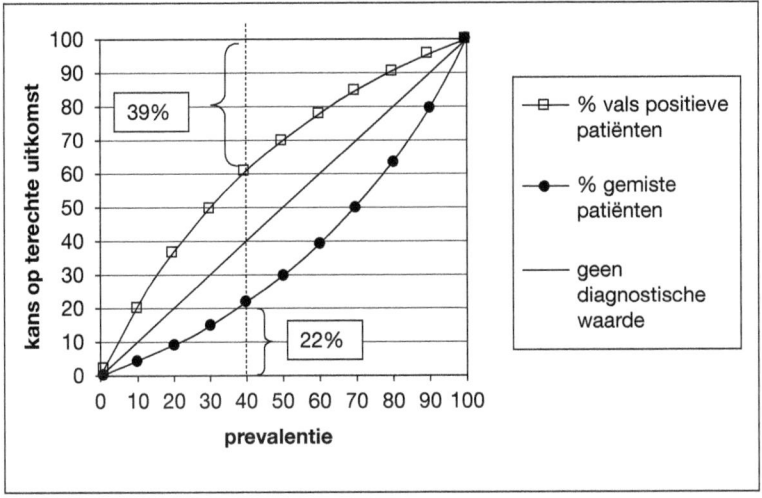

Afbeelding 3.1
De diagnostische waarde van een willekeurige hypothetische screening met een sensitiviteit en specificiteit van beide 70%. Hoe verder de curves van de neutrale (middelste) lijn verwijderd zijn, hoe beter de validiteit van de test is. De ruimte rechtsonder de curve is een weergave van het percentage gemiste patiënten, de ruimte linksboven de curve van het percentage valspositieve patiënten.

patiënt in korte tijd of over een langere periode ongewenst is afgevallen. Als het gewichtsverlies meer dan 5% bedraagt in een maand of meer dan 10% in zes maanden, is de kans op ondervoeding groot. Bij oedeemvorming, ascites (vochtophoping in de buikholte) of dehydratie kan gewichtsverlies echter niet goed als maat voor ondervoeding worden gebruikt.[5]

Klinische observaties

Het interpreteren van de klinische toestand van de patiënt is een subjectieve parameter en vergt klinische ervaring. Aandachtspunten zijn: afwijkingen van het haar, ingevallen gezicht, droge huid en droge lippen. De patiënt heeft geen aandacht voor de omgeving, is slecht aanspreekbaar en heeft een slappe handdruk.[5]

Verminderde voedselinname

De redenen dat een patiënt minder eet kunnen zeer divers zijn. Zo kunnen er problemen zijn met de inname van het voedsel door kauw- en slikproblemen, een gestoord bewustzijn of doordat de patiënt hulp nodig heeft bij het eten. Maar ook een slechte eetlust, aversies en smaakveranderingen, reflux, pijn, misselijkheid, braken, benauwdheid, obstipatie en diarree bemoeilijken een adequate inname.[5]

Verhoogde energiebehoefte

De energiebehoefte van de patiënt kan verhoogd zijn door chronische ziekten (bijv. reuma, chronische hartziekten, cystic fibrose), acute ziekten (koorts, infectie, sepsis) of ernstige verwondingen (brandwonden, decubitus, neurotrauma).

Abnormaal verlies van voedingsstoffen

Door diarree, braken, groot bloedverlies, open wonden en verlies van sputum kunnen voedingsstoffen verloren gaan, wat de kans op ondervoeding vergroot.

Overig

Verschillende medische ingrepen verhogen de kans op ondervoeding, zoals grote operaties, radiotherapie in het gebied van hoofd, hals, slokdarm en buik, medicijnen als cytostatica, immunosuppressiva en antibiotica, nierfunctievervangende therapie en metabole stress (verhoogde stofwisseling).

Antropometrische bepalingen

Het verloop van het lichaamsgewicht en de lichaamssamenstelling kunnen iets zeggen over het verloop van de voedingstoestand van een patiënt.

Lichaamsgewicht

Voor een evaluatie van de voedingstoestand is het nuttig om het huidige gewicht te vergelijken met het ideale lichaamsgewicht. De meest gebruikte methode in Nederland is de Body Mass Index (BMI) ofwel de Quetelet Index. Deze wordt berekend door het lichaamsgewicht in kilo's te delen door het kwadraat van de lichaamslengte in meters: gewicht/(lengte^2). Tabel 3.1 laat zien welke BMI-waarden wijzen op onder- of overgewicht. Men spreekt van ondergewicht als de BMI kleiner is dan 18 en bij ouderen, vanwege een veranderde lichaamssamenstelling, als de BMI kleiner is dan 22 (zie onder andere http://www.voedingscentrum.nl).
Voor het berekenen van de BMI – ook een belangrijk onderdeel in screeningen, zie verderop – moet de lichaamslengte worden gemeten. Meestal wordt de patiënt staand gemeten, maar soms is dit niet mogelijk, bijvoorbeeld als de patiënt door een motorische aandoening niet kan staan. Een alternatief is om de armspanlengte of de kniehoogte te meten. De armspanlengte is de afstand van het topje van je rechter middelvinger naar het topje van je linker middelvinger als de armen gespreid zijn. Deze afstand is hetzelfde als de lichaamslengte (zie afbeelding 3.2).

3 Diagnostiek van slikstoornissen en voedingsproblemen

Tabel 3.1 Beoordeling van lichaamsgewicht op basis van BMI	
Quetelet Index (BMI)	Beoordeling gewicht
≤ 18	ondergewicht
18.0 - 19.9	laag gewicht
20.0 - 24.9	normaal gewicht
25.0 - 29.9	overgewicht
30.0 - 39.9	obesitas
≥ 40	ernstige obesitas

Voor het berekenen van de lichaamslengte aan de hand van de kniehoogte gelden de volgende formules voor mannen en voor vrouwen, met de lichaamslengte en kniehoogte in centimeters en de leeftijd in jaren:[6]

Mannen: lichaamslengte = 64,19 − (0,04 × leeftijd) + (2,02 × kniehoogte)
Vrouwen: lichaamslengte = 84,88 − (0,24 × leeftijd) + (1,83 × kniehoogte)

Lichaamssamenstelling

Het lichaam is samengesteld uit vetvrije massa (voor het grootste gedeelte organen en spiermassa (zie 1.5 Energie)) en uit vetmassa. Meting van de hoeveelheid lichaamsvet geeft informatie over de gezondheid van een persoon. Bij een grote hoeveelheid lichaamsvet spreekt men van overgewicht (risico op hart- en vaatziekten, diabetes, hoge bloeddruk), terwijl bij een zeer kleine hoeveelheid wordt gesproken over ondergewicht (bijv. bij anorexia nervosa, cystic fybrose).

Veranderingen in de lichaamssamenstelling zeggen ook iets over het ziekteverloop. Zo kan een patiënt tijdens ziekte op gewicht blijven terwijl er wel spiermassa verloren kan gaan. Bij chronisch zieke patiënten hangt het algeheel functioneren sterk samen met de hoeveelheid spiermassa.[5]

ook de lichaamssamenstelling wordt uitgedrukt in de BMI of Quetelet Index. Vrouwen hebben over het algemeen meer vetmassa dan mannen. Met het ouder worden verandert de lichaamssamenstelling: ouderen hebben over het algemeen in verhouding meer vetmassa dan volwassenen.

De lichaamssamenstelling is op verschillende manieren te meten, namelijk door huidplooimeting of de bio-elektrische impedantiemeting. Bij huidplooimeting wordt met behulp van een huidplooimeter de dikte van een huidplooi gemeten en kan de hoeveelheid onderhuids vetweefsel bepaald worden. Bij de bio-elektrische impedantiemeting wordt via elektroden op

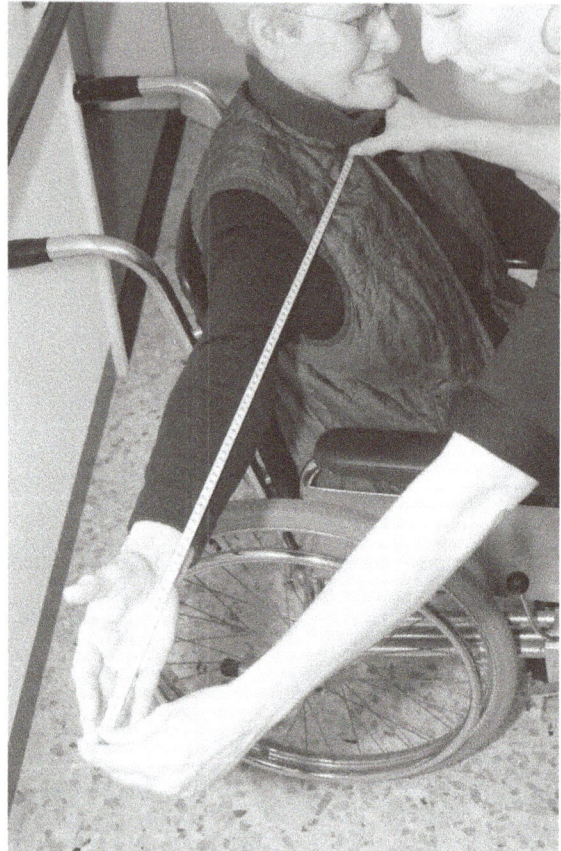

Afbeelding 3.2
Het meten van de armspanlengte bij een zittende patiënt.

handen en voeten een wisselstroom met verschillende frequenties door het lichaam gestuurd. Hierbij worden de verschillende watercompartimenten in het lichaam gemeten. Vervolgens kan de vetvrije massa en vetmassa berekend worden.

Functionele bepalingen

De meting van de spierkracht is eveneens een bruikbare maat om de voedingstoestand vast te stellen. De spierkracht kan worden onderzocht door de handknijpkracht, bovenbeenspierkracht of de respiratoire spierkracht te meten. Ook kan een inspanningsonderzoek gedaan worden. Zie voor meer gedetailleerde uitleg de betreffende handboeken.[7]

Biochemische bepalingen

In de klinische situatie worden biochemische bepalingen geassocieerd met ondervoeding. De meeste biochemische parameters worden echter beïnvloed door ziekte, waardoor een parameter niet specifiek meer is. Veel ontstekingsreacties veranderen de parameters bijvoorbeeld zodanig dat het moeilijk wordt het effect van de voedselinname op deze parameter te interpreteren.

Een veel gebruikte parameter voor ondervoeding is het serumalbumine. Albumine wordt beschouwd als een niet-specifieke indicator voor ontstekingen en zegt weinig over de voedingstoestand. Tijdens ziekten die gepaard gaan met ontstekingen daalt het albuminegehalte. Pas als de ontsteking verdwijnt, stijgt het albuminegehalte. Voeding heeft hier weinig invloed op. De veranderingen in het albuminegehalte zeggen iets over het ziekteverloop en zijn daarom van belang om te volgen.[7]

3.4 Screeningsinstrumenten voor ondervoeding

Bij het screenen op ondervoeding kan gebruik worden gemaakt van een screeningslijst, ofwel checklist. Het doel van screenen is om op een makkelijke, snelle en betrouwbare wijze patiënten op te sporen die een risico ontwikkelen op ondervoeding, de mate van ondervoeding vast te stellen en de de voedingstoestand te evalueren.

Screeningslijsten voor ondervoeding

Ondervoeding van mensen die ziek zijn, wordt in de gezondheidszorg de laatste jaren gelukkig zeer serieus genomen. Er bestaan al diverse screeningslijsten om ondervoeding te bepalen en er zijn nog steeds lijsten in ontwikkeling. Vaak worden screeningslijsten ontwikkeld voor een bepaalde doelgroep, zoals ouderen, kinderen of nierpatiënten. We bespreken hier, in volgorde van publicatie, de belangrijkste screeningslijsten die nu in Nederland worden gebruikt, namelijk de Mini Nutritional Assessment (MNA) inclusief de short form (MNA-sf), de Malnutrition Screening Tool (MST), de Malnutrition Universal Screening Tool (MUST) en de Short Nutritional Assessment Questionnaire (SNAQ).

Mini Nutritional Assessment (MNA)

De MNA is ontwikkeld om de voedingstoestand van ouderen vanaf 65 jaar te evalueren en op basis daarvan te beslissen of voedingsinterventie of voedingscorrectie noodzakelijk is. Het is een internationaal geaccepteerd en gebruikt instrument (zie http://www.mna-elderly.com)[8] en wordt door sommigen zelfs beschouwd als de 'gouden standaard' in het vaststellen van ondervoeding bij ouderen.[9] De MNA bestaat uit 18 vragen die verdeeld zijn over de volgende vier items: antropometrie, globale beoordeling, voedingsvragenlijst en subjectieve beoordeling.[10] De maximale score is 30. De score geeft een beoordeling van de voedingstoestand: een score hoger dan of gelijk aan 24 betekent een goede voedingstoestand, bij een score tussen de 17 en 23,5 is er sprake van een risico op ondervoeding en een score lager dan 17 wordt als ondervoeding beschouwd. De MNA is gevalideerd tegen de klinische voedingstoestand als referentie, dat wil zeggen antropometrische parameters, biochemische bepalingen en voedselconsumptieonderzoek. Dat leverde een sensitiviteit van 96% en een specificiteit van 98%.[11] Hiermee heeft de MNA dus een uitstekende validiteit (zie afbeelding 3.3).

De MNA kent ook een verkorte versie, de zogenoemde 'short form' (MNA-sf), die in een paar minuten kan worden afgenomen. Deze korte screening bestaat uit 6 vragen, waaronder bepaling van de BMI. De maximale score is 14 punten. Bij een score lager dan of gelijk aan 11 is er kans op ondervoeding. Deze uitkomst is gevalideerd tegen de MNA. Bij de grenswaarde van 11 van de 14 te behalen punten heeft de MNA-sf een sensitiviteit van 97,9% en een specificiteit van 100%.[12] Er worden dus nauwelijks patiënten gemist.

Zo ontstond een screening in twee stappen (http://www.mna-elderly.com/practice/forms/MNA_dutch.pdf). Het eerste gedeelte, genaamd 'Controle', is de MNA-sf (maximaal 14 punten). Bij een score van 11 punten of minder is er kans op ondervoeding en wordt geadviseerd ook de andere vragen af te nemen (maximaal 16 punten). Dit gedeelte is genaamd 'Onderzoek'. Het maximaal aantal punten is 30 in totaal, met dezelfde interpretatie als hierboven genoemd bij de MNA.

Afname van de MNA-sf duurt ongeveer vier minuten, afname van de MNA tien tot vijftien minuten. Het instrument kan gebruikt worden door artsen, diëtisten en verpleegkundigen.[8]

Malnutrition Screening Tool (MST)

De MST is ontwikkeld en gevalideerd in Australië[13] en bestaat uit 3 vragen, namelijk de meest sensitieve en specifieke vragen uit een lijst van 20 vragen. De vragen zijn (zie bijlage I):
– Is er sprake van recent onbedoeld gewichtsverlies?
– Zo ja, hoeveel kilo bent u afgevallen?
– Bent u slechter gaan eten als gevolg van afgenomen eetlust?
De maximale score is 7 punten. Een score van 2 punten of hoger betekent dat de patiënt risico heeft op ondervoeding. Deze score levert, vergeleken met de voedingstoestand bepaald door de Subjective Global Assessment (SGA), de beste diagnostische waarden op, namelijk een sensitiviteit en specificiteit van beide 93% (zie afbeelding 3.4).

Malnutrition Universal Screening Tool (MUST)

De MUST (http://www.bapen.org.uk/must_tool.html) is ontwikkeld en gevalideerd in Groot-Brittannië[14] en wordt aanbevolen door de European Society of Parenteral and Enteral Nutrition (ESPEN). De MUST bestaat uit vijf stappen (zie bijlage II).

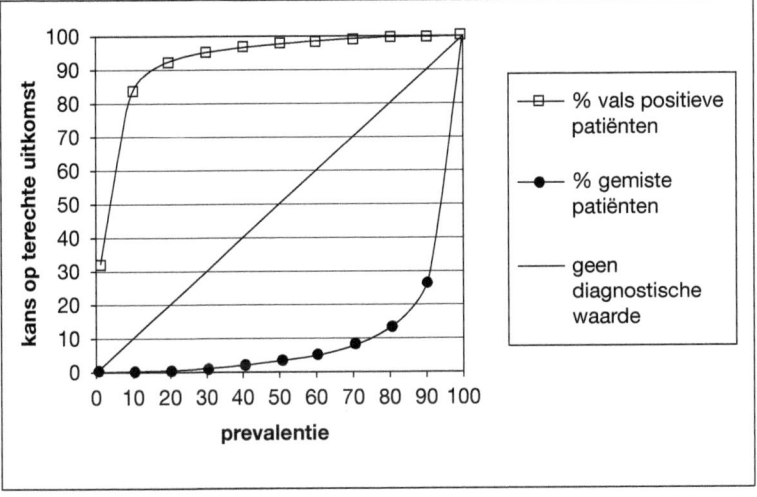

Afbeelding 3.3
Diagnostische waarde van de MNA, gevalideerd tegen klinische voedingstoestand: sensitiviteit = 96%, specificiteit = 98%.

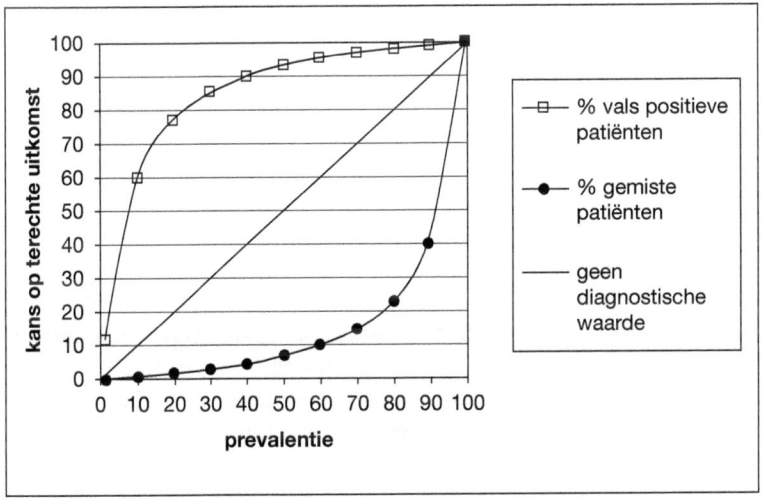

Afbeelding 3.4
Diagnostische waarde van de MST: sensitiviteit = 93%, specificiteit = 93%.

De eerste drie stappen zijn het bepalen van de BMI, het vaststellen van het percentage ongewenst gewichtsverlies in de laatste drie tot zes maanden en het beantwoorden van de vraag of de patiënt ernstig ziek is of naar verwachting vijf dagen of langer niet zal eten.

Bij de vierde stap wordt aan de hand van de opgetelde score vastgesteld of de patiënt een laag, matig of hoog risico loopt op ondervoeding. In de vijfde stap wordt aangegeven welke interventies noodzakelijk zijn. Bij een laag risico wordt de patiënt wekelijks opnieuw gescreend, bij een matig risico wordt gedurende drie dagen de vocht- en voedingsinname bijhouden en bij een slechte inname alsnog overgaan tot interventie. Bij een hoog risico wordt de diëtist ingeschakeld. Ten opzichte van MNA-sf (score lager dan 11) bedraagt de sensitiviteit 66% en de specificiteit 97% in een algemene chirurgiepopulatie (zie afbeelding 3.5).[14]

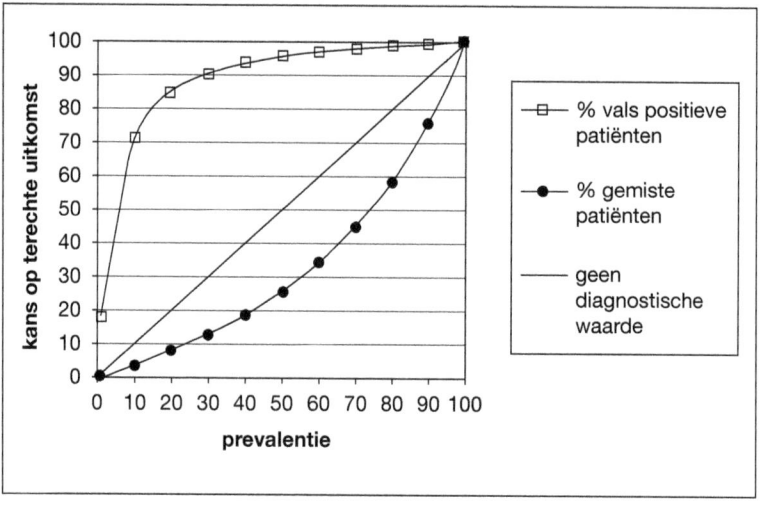

Afbeelding 3.5
Diagnostische waarde van de MUST: sensitiviteit = 66%, specificiteit = 97%.

Short Nutritional Assessment Questionnaire (SNAQ)

De SNAQ is een Nederlands instrument, ontwikkeld en gevalideerd in het VU Medisch Centrum in Amsterdam voor patiënten opgenomen op interne en chirurgische afdelingen.[15] Omdat het bepalen van de BMI door een verpleegkundige niet altijd even makkelijk uitvoerbaar is, bestaat de SNAQ uit drie vragen, die overgebleven zijn na analyse van een langere lijst met vragen. Het betreft een vraag over onbedoeld afvallen, een vraag over verminderde eetlust en een vraag over het gebruik van sondevoeding of drinkvoeding. In totaal kunnen 7 punten gescoord worden (zie bijlage III). Bij een score van 0 of 1 hoeft er geen actie ondernomen te worden. Bij een score van 2 punten (matige tot ernstige ondervoeding) wordt de patiënt tweemaal per dag een tussenmaaltijd aangeboden en bij een score van 3 punten of hoger (ernstige ondervoeding) wordt naast de tussenmaaltijden de diëtist in consult gevraagd. De validiteit van de score van 2 punten of hoger, ten opzichte van de BMI en het percentage gewichtsverlies in de laatste zes maanden, is goed (zie afbeelding 3.6). Sensitiviteit is 80%, specificiteit is 89%. De SNAQ is een makkelijk te gebruiken instrument dat weinig tijd kost. Vroege screening met de SNAQ en voedingsbeleid op basis van de uitkomst is kosteneffectief en leidt onder andere tot kortere ziekenhuisopname.[16]

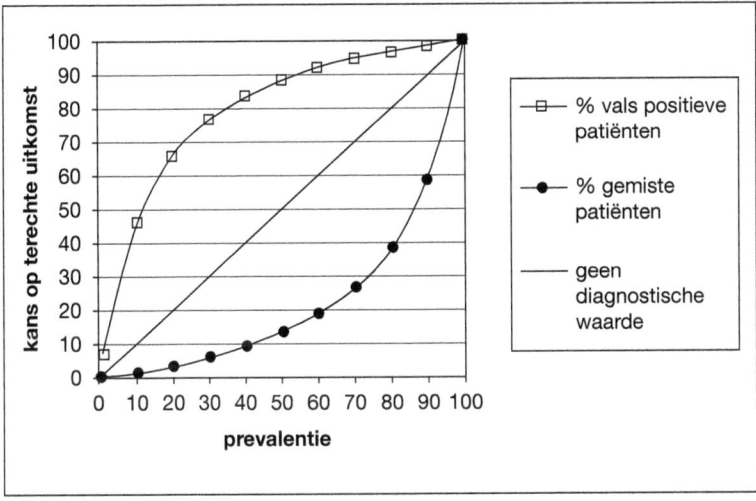

Afbeelding 3.6
Diagnostische waarde van de SNAQ: sensitiviteit = 86%, specificiteit = 89%.

Screening bij patiënten met een hoofd-halstumor

In het boek 'Leidraad voor voedingsdeskundigen bij kanker'[17] is een screeningslijst opgenomen genaamd 'Voedingsscreeningslijst om oncologische patiënten te selecteren die voedingszorg behoeven'. Deze lijst is niet gevalideerd en is niet gericht op ondervoeding of ziektegerelateerde ondervoeding, maar op de zorg voor een optimale voeding. De diëtist komt tegenwoordig waarschijnlijk in alle oncologische centra standaard in consult bij patiënten met hoofd-halstumoren, vanwege de vele voedingsproblemen die ontstaan voor en tijdens de oncologische behandeling. Ziektegerelateerde ondervoeding is dan zo'n duidelijk risico dat screening vooraf kan worden overgeslagen.

Screening op dehydratie

Er bestaat op dit moment geen gevalideerd screeningsinstrument voor het opsporen van dehydratie.
In de 'Voedingsrichtlijn Geriatrie'[18] wordt een gewichtsverlies van meer dan 1 kg in een week als een doelmatige aanwijzing beschouwd voor dehydratie. Artsen kijken vaak naar de huidturgor, de droogheid van de tong en de hoeveelheid urineproductie, alsook naar biochemische bepalingen als ureum, creatinine en elektrolyten om dehydratie vast te kunnen stellen. Bij ouderen kan een delier wijzen op dehydratie.

Keuze voor een screening

Volgens een systematisch onderzoek naar de diagnostische kwaliteit van korte screeningen voor ondervoeding in ziekenhuizen[19] zijn de MST en de SNAQ de meest accurate screeningsinstrumenten. De SNAQ heeft de voorkeur op basis van de betere onderzoeksmethodologie. De afname van de MNA duurt langer dan de tien minuten die als criterium gesteld zijn en de MNA-sf is alleen gevalideerd voor ouderen. De MUST voldoet niet aan de eisen van klinische relevantie omdat de onderste limiet van het betrouwbaarheidsinterval van de sensitiviteit kleiner is dan 65%. De MUST voldoet echter wel aan de wensen van diëtisten, die zowel de BMI als het percentage gewichtsverlies relevante informatie vinden. De Nederlandse Vereniging van Diëtisten beveelt ziekenhuizen dan ook aan om patiënten bij opname systematisch door verpleegkundigen te laten screenen op ondervoeding, minimaal met de SNAQ, maar indien mogelijk met de MUST.[20]

In verpleeghuizen of de thuiszorg is dat wellicht anders. Op de afdeling Geriatrie van het UMC St Radboud leverde evaluatie van de implementatie van de 'Voedingsrichtlijn Geriatrie'[18] bijvoorbeeld op dat screening met de MNA-sf werd afgeschaft. Het risico op ondervoeding in deze patiëntengroep is zo hoog dat alle nieuw opgenomen patiënten beschouwd worden als mogelijk ondervoed, totdat na enkele dagen opname is vastgesteld dat ze voldoende orale inname hebben.

3.5 Onderzoek van kauw- en slikstoornissen

Het doel van een slikonderzoek is het vaststellen van de aard, de ernst en de behandelmogelijkheden van een orofaryngeale slikstoornis. Hiervoor zijn verschillende onderzoeken en observaties in gebruik. De beste, maar ook de meest invasieve, technieken zijn medische onderzoeken (zie tabel 3.2), namelijk het radiologisch slikonderzoek of de 'slikvideo' door de radioloog en het naso-endoscopisch slikonderzoek door de kno-arts, beide bij voorkeur uitgevoerd in samenwerking met de logopedist. Ook de logopedist verricht gestandaardiseerd onderzoek, maar dit is meestal niet instrumenteel. Bij risicogroepen kan het diagnostisch onderzoek vooraf worden gegaan door een slikscreening (zie paragraaf 3.6), waarmee bij alle patiënten op eenvoudige wijze wordt getest of ze risico lopen op een slikstoornis.

Slikvideo

Onder doorlichting met röntgenstralen is precies te zien hoe een patiënt slikt wanneer het voedsel wordt vervangen door een contrastmiddel. De beelden worden opgenomen op een videoband of digitaal vastgelegd. Een slikvideo levert een bijdrage aan de orofaryngeale diagnostiek. De patiënt slikt afgemeten hoeveelheden contrastmiddel van verschillende consistenties, zodat de logopedist een beeld krijgt van de slikmogelijkheden van de patiënt en de oorzaak van de slikstoornis.[21-23] Het is bijvoorbeeld meestal al bekend dat

Tabel 3.2	Overzicht van soorten slikonderzoek
Soort onderzoek	Uitvoering door
instrumenteel slikonderzoek: slikvideo, endoscopie	radioloog resp. kno-arts, in samenwerking met logopedist
diagnostisch slikonderzoek	logopedist
slikscreening bij opname of poliklinisch bezoek	verpleegkundige / verzorgende of arts, soms logopedist

een patiënt zich makkelijk verslikt, maar niet duidelijk is precies waarom en in welke mate. Ook is met een slikvideo zichtbaar te maken hoeveel en waar voedsel in de keel blijft steken. In grote lijnen gaat het om de volgende diagnostische vragen:
- Verslikt de patiënt zich zonder dat hij moet hoesten? Deze 'stille aspiratie' wordt bij klinisch onderzoek gemist, terwijl het met instrumenteel onderzoek wel zichtbaar te maken is. Zo'n 25–30% van de ziekenhuispatiënten die worden verwezen voor slikonderzoek zouden stil aspireren.[24]
- Wat is de oorzaak van aspiratie en wat is de mogelijke behandeling? Het kan zijn dat de patiënt krachtverlies heeft in de tong of verminderde sensibiliteit in de farynx, waardoor de slikreflex te laat komt of onvoldoende heffing van het strottenhoofd plaatsvindt (zie hoofdstuk 2). Met een slikvideo is dat goed te zien. Tevens is de therapeutische invloed te zien van een andere consistentie van het contrastmiddel, een andere hoeveelheid contrastmiddel of een andere hoofdhouding.
- Wat is de omvang en de oorzaak van het moeizaam weg kunnen slikken van voedsel? Op een slikvideo is te zien waar voedselresten achterblijven in de mond en in de keel. Voor de behandeling is het belangrijk om te kunnen beoordelen wat de oorzaak en de beste aanpassing is.

Afbeelding 3.7a laat de normale passage van contrastmiddel door de keelholte en de slokdarm zien. Foto 3.7b toont contrastmiddel verspreid door de keelholte en in de luchtpijp (aspiratie) bij een patiënt met een ernstige slikstoornis.

Een beperking van dit onderzoek is dat het slikken van een contrastmiddel niet altijd voldoende voorspelt hoe de patiënt slikt met gewone voeding van een vergelijkbare consistentie.[25] Verder is het een momentopname, waarbij de patiënt soms beter presteert dan tijdens de maaltijden of juist slechter slikt. Bovendien is het een medisch onderzoek, dat alleen gedaan kan worden op een afdeling radiologie, dus in een ziekenhuis.

Een bruikbare taakverdeling bij de interpretatie van de beelden is dat de radioloog beoordeelt of er anatomische afwijkingen zijn en dat de logopedist de beelden gebruikt om te evalueren hoe de patiënt slikt en om te bepalen wat de beste behandelmogelijkheden zijn.

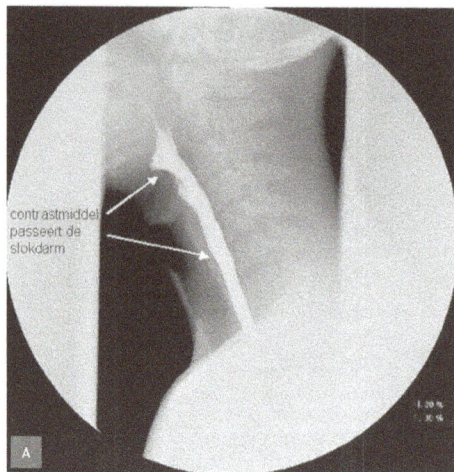 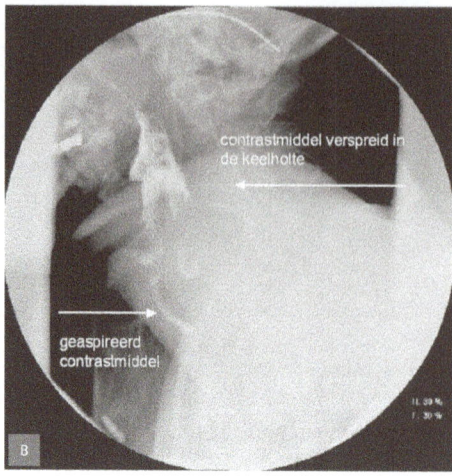

Afbeelding 3.7
A Normaal slikken: contrastmiddel (wit) wordt veilig en restloos doorgeslikt en passeert de slokdarm. B Ernstige slikstoornis: contrastmiddel is verspreid door de keelholte en wordt geaspireerd.

Naso-endoscopie

Met de naso-endoscoop kan de kno-arts of logopedist van bovenaf in de keel en in het strottenhoofd kijken (zie afbeelding 3.8) De flexibele scoop wordt via de neus tot in de keel geschoven. Het onderzoek wordt daarom ook wel 'flexibele endoscopische evaluatie van het slikken' (FEES) genoemd.[26] Nog voordat de patiënt iets geslikt heeft is te zien of zich resten van speeksel of oude voedselresten in de keel of mogelijk zelfs al in het strottenhoofd bevinden. Vervolgens probeert de patiënt goed zichtbare vloeistof of voeding (melk, yoghurt, brood) te slikken. Met de scoop is goed te zien of dat veilig en efficiënt gaat. Voor een goede beoordeling worden de beelden opgenomen op een videoband of digitaal vastgelegd.

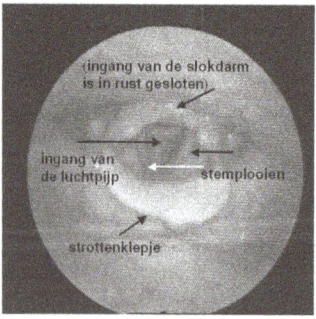

Afbeelding 3.8
Beeld van de keelholte bij endoscopie.

Door middel van naso-endoscopisch onderzoek kan onder andere een antwoord worden gevonden op de volgende vragen:
- Aspireert de patiënt en zo ja, hoest hij het geaspireerde weer weg?
- Blijft er na het slikken speeksel of voedsel achter in de keel en zo ja, waar en hoeveel?
- Slikt de patiënt beter met andere consistenties, andere hoeveelheden en dergelijke?

Het voordeel van deze manier van onderzoeken ten opzichte van de slikvideo is dat er geen sprake is van stralingsbelasting en dat het onderzoek desgewenst aan het bed kan worden gedaan. Nadeel van deze techniek is dat minder goed dan bij de slikvideo te beoordelen is wat de precieze oorzaak van de afwijkingen is. Naso-endoscopie is een medisch onderzoek onder begeleiding van een kno-arts, die met name de anatomische structuren beoordeelt op afwijkingen. De logopedist gebruikt de beelden om de functionaliteit van het slikken zelf te evalueren.

De slikvideo en het naso-endoscopisch onderzoek kunnen in het algemeen alleen in een ziekenhuis worden uitgevoerd. De technieken zijn complementair en de keuze hangt af van de voorkeur en ervaring van de logopedisten en artsen.

Logopedisch slikonderzoek

Het logopedisch slikonderzoek bij poliklinische patiënten bestaat uit een uitvoerige anamnese, waarbij de klacht van patiënt en de medische geschiedenis worden uitgevraagd. Daarna volgen verschillende sliktests (onder andere de bepaling van de sliksnelheid)[27] en een observatie van het kauwen en slikken zelf. Ook onderzoekt de logopedist de mondmotoriek en de sensibiliteit om (asymmetrisch) krachtverlies en coördinatiestoornissen vast te stellen die de problemen met betrekking tot kauwen en slikken kunnen verklaren. Bij twijfel stelt de logopedist de arts voor om aanvullend een slikvideo te maken of endoscopisch slikonderzoek te verrichten. Alle bevindingen bij elkaar moeten leiden tot een diagnose en een advies of een behandelplan. Voor een volledige beschrijving van het logopedisch slikonderzoek verwijzen we naar de logopedische handboeken.[22,28]

Bij opgenomen patiënten met mogelijke slikstoornissen zal de logopedist eerst de medische gegevens en de aanleiding voor de consultaanvraag raadplegen, zoals:
- een positieve slikscreening;
- moeizame afbouw van de sondevoeding;
- moeizame afbouw van een tracheacanule i.v.m. aspireren;
- of en hoe veilig slikken mogelijk is;
- of en hoe voldoende inname mogelijk is;
- of en hoe meer zelfstandig eten en drinken mogelijk is.

Daarbij is ook de informatie van de verpleegkundige van groot belang.

3.6 Slikscreeningen

Belangrijke risicogroepen zijn acute CVA-patiënten en oudere patiënten met diverse medische diagnosen, die in een slechte gezondheidstoestand worden opgenomen. Dit is vaak het geval op afdelingen interne geneeskunde of geriatrie.

Watersliktest bij CVA

De enige patiëntengroep waarvoor zowel internationaal als nationaal consensus bestaat ten aanzien van de noodzaak tot een slikscreening voordat orale voeding wordt aangeboden, is de groep patiënten na een beroerte. De Nederlandse Hartstichting formuleert het in richtlijn 141 aldus: 'Er zijn aanwijzingen dat alle CVA-patiënten voordat ze voeding of vocht per os krijgen aangeboden, moeten worden gescreend op slikstoornissen. Alle CVA-patiënten dienen daarom zo snel mogelijk te worden gescreend door middel van een eenvoudige slikscreening.'[29]

De meest voor de hand liggende slikscreening voor CVA-patiënten is de watersliktest. De patiënt krijgt een beperkte hoeveelheid water te drinken. Als hij zich verslikt en begint te hoesten wijst dat op een slikstoornis; als er niets gebeurt heeft de patiënt geen slikstoornis. Over het algemeen is dit correct, want water drinken hoort niet te leiden tot verslikken. Hoewel niet alle slikstoornissen gekenmerkt worden door verslikken, is dat bij CVA-patiënten wel het belangrijkste en meest risicovolle symptoom.[30]

Er zijn talrijke beschrijvingen en valideringsstudies van slikscreeningen voor CVA-patiënten. De eerste studies onderzochten echter geen acute CVA-patiënten en van de recentere studies zijn er maar enkele methodologisch correct of met voldoende patiënten uitgevoerd.[31] Bij de validatie van het drinken van 50 ml water tegen zichtbare aspiratie tijdens naso-endoscopie (FEES, zie paragraaf 3.5) bij 50 acute CVA-patiënten werd een een sensitiviteit van 77% en een specificiteit van 83% gevonden (zie afbeelding 3.9).[32] In combinatie met een zuurstofdesaturatie (daling van het zuurstofgehalte in het bloed) van meer dan 2% werd de specificiteit 100%. Saturatie werd echter apart gemeten na het drinken van 10 ml water en niet tijdens na de bedoelde screening met 50 ml water. Het is dan ook de vraag of desaturatie werkelijk de diagnostische waarde verbetert.

Eerder gepubliceerde slikscreeningen voor acute CVA-patiënten geven een vergelijkbare validiteit, dat wil zeggen dat bij prevalenties van rond de 50% steeds zo'n 20% van de patiënten gemist wordt, danwel vals positief is.[31,33] Er is veel discussie over de relatie tussen aspiratie van vocht of voedsel en zuurstofdesaturatie. In een experiment met 189 acute CVA-patiënten, waarvan er slechts 54 (29%) ook met een slikvideo te onderzoeken waren, werd gevonden dat een eenvoudige watersliktest (het drinken van driemaal 5 ml, bij niet acuut verslikken gevolgd door het drinken van eenmaal 75 ml) een zeer matige voorspeller van aspiratie is (sensitiviteit 47%, specificiteit 72%, zie afbeelding 3.10) en dat desaturatie van meer dan 2 of 5% geen toegevoegde diagnostische waarde heeft.[34] Een waarschijnlijke vertekening is dat ern-

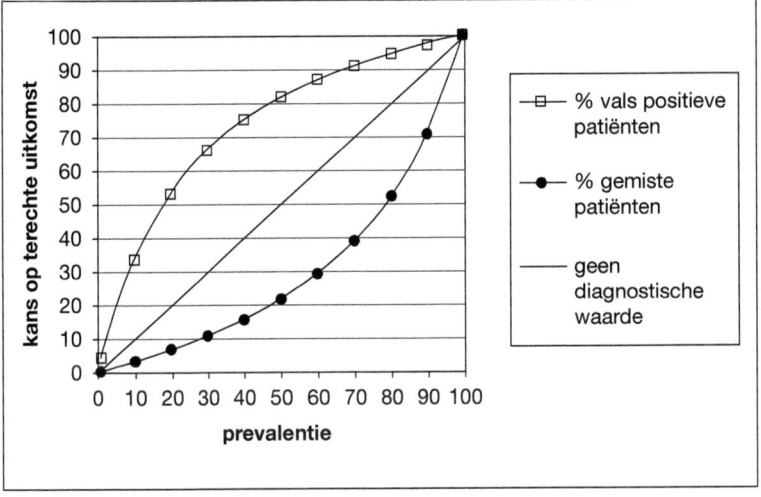

Afbeelding 3.9
Diagnostische waarde van hoesten bij drinken van 50 ml water als voorspeller van aspiratie: sensitiviteit = 77%, specificiteit = 83%.

stige patiënten, met in het algemeen ook een ernstiger en duidelijker slikstoornis, niet onderzoekbaar waren en tevens dat patiënten die als gevolg van een cognitieve stoornis niet zelf toestemming konden geven, moesten worden geëxcludeerd.

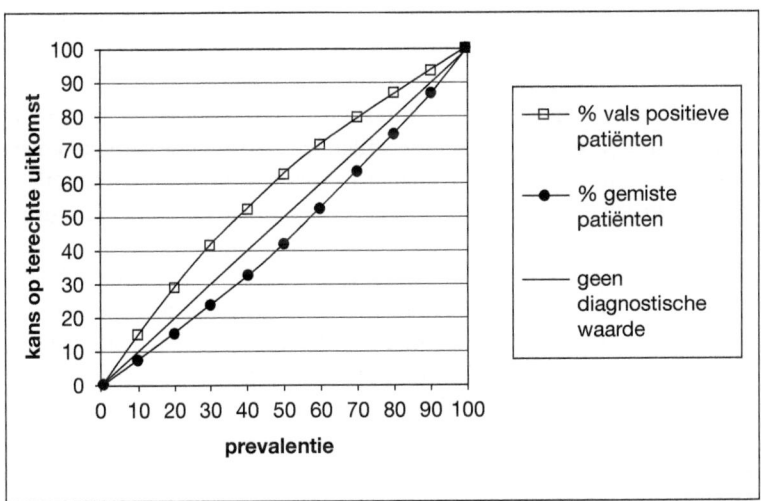

Afbeelding 3.10
Diagnostische waarde van watersliktest (3 × 5 ml en 1 × 75 ml) als voorspeller van aspiratie: sensitiviteit = 47%, specificiteit = 72%.

Hoewel de validiteit van slikscreeningen na een CVA nog te wensen overlaat, heeft onderzoek naar de meerwaarde van slikprotocollen bij CVA-patiënten laten zien dat het gebruiken van een slikprotocol met een gestandaardiseerde slikscreening meerwaarde heeft ten opzichte van willekeurig beleid op een stroke-unit. Op stroke-units waar consequent een slikprotocol werd toegepast kwamen significant minder pneumonieën voor.[35] Het deed er niet toe welke slikscreening of welk protocol wordt gebruikt, als er maar een protocol was waar iedereen zich aan hield. Een inventarisatie in 2005 naar de slikscreening voor CVA-patiënten in tien Nederlandse ziekenhuizen liet grote verschillen in gebruikte slikscreeningen zien.[36]

Twee slikscreeningen die in Nederlandse ziekenhuizen worden gebruikt zijn die van het Academisch Medisch Centrum (AMC) in Amsterdam en het UMC St Radboud in Nijmegen. De slikscreening van het AMC is onderdeel van de cd-rom 'Veilig slikken na een CVA', een interactief e-learning programma voor verpleegkundigen en helpenden, uitgegeven door de Nederlandse Hartstichting (http://www.hartstichting.nl).

De uitgangspunten van de slikscreening van het UMC St Radboud (zie bijlage IV) zijn de volgende:
- Alle acute CVA-patiënten, maar ook andere patiënten bij wie het starten van orale voeding na een periode van sondevoeding mogelijk onveilig is, worden op slikstoornissen gescreend voordat ze orale voeding krijgen aangeboden.
- Omdat logopedisten geen continudienst kennen moeten verpleegkundigen en artsen zelf kunnen beslissen hoe de patiënt veilig gevoed kan worden, dat wil zeggen niet-oraal of oraal en aangepast of normaal. Tevens moet duidelijk zijn wanneer de logopedist moet komen. Bij milde slikstoornissen hoeft de patiënt meestal geen sondevoeding te krijgen, maar is aanpassing van de voedingsconsistentie naar dik-gladvloeibaar voldoende. De verpleegkundige moet daarom kunnen bepalen of sprake is van een ernstige slikstoornis (= sondevoeding) of een mild probleem (= aangepaste orale voeding). In tweede instantie willen logopedisten de patiënten met milde problemen ook zien, met name als sprake is van een centrale (als gevolg van een CVA) of perifere (als gevolg van neurochirurgie) facialisparese.
- De screening moet eenvoudig, niet belastend en valide zijn. Een slikscreening moet voorzichtig beginnen om patiënten met ernstige slikstoornissen niet te forceren. De screening moet echter ook moeilijk genoeg zijn om de lichte slikstoornissen te vinden. Daarom moet er een opbouw in zitten van enkele kleine slokken (circa 5 ml = dessertlepel) naar grotere slokken of het leegdrinken van een beker.
- De screening is in principe eenmalig: na de screening volgt een interventie of de patiënt is niet onderzoekbaar. De screening wordt dus alleen herhaald bij patiënten die eerder niet onderzoekbaar waren. De herhaling wordt uitgevoerd op het moment dat de patiënt mee kan werken aan de screening, kan zitten en niet te suf is om te eten of drinken. Bij andere patiënten wordt de screening niet herhaald. Het vervolgbeleid wordt bepaald in samenwerking met de logopedist.

Andere slikscreeningen

Geriatriepatiënten die met één of meer aandoeningen worden opgenomen hebben eveneens risico op voedingsproblemen en slikstoornissen. Omdat een watersliktest tijdens een opnamegesprek met een geriatrische patiënt minder geschikt is, bevat de 'Voedingsrichtlijn Geriatrie'[18] een subtielere manier van screenen. Uit onderzoek bleek dat bij de combinatie van twee beoordelingen de best voorspellende waarde gaf: hoest de patiënt bij het drinken van een kopje koffie en heeft de patiënt moeite om zijn speeksel door te slikken (kwijlen, voortdurend borrelende stem). De sensitiviteit bedroeg 73% en de specificiteit 91% (zie afbeelding 3.11).[37] Validering vond plaats tegen gestandaardiseerd logopedisch slikonderzoek.

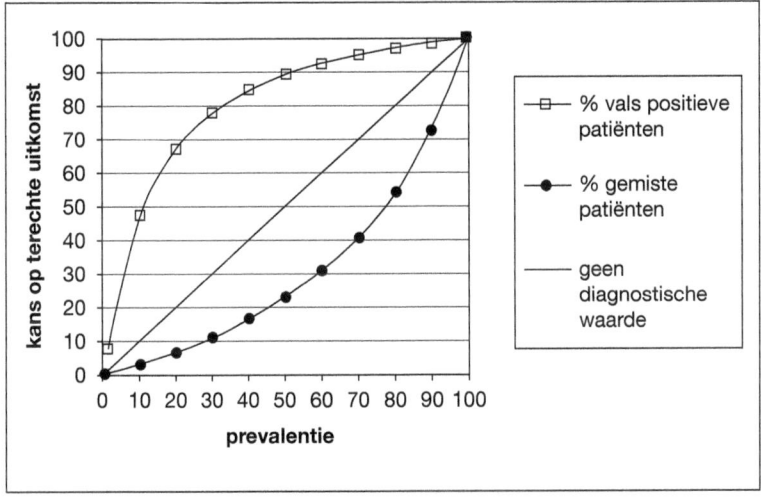

Afbeelding 3.11
Diagnostische waarde van de slikscreening geriatrie: sensitiviteit = 73%, specificiteit = 91%.

Voor chronische aandoeningen, zoals neurodegeneratieve en neuromusculaire ziekten, zijn nauwelijks specifieke slikscreeningen in gebruik. De enige beschreven slikscreening voor chronische aandoeningen, bijvoorbeeld voor parkinsonpatiënten[38] is de sliksnelheidstest. De patiënt wordt gevraagd een vaste hoeveelheid water zo snel mogelijk op te drinken en de tijd wordt genoteerd. De sliksnelheid wordt uitgedrukt in de hoeveelheid in milliliters gedeeld door de tijd in seconden (ml/s). Een sliksnelheid van minder dan 10 ml/s, gevalideerd tegen een door middel van systematisch slikonderzoek vastgestelde slikstoornis, heeft een sensitiviteit van 74% en een specificiteit van 89% (zie afbeelding 3.12).[39] De sliksnelheidstest is uiteraard niet geschikt voor acute CVA-patiënten of andere patiënten van wie verwacht kan worden dat ze zich snel verslikken.

Andere observaties of klachten die kunnen wijzen op een slikstoornis zijn:[22]
– hoesten tijdens eten of drinken;

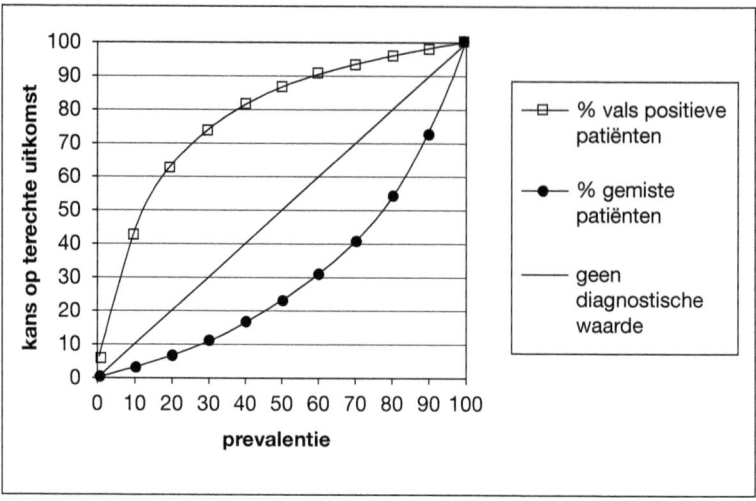

Afbeelding 3.12
Diagnostische waarde van de sliksnelheidstest: sensitiviteit = 74%, specificiteit = 89%.

- eten met kleine happen of erg voorzichtig gaan eten;
- gevoel dat het eten in de keel blijft steken;
- moeite hebben met vast voedsel of veel drinken nodig hebben bij het eten;
- aanwijzingen voor ondervoeding of dehydratie.

Deze klachten zijn over het algemeen onderdeel van de logopedische slikanamnese.

3.7 Verpleegkundige anamnese en onderzoek

De verpleegkundige anamnese is een instrument om basisgegevens van een patiënt te verkrijgen. Op de afdeling Neurologie van het UMC St Radboud is een anamneseformulier ontwikkeld gebaseerd op de ICF. Dit formulier wordt hier besproken als voorbeeld van het gebruik van de anamnese voor de start van de verpleegkundige zorg en van de multidisciplinaire behandeling.

Een van de redenen om de ICF als basis te kiezen voor de anamnese is de ruime overlap die bestond in de vragen die de verschillende hulpverleners aan de patiënt stelden. Er was grote behoefte aan een betere interdisciplinaire afstemming en uitwisseling van gegevens. De ICF biedt een gemeenschappelijke taal voor het beschrijven van het functioneren van de patiënt, hetgeen de communicatie en samenwerking tussen de hulpverleners kan verbeteren. Tevens is het een goed hulpmiddel om de verzamelde gegevens ordelijk weg te schrijven.

Uit het geheel van functies, anatomische eigenschappen, activiteiten, participatie en externe factoren die de ICF beschrijft, zal iedere discipline zijn eigen selectie maken. Een fysiotherapeut of een logopedist zal meer op functieniveau inventariseren, terwijl een ergotherapeut de participatie in het maatschappelijk leven ook duidelijk zal belichten. Maar zelfs binnen eenzelfde discipline kunnen per specialisme andere accenten worden gelegd. Een verpleegkundige op een neurologieafdeling neurologie zal andere keuzes maken in functies en activiteiten dan een verpleegkundige op een kno-afdeling, omdat de problematiek van patiënten op deze afdelingen zo uiteenlopend is.

Voor de afdeling neurologie is een formulier voor verpleegkundige basisgegevens ontwikkeld dat voor alle patiënten wordt gebruikt. Er is bewust gekozen voor een uitgebreide basislijst, waarbij onder andere aan de orde komen:
– mobiliteit;
– communicatie;
– zelfverzorging en daarmee samenhangende lichaamsfuncties (zoals eten en drinken, spijsvertering, toiletgang, uitscheiding);
– het zorg dragen voor de eigen gezondheid en daaraan gerelateerde functies (zoals mentale functies);
– wonen en het doen van het huishouden;
– het sociaal, maatschappelijk en burgerlijk leven (zoals recreatie, religie en spiritualiteit).

Ook hierbij geldt dat bij iedere patiënt andere accenten worden gelegd. De basisgegevens dienen bij voorkeur binnen 24 uur te zijn afgenomen. Daarbij verdient het de voorkeur om de basisgegevens van de patiënt zelf te verkrijgen. Indien dit niet mogelijk is, kan een heteroanamnese worden afgenomen.

De anamnese van 'eten en drinken' (zie bijlage V) inventariseert op activiteitenniveau. De eerste vraag is of de patiënt moeite heeft met het uitvoeren van activiteiten tijdens eten en drinken. De vraag kan beantwoord worden met ja of nee. Is het antwoord nee, dan kan men verder gaan naar de volgende vraag. Is het antwoord ja, dan volgt de mogelijkheid van twee veel voorkomende activiteiten die gestoord kunnen zijn bij deze patiëntencategorie. Hierbij kan de mate van het afwijkend functioneren worden getypeerd aan de hand van een schaal voor de ernst van de verstoring. Vervolgens wordt de vraag gesteld of er hulp, begeleiding of instructie nodig is van ondersteunende relaties of diensten, waarbij de mate van de benodigde hulp gescoord kan worden. Ten slotte volgt een periodescore om inzichtelijk te maken sinds wanneer het probleem speelt.

Deze opbouw van eerst een ja-neevraag, vervolgens een vraag naar hulp, begeleiding of instructie en ten slotte een periodescore wordt consequent doorgevoerd in de rest van het formulier.

Na de inventarisatie op activiteitenniveau volgt een onderzoek op functieniveau. In het voorbeeld van eten en drinken zijn dat vragen naar enkele spijsverteringsfuncties (voedselopname, lichaamsgewicht, gewaarwordingen). Voorts wordt gevraagd naar een externe factor (gebitsprothese) en een persoonlijke factor (dieet). Ook deze opbouw is doorgevoerd in de rest van het formulier.

Nadat het hele formulier is ingevuld, wordt een keuze gemaakt uit de geïnventariseerde problemen. Dit gebeurt zo mogelijk in overleg met de patiënt. De verpleegkundige zal hierop de interventies gaan bepalen en zo nodig een individueel verpleegplan opstellen.

Voortvloeiend uit de basisgegevens kan verwijzing plaatsvinden naar andere disciplines, zoals diëtist, logopedist of het voedingsteam. Indien de problematiek daarom vraagt, wordt een spoedconsult aangevraagd. In een latere fase kan ook gekozen worden voor het uitdiepen van een geconstateerd probleem. Verwijzing naar een monitorvoorschrift, zoals een registratie van de voedselinname of het afnemen van een slikscreening, is een mogelijkheid.

Ervan uitgaande dat het afnemen van de basisgegevens een eerste stap is in de verpleegkundige diagnostiek, kan de uitgebreide inventarisatie aan de hand van de ICF hierbij een hulpmiddel zijn. Door naar het menselijk functioneren te kijken vanuit de drie perspectieven die de ICF noemt (het perspectief van het menselijk organisme; het perspectief van het menselijk handelen en het perspectief van de mens als deelnemer aan het maatschappelijk leven) en daarnaast te kijken naar externe factoren en persoonlijke factoren wordt een zo compleet mogelijk beeld gevormd van het functioneren van de patiënt en zijn functiestoornissen en beperkingen hierbij. Het verzamelen van gegevens is een continu proces. In de praktijk kan dit betekenen dat een opnamemeting gevolgd wordt door een tussenmeting en een ontslagmeting. Door op verschillende momenten gegevens te verzamelen, wordt duidelijk hoe het functioneren van de patiënt zich in de loop van de tijd ontwikkelt.

Literatuur

1 Kalf H. Diagnostiek van slikstoornissen. Het Nederlands Tijdschrift voor Evidence Based Practice 2003;1(2):13.
2 Middel B. Betrouwbare diagnostiek. Het Nederlands Tijdschrift voor Evidence Based Practice 2003;1(2):12.
3 Bouter LM, Dongen MCIM van, Zielhuis GA. Epidemiologisch onderzoek. Opzet en interpretatie. Houten: Bohn Stafleu van Loghum; 2005.
4 Kalf H, Deci J de. Evidence-based logopedie. Logopedisch handelen gebaseerd op wetenschappelijke evidentie. Houten: Bohn Stafleu van Loghum; 2004.
5 Verheul-Koot MA. Nutricia Vademecum. Deel 2, Voeding & ziekte. Maarssen: Elsevier/De Tijdstroom; 1999.
6 Han TS, Lean ME. Lower leg length as an index of stature in adults. Int J Obes Relat Metab Disord 1996 Jan;20(1):21–7.
7 Barendreght K. Klinische depletie. Maarssen: Elsevier; 2007.
8 Vellas B, Villars H, Abellan G, Soto ME, Rolland Y, Guigoz Y, et al. Overview of the MNA – Its history and challenges. J Nutr Health Aging 2006 Nov;10(6):456–63.
9 Sieber CC. Nutritional screening tools – How does the MNA compare? Proceedings of the session held in Chicago May 2–3, 2006 (15 Years of Mini Nutritional Assessment). J Nutr Health Aging 2006 Nov;10(6):488–92.
10 Guigoz Y, Lauque S, Vellas BJ. Identifying the elderly at risk for malnutrition. The Mini Nutritional Assessment. Clin Geriatr Med 2002 Nov;18(4):737–57.
11 Vellas B, Guigoz Y, Garry PJ, Nourhashemi F, Bennahum D, Lauque S, et al. The Mini

Nutritional Assessment (MNA) and its use in grading the nutritional state of elderly patients. Nutrition 1999 Feb;15(2):116–22.

12 Rubenstein LZ, Harker JO, Salva A, Guigoz Y, Vellas B. Screening for undernutrition in geriatric practice: developing the short-form mini-nutritional assessment (MNA-SF). J Gerontol A Biol Sci Med Sci 2001 Jun;56(6):M366–72.

13 Ferguson M, Capra S, Bauer J, Banks M. Development of a valid and reliable malnutrition screening tool for adult acute hospital patients. Nutrition 1999 Jun;15(6):458–64.

14 Stratton RJ, Hackston A, Longmore D, Dixon R, Price S, Stroud M, et al. Malnutrition in hospital outpatients and inpatients: prevalence, concurrent validity and ease of use of the 'malnutrition universal screening tool' ('MUST') for adults. Br J Nutr 2004 Nov;92(5):799–808.

15 Kruizenga HM, Seidell JC, Vet HC de, Wierdsma NJ, Bokhorst-de van der Schueren MA van. Development and validation of a hospital screening tool for malnutrition: the short nutritional assessment questionnaire (SNAQ). Clin Nutr 2005 Feb;24(1):75–82.

16 Kruizenga HM, Tulder MW van, Seidell JC, Thijs A, Ader HJ, Bokhorst-de van der Schueren MA van. Effectiveness and cost-effectiveness of early screening and treatment of malnourished patients. Am J Clin Nutr 2005 Nov;82(5):1082–9.

17 Doornink N, Vogel J, Wipkink A, Beijer S. Leidraad voor voedingsdeskundigen bij kanker. Haarlem: De Toorts; 2006.

18 Projectgroep Voedingsrichtlijn Geriatrie. Voedingsrichtlijn Geriatrie. Richtlijn voor multidisciplinaire preventie en behandeling van ondervoeding, dehydratie en kauw- en slikstoornissen bij geriatrische patiënten in het ziekenhuis. Nijmegen: Kenniscentrum Geriatrie, UMC St Radboud; 2003.

19 Venrooij van LMW, Vos R de, Borgmeijer-Hoelen AMMJ, Kruizenga HM, Jonkers-Schuitema CF, Mol BAMJ de. Quick-and-easy nutritional screening tools to detect disease-related undernutrition in hospital in- and outpatients setting: A systematic review of sensitivity and specificity. e-SPEN, The European e-Journal of Clinical Nutrition and Metabolism 2007 (in press).

20 Aalst L van. De keuze voor één instrument. NTvD 2006;61(1):16–9.

21 Logemann JA. Manual for the videofluorographic study of swallowing. Austin (TX): Pro-Ed; 1993.

22 Logemann JA. Slikstoornissen. Onderzoek en behandeling. Lisse: Swets & Zeitlinger; 2000.

23 Kalf JG, Bogaardt HCA. De slikvideo als diagnostisch instrument. Logopedie en Foniatrie 2000;72:183–9.

24 Smith CH, Logemann JA, Colangelo LA, Rademaker AW, Pauloski BR. Incidence and patient characteristics associated with silent aspiration in the acute care setting. Dysphagia 1999;14(1):1–7.

25 Cichero JA, Jackson O, Halley PJ, Murdoch BE. How thick is thick? Multicenter study of the rheological and material property characteristics of mealtime fluids and videofluoroscopy fluids. Dysphagia 2000;15(4):188–200.

26 Langmore SE. Endoscopic evaluation and treatment of swallowing disorders. New York: Thieme; 2001.

27 Kalf JG. Twee kwantitatieve sliktests. Logopedie en Foniatrie 2004;76:640–6.

28 Kalf JG. Logopedisch onderzoek. A.6.2.2. In: Peters HFM, Dejonckere P, Jansonius K, Mondelaers B (red.) Handboek stem-, spraak- en taalpathologie. Houten: Bohn Stafleu van Loghum; 2005.
29 Commissie CVA-Revalidatie. Revalidatie na een beroerte. Richtlijnen en aanbevelingen voor zorgverleners. Den Haag: Nederlandse Hartstichting; 2001.
30 Martino R, Foley N, Bhogal S, Diamant N, Speechley M, Teasell R. Dysphagia after stroke: incidence, diagnosis, and pulmonary complications. Stroke 2005 Dec;36(12): 2756–63.
31 Kalf JG. Slikscreening na een beroerte. Een evidence-based review. Logopedie en Foniatrie 2002;74:76–83.
32 Lim SHB, Lieu PK, Phua SY, Seshadri R, Venketasubramanian N, Lee SH, et al. Accuracy of bedside clinical methods compared with fiberoptic endoscopic examination of swallowing (FEES) in determining the risk of aspiration in acute stroke. Dysphagia 2001;16:1–6.
33 Martino R, Pron G, Diamant N. Screening for oropharyngeal dysphagia in stroke: insufficient evidence for guidelines. Dysphagia 2000;15(1):19–30.
34 Ramsey DJ, Smithard DG, Kalra L. Can pulse oximetry or a bedside swallowing assessment be used to detect aspiration after stroke? Stroke 2006 Dec;37(12):2984–8.
35 Hinchey JA, Shephard T, Furie K, Smith D, Wang D, Tonn S. Formal dysphagia screening protocols prevent pneumonia. Stroke 2005 Sep;36(9):1972–6.
36 Floor M, Leeuwen E van, Crum K. Verschillen en overeenkomsten van een logopedische slikscreening in ziekenhuizen. Logopedie en Foniatrie 2005;77:158–62.
37 Kalf JG. Validation of swallow screening tool for patients on a geriatric ward. Annual Dysphagia Research Society Meeting, San Francisco; 2003.
38 Clarke CE, Gullaksen E, Macdonald S, Lowe F. Referral criteria for speech and language therapy assessment of dysphagia caused by idiopathic Parkinson's disease. Acta Neurol Scand 1998 Jan;97(1):27–35.
39 Nathadwarawala KM, McGroary A, Wiles CM. Swallowing in neurological outpatients: use of a timed test. Dysphagia 1994;9(2):120–9.

4 Behandeling van kauw- en slikstoornissen

Hanneke Kalf en Paul van Keeken

4.1 Inleiding

De behandeling van kauw- en slikstoornissen is te verdelen in medische behandelingen en niet-medische behandelingen.

Tot de medische behandelingen van kauw- en slikstoornissen behoren chirurgische en medicamenteuze interventies. De belangrijkste zijn:[1,2]
- het doorsnijden van de bovenste slokdarmsfincter om passage van voedsel door het bovenste deel van de slokdarm te vergemakkelijken (myotomie van de *musculus cricopharyngeus*);
- het operatief naar het midden verplaatsen van een verlamde stemband om de stemgeving, de luchtwegafsluiting tijdens het slikken en het hoesten beter mogelijk te maken (approximatiethyroplastiek);
- het maken van een tracheostoma en plaatsen van een tracheacanule om chronische aspiratie van speeksel en de gevolgen daarvan beter te kunnen opvangen, door middel van het tijdelijk tegenhouden van geaspireerd materiaal boven de cuff en tracheaal uitzuigen van geaspireerd materiaal (tracheostomie);
- het verminderen van de speekselproductie met behulp van medicijnen of door het injecteren van de speekselklieren met botuline neurotoxine.

Een bespreking van de indicatiestelling en uitvoering van deze technieken valt buiten het bestek van dit boek.

Dit hoofdstuk beschrijft in paragraaf 4.2 een classificatie van niet-medische behandeltechnieken. De belangrijkste multidisciplinair te gebruiken technieken worden beschreven in de paragrafen 4.3 tot en met 4.7.

4.2 Classificatie

De niet-medische behandelingen bestaan uit revalidatietechnieken en compensatietechnieken (zie tabel 4.1).[2,3] Met revalidatietechnieken worden behandelingen bedoeld die op den duur leiden tot verbetering van een functie of vaardigheid, bijvoorbeeld blijvende verbetering van het slikken zonder aspiratie of het zonder knoeien of kokhalzen wegkrijgen van vaste voeding. Het beoogde resultaat vraagt oefening en inzet, maar ook voldoende kracht en conditie om vol te kunnen houden. Lang niet alle patiënten met slikstoornissen zijn hiertoe in staat. Evenmin zijn alle ziektebeelden hiervoor geschikt. Bij neuromusculaire aandoeningen (zie hoofdstuk 2) hebben spierkrachtoefeningen over het algemeen geen zin en kunnen ze soms zelfs averechts werken. Revalidatietechnieken voor slikstoornissen worden in het algemeen geïndiceerd en uitgevoerd door logopedisten en zijn elders in de literatuur beschreven.[1-5]

Tabel 4.1 Schema van behandelmogelijkheden van kauw- en slikstoornissen. De meest multidisciplinaire behandelmogelijkheden zijn cursief gedrukt.

	Revalidatie (herstellen van afwijkende de fysiologie)	Compensatie (aanpassen aan de afwijkende fysiologie)
Actief (door patiënt zelf)	na oefening zelfstandig uit te voeren: - kracht- en coördinatieoefeningen - andere sliktechniek	na oefening zelfstandig aanpassen van: - hoofdhouding - sliktechniek - luchtwegbescherming - voedingsconsistentie
Passief (door anderen)	door therapeut uit te voeren: - tonusregulatie - passief bewegen	door anderen aanpassen van: - lichaamshouding - bolusgrootte, wijze en tempo van voeding aanbieden - luchtwegbescherming - voedingsconsistenties - gebruik van hulpmiddelen

Compensatietechnieken zijn aanpassingen aan de afwijkende fysiologie die enerzijds direct resultaat geven, maar anderzijds consequent moeten worden volgehouden zolang de functie zelf niet herstelt.

Een andere classificatie is het onderscheid tussen actief en passief oefenen: actief is alles wat de patiënt zelfstandig consequent oefent of compenseert, passief is wat de behandelaars of zorgverleners uitvoeren om een functie te verbeteren of te compenseren. Actieve oefeningen en compensaties zijn in het algemeen eveneens onderdeel van de logopedische slikbehandeling (zie de betreffende handboeken.[1-5]

Wanneer de patiënt veel hulp of intensieve verpleging nodig heeft moeten meer passieve compensaties consequent worden uitgevoerd door verschillende disciplines en ook door mantelzorgers.

In dit hoofdstuk worden de volgende aanpassingen en technieken op activiteitenniveau besproken:
– bed- en zithoudingen (vooral van toepassing op patiënten die niet ADL-zelfstandig zijn);

- hoofdhoudingen;
- wijze van voedsel aanbieden;
- luchtwegbescherming;
- hulpmiddelen.

Andere interventies worden in de volgende hoofdstukken besproken, namelijk het aanpassen van voedingsconsistenties (hoofdstuk 5) en de mondverzorging bij patiënten met kauw- en slikstoornissen (hoofdstuk 6).

4.3 Bed- en zithoudingen

Eten en drinken vraagt om het tegelijkertijd uitvoeren van diverse taken, zoals het voorbereiden en naar de mond brengen van de voeding, het verwerken van de voeding in de mond, het voldoen aan de eisen van goede tafelmanieren en het handhaven van de lichaamshouding. Voor patiënten met slikklachten die tevens een beperkte rompfunctie of gestoorde cognitieve functies hebben of die om andere redenen beperkt functioneren, kan deze veelheid aan taken een zware belasting zijn.

De lichaamshouding bij het eten en drinken is van invloed op het goed en veilig kunnen verwerken van de voeding. Bij gezonde personen vormt dit geen enkel probleem: je kunt zelfs ondersteboven voeding verwerken. Maar bij patiënten met stoornissen in de mobiliteit, sensibiliteit of waarneming die bovendien een beperkte conditie hebben, kan een goede lichaamshouding veel uitmaken.

Een van de bepalende factoren is spiertonus. De spiertonus van het mond- en halsgebied is onderdeel van de totale lichaamshouding en lichaamstonus en wordt hierdoor ook beïnvloed: een passieve lichaamshouding betekent ook passiviteit in het mond- en halsgebied. Het zich oprichten tegen de zwaartekracht vraagt om spiertonus. Een goede spiertonus bevordert bovendien alertheid en aandacht.[6] De meest positieve invloed gaat uit van een goede zithouding, waarbij de romp vanuit de heupen enigszins vooroverbuigt en de nek licht verlengd is.[2] Dit is de meest normale houding om te eten en drinken, dus zitten aan tafel heeft tijdens maaltijden de voorkeur. Patiënten met beperkingen in de rompbalans kunnen zo bijvoorbeeld licht vooroverzitten, eventueel met een arm gesteund op de tafel.

Deze paragraaf bespreekt de technieken om patiënten met beperkte mobiliteit in een zittende houding in een stoel of rolstoel te helpen, met gesteund zitten in bed of liggen op de zij als alternatieven. Deze technieken worden vooral gebruikt bij neurologische patiënten die niet in staat zijn tot zelfstandige transfers (veranderen en handhaven van lichaamshouding), bijvoorbeeld patiënten met een hemiplegie.[7] De interventies faciliteren het zo gewoon en veilig mogelijk eten en drinken, maar zijn ook bedoeld om het zelfstandig eten beter mogelijk te maken.

Zitcondities worden per individu bepaald en vandaaruit worden eisen gesteld aan de stoel, het werkblad en het bestek. Op dit terrein hebben ergotherapeuten specifieke deskundigheid. Zij kunnen voor adviezen en passende voorzieningen zorgen.

Zitten aan tafel in een (rol)stoel

Zitten aan tafel geeft de beste houding voor een goede tonusopbouw en voor het goed veilig kunnen eten en drinken, mits gekozen is voor een goede stoel en een goede tafel. Uitgangspunten hierbij zijn (zie afbeelding 4.1):
– de voeten staan goed gesteund op de vloer of op de voetsteun;
– de enkels en knieën hebben een hoek van 90°;
– de heupen hebben een hoek van 90° of net iets minder;
– de romp is symmetrisch;
– de nek is iets verlengd;
– de armen liggen vanaf de ellebogen goed gesteund op tafel.
Overigens dient ook rekening gehouden te worden met persoonlijkheid, lichamelijke beperkingen, mogelijkheden en bewegingspatronen van de patiënt.

Het op een juiste manier in een (rol)stoel zitten geeft een stabiele zithouding, waardoor de patiënt minder moeite hoeft te doen om zijn zithouding te handhaven. Daardoor kan hij zich beter concentreren op het (zelfstandig) eten en is er minder kans op overbelasting, pijn en complicaties.[8]

Afbeeldingen 4.2 tot en met 4.4 laten de werkwijze zien voor het helpen van een patiënt bij het rechtop gaan zitten in een stoel. Daarbij wordt onderscheid gemaakt tussen patiënten met een matige, een redelijke en voldoende rompbalans, die respectievelijk veel, gemiddeld en weinig facilitatie nodig hebben. Deze werkwijze kan gebruikt worden wanneer de patiënt in meerdere of mindere mate in staat is om zelf actief te zijn bij het rechtop gaan zitten. Wanneer de patiënt hier niet toe in staat is, is een tiltechniek noodzakelijk. De werkinstructie is beschreven in bijlage VI.

Eisen aan een goede (rol)stoel

In een (rol)stoel kunnen romp, armen, benen, voeten en zo nodig het hoofd ondersteund worden. Wanneer een van deze lichaamsdelen niet voldoende ondersteund wordt, kan dit terug te zien zijn in de houding van de patiënt. Wanneer een patiënt zichzelf hierin kan compenseren en kan gaan verzitten, is er niets aan de hand en zal dit minder opvallen. Maar wanneer de patiënt daar niet meer toe in staat is, bestaat het gevaar van bijvoorbeeld scheefzakken of onderuitglijden.[9]

De (rol)stoel moet een goede *zithoogte* hebben. Dit betekent dat wanneer de patiënt achter in de stoel tegen de rugleuning zit, hij toch in staat moet zijn om de voeten goed gesteund op de vloer (of op de voetsteun) te plaatsen, met de enkels en knieën in een hoek van 90°. Het kunnen steunen op de voeten en het goed gesteund zijn van de bovenbenen dragen bij aan het kunnen handhaven van de romphouding, aan de stabiliteit van het zitten en aan een goede tonusopbouw. Daarnaast heeft de zithoogte invloed op de bloedcirculatie en op de drukverdeling op de zitbeenknobbels.

De *zitdiepte* wordt ook bepaald wanneer de patiënt achter in de stoel zit. Bij een goede diepte van de zitting is er ongeveer 6 centimeter ruimte tussen de rand van de zitting en de knieholte. Wanneer dit niet het geval is, kan de

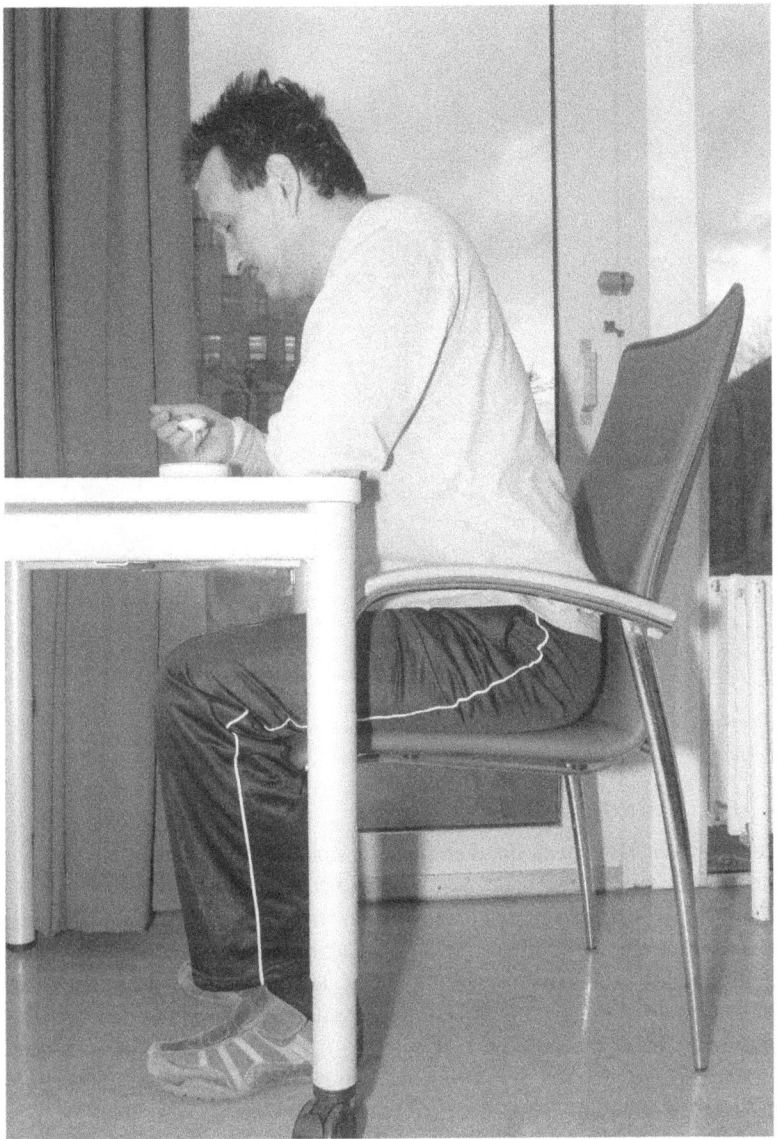

Afbeelding 4.1
Normale zithouding aan tafel.

zitting voor irritatie, bewegingsbeperking, afknelling van zenuwbanen en verstoring van de bloedcirculatie zorgen.

Bij een goede *zitbreedte* is er aan weerszijden ongeveer een handdikte (ongeveer 2 centimeter) ruimte tussen de heupen en de zijkant van de stoel. Dit is voldoende om te kunnen verzitten zonder dat een scheve houding ontstaat.

De *zithoek* is van belang voor het naar voren gesteund kunnen zitten. Voor

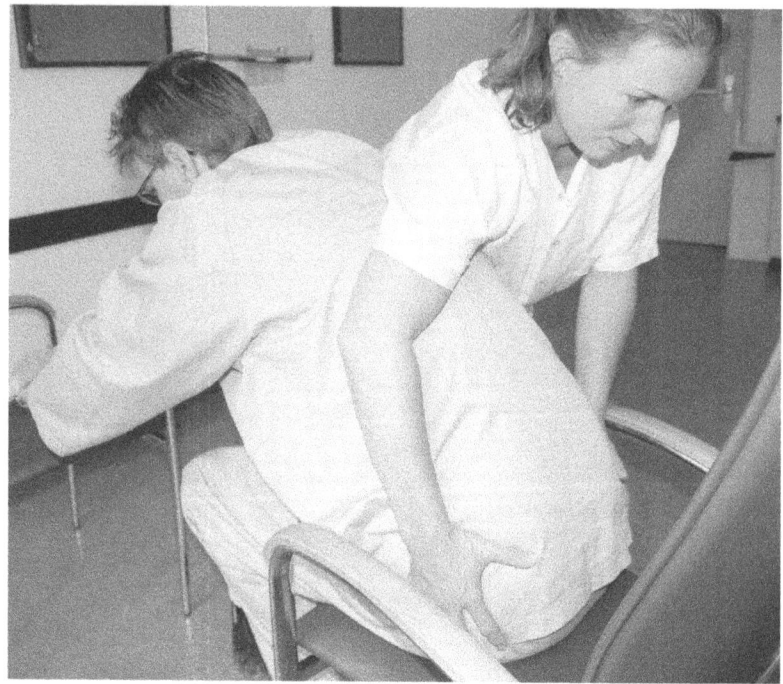

Afbeelding 4.2
Rechtop zetten van een patiënt met matige rompbalans.

een activiteit als eten en drinken moet de stoel bij voorkeur een zitting hebben die horizontaal staat. Veel stoelen hebben echter een negatieve zithoek (de achterzijde van de zitting is lager dan de voorzijde). De patiënt zit daarbij in meerdere of mindere mate naar achteren gekanteld, wat een geheel andere coördinatie van de motoriek vraagt. Hierbij is ook de hoek tussen de zitting en de rugleuning van belang. Hoe groter deze is (groter dan 90°), hoe minder actief de zithouding.

Het *werkblad* (de tafel of het rolstoelblad) moet stabiliteit bieden bij het naar voren gesteund zitten. De hoogte van het werkblad beïnvloedt de tonusopbouw. Een te laag werkblad werkt een ingezakte houding in de hand, een te hoog werkblad kan verhoogde spanning opleveren in het gebied van schouders, hals en mond.

Verder is het voor het maken van transfers in of uit de stoel noodzakelijk dat de zijleuningen verwijderd of weggedraaid kunnen worden. Bij een rolstoel geldt dat ook voor de beensteunen.

In sommige situaties kan een hoofdsteun nodig zijn. Een volwassen hoofd weegt ongeveer 5 kg, dit is circa 6,5% van het totale lichaamsgewicht. Het stabiliseren van het hoofd in ongunstige houdingen kost veel energie en kan niet lang volgehouden worden. Het is van belang te streven naar een stand van het hoofd waarbij de patiënt horizontaal blijft kijken. Dit bevordert de communicatie en het uitvoeren van activiteiten. Indien de nek niet vol-

4 Behandeling van kauw- en slikstoornissen

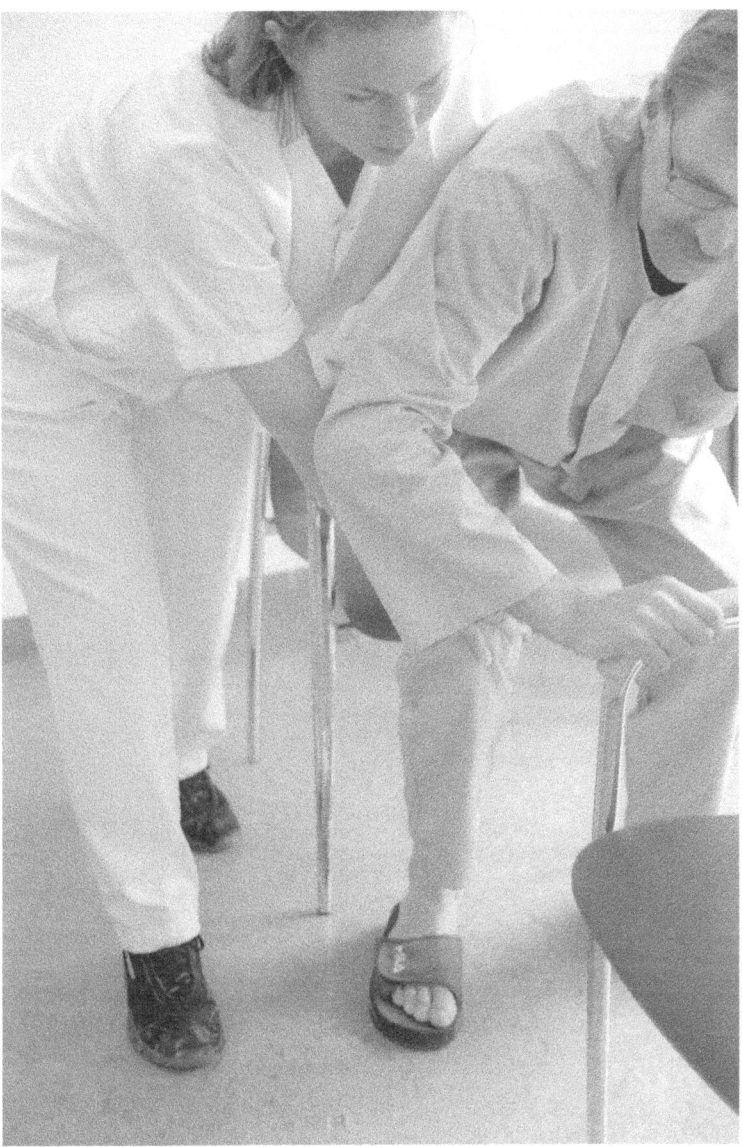

Afbeelding 4.3
Rechtop zetten van een patiënt met redelijke rompbalans.

doende kan buigen om een goede oog-handcoördinatie uit te voeren, zal de patiënt zich ook minder bewust zijn van de ruimte om zich heen, met als gevolg minder sociale interactie tijdens de maaltijd.

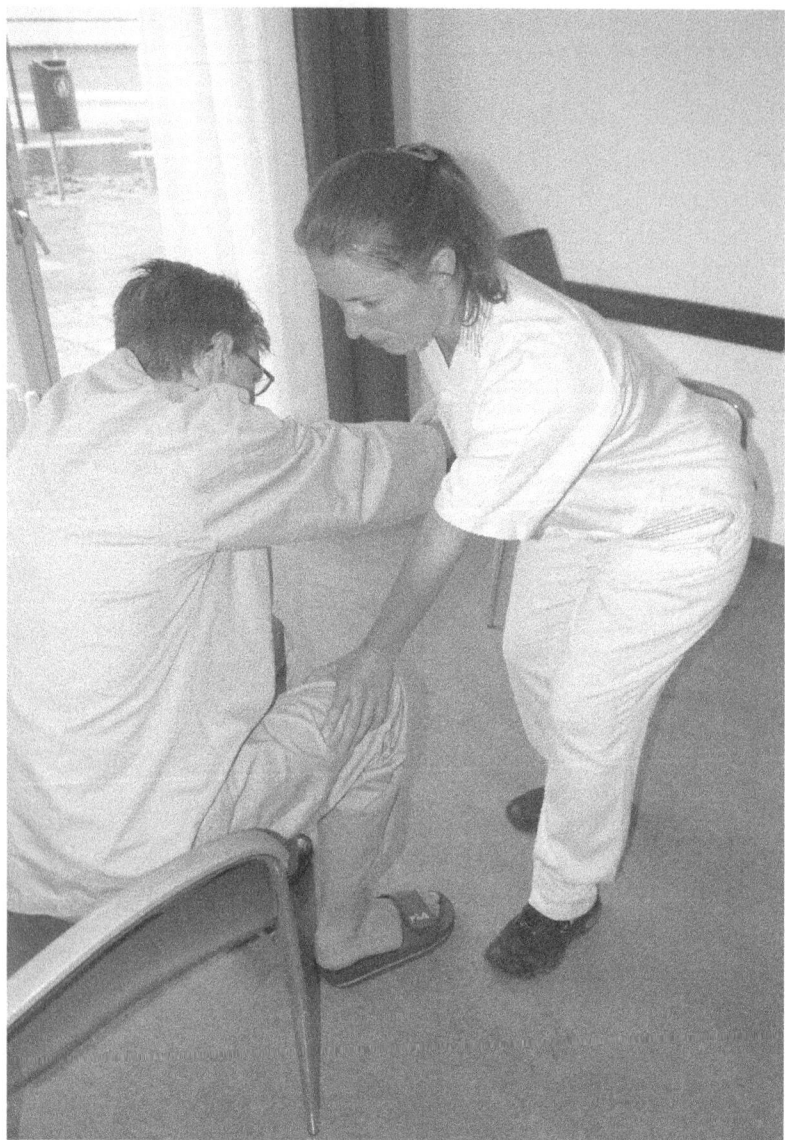

Afbeelding 4.4
Rechtop zetten van een patiënt met voldoende rompbalans.

Dagprogramma

Het eten en drinken is natuurlijk niet los te zien van andere activiteiten die dagelijks op het programma staan, zoals ADL-training, therapieën, bezoek en dagbesteding. Het is niet vanzelfsprekend dat de patiënt fit genoeg is om zittend in de stoel aan de maaltijden deel te nemen. Soms hebben de betrokken disciplines niet goed in de gaten dat ze kort na elkaar met de patiënt aan het trainen zijn. Wanneer de patiënt als gevolg hiervan tijdens de maaltijden te moe is, kan het nodig zijn om de activiteiten beter op elkaar af te stemmen. Een middel om dat te doen is het vaststellen van een dagprogramma voor de patiënt. Hierbij worden in overleg met de patiënt, de familie en alle betrokken disciplines afspraken gemaakt over tijdstippen van behandeling en over de belasting van de verschillende activiteiten. Doel is momenten van actief zijn en van rust optimaal te verdelen over de gehele dag. Er zijn verscheidene redenen om daarbij prioriteit te geven aan het goed en veilig kunnen eten en drinken. Deze redenen hebben betrekking op het welzijn en de kwaliteit van leven van de patiënt, het voorkomen van levensgevaar en de zorg voor een goede voedingstoestand.

Zitten in bed

Bij het zittend in bed eten en drinken is het zeer moeilijk om een optimale houding te verkrijgen. Veel mensen krijgen bij het rechtop zitten in bed te kampen met hamstringsproblemen, dat wil zeggen dat het met gestrekte benen in bed zitten oncomfortabel is, met name in de achterbeenspieren. Daardoor heeft de patiënt de neiging om onderuit te zakken. Bij een goed bed is dit met kleine aanpassingen goed te verhelpen door het bed ter hoogte van de knieën iets omhoog te 'knikken' om de houding van Fowler te ondersteunen. Een veel groter probleem is dat de romphouding altijd in meerdere of mindere mate naar achteren zal zijn. Dit komt door het indrukken van kussens en matras en het feit dat veel hoofdsteunen niet voldoende rechtop gezet kunnen. Ook het hoofd heeft daardoor de neiging naar achteren te steunen, met een verkorting van de nek. Bij eten en drinken bij deze stand van het hoofd is het slikken moeilijker is en is het gevaar voor aspiratie groot is (zie afbeelding 4.5). Wanneer toch gekozen wordt voor het zittend in bed eten en drinken moet gestreefd worden naar een houding, zoals getoond in afbeelding 4.6 (de bijbehorende werkinstructie is te vinden in bijlage VII).

Het bed en de andere hulpmiddelen moeten aan een aantal voorwaarden voldoen. Een normale, wat hardere matras draagt bij aan mobiliteit en aan de tonusopbouw. De hoofdsteun moet scharnieren op heuphoogte. Een te korte hoofdsteun werkt te veel een flexiehouding van de romp in de hand. Ter hoogte van de knie moet het bed omhooggebracht kunnen worden om de houding van Fowler te kunnen ondersteunen. De kussens moeten goed vormbaar zijn en tegelijkertijd stevigheid bieden. De bedtafel moet stabiel zijn. Uit oogpunt van veiligheid moet de tafel voor de patiënt gebracht kunnen worden in combinatie met het gebruik van bedhekken.

Liggen op de gezonde zijde

Wanneer een patiënt met een unilaterale parese niet goed kan of mag zitten, omdat hij erg ziek is of omdat de intracraniële druk niet verder mag oplopen, is slikken tijdens het liggen op de gezonde zijde een optie.[2,4] Door de zwaartekracht loopt het voedsel dan met name via de gezonde zijde. Het kan

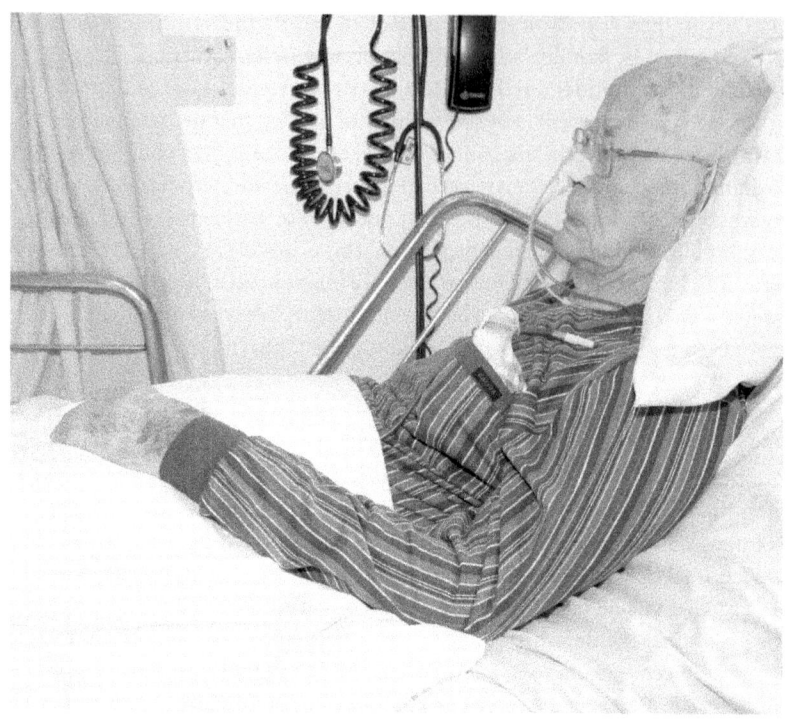

Afbeelding 4.5
Onprettige zithouding in bed.

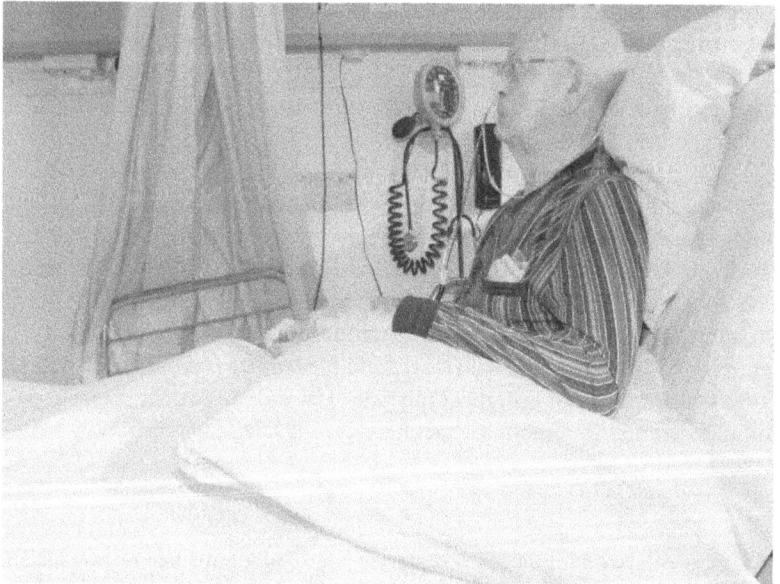

Afbeelding 4.6
Goede zithouding in bed.

een acceptabele, tijdelijke oplossing zijn voor bijvoorbeeld CVA-patiënten in de acute fase die veel beperkingen hebben, maar toch iets willen eten of drinken. Belangrijk is dat de patiënt comfortabel maar ook stabiel en goed gesteund op zijn zij kan liggen. Ook moet de patiënt op de zijkant van zijn hoofd kunnen liggen, bij voorkeur met het gezicht iets naar beneden. Stabiliteit en goed gesteund liggen zijn destemeer van belang bij patiënten die slechts een zeer beperkte rompbalans of een slechte conditie hebben. Voor CVA-patiënten met deze beperkingen kan het goed verwerken van de voeding in combinatie met handhaving van het evenwicht een moeilijk uit te voeren dubbeltaak zijn. Na het eten en drinken is inspectie van de mond op achtergebleven voedingsresten noodzakelijk. Tevens dient men na te gaan of een houdingscorrectie gewenst is in verband met bijvoorbeeld het gevaar van reflux of het gevaar van doorrollen met het risico op obstructie van de ademweg.

4.4 Hoofdhoudingen

Het aanpassen van de hoofdhouding kan het transport van voedsel door de mond en de keel gunstig beïnvloeden. De volgende hoofdhoudingen zijn daarbij belangrijk:
– hoofd iets naar voren (kin op de borst);
– hoofd naar achteren;
– hoofd naar één kant gedraaid.
Meestal zal een logopedist dergelijke aanpassingen met de patiënt proberen. Of de aanpassing het slikken veiliger of makkelijker kan maken hangt af van de oorzaak en de ernst van de slikstoornis. Ook de mate waarin de patiënt in staat is de aanpassing consequent toe te passen is van belang: één keer vergeten en de patiënt ligt weer te hoesten.

Hoofd iets naar voren

Slikken met het hoofd (iets) gebogen betekent moeten slikken tegen de zwaartekracht in. Door de iets andere positie van de strottenklep wordt de luchtweg beter beschermd.[2,4,10] Het is typisch een aanpassing voor patiënten die zich snel verslikken in vloeistoffen, zoals CVA-patiënten. Deze techniek is alleen goed uitvoerbaar als de patiënt recht overeind zit.

Hoofd naar achteren

Wanneer een patiënt een goede faryngeale slikfase heeft (dus zich niet verslikt), maar moeite heeft om het voedsel in de mond naar achteren te verplaatsen, is het zinvol om bij het slikken het hoofd naar achteren te buigen. Zo kan geholpen worden het voedsel over de tong naar achter te krijgen.[2,4] Deze techniek is vooral behulpzaam bij tongmotoriekproblemen, bijvoorbeeld na behandeling van een tongtumor. Uiteraard is de techniek niet geschikt voor patiënten die zich snel verslikken.

Hoofd naar één kant gedraaid

Wanneer sprake is van een halfzijdige zwakte of onbeweeglijkheid van de farynxspieren, kan het helpen om het hoofd te draaien naar de aangedane zijde. Die kant wordt dan 'dichtgeduwd', waardoor het voedsel effectief kan worden doorgeslikt met de gezonde zijde.[2,4] Voorbeelden van patiënten die baat kunnen hebben bij deze techniek zijn patiënten met een halfzijdige verlamming (centraal of perifeer) of patiënten die aan één kant van de tongbasis of farynx zijn geopereerd of bestraald.

4.5 Wijze van voedsel aanbieden

De zorgverlener kan de patiënt op verschillende manieren helpen om voedsel makkelijker in de mond te krijgen en te houden en om veilig en efficiënt te slikken. We behandelen hier de volgende technieken:
– het aanpassen van de grootte van de hap of slok;
– het vergroten van de sensorische informatie;
– het aanpassen van de wijze en snelheid van innemen.
In alle gevallen is het raadzaam de logopedist om advies te vragen. Bij verbetering of achteruitgang kunnen alternatieven en veranderingen van techniek samen met de logopedist geëvalueerd worden.

Het aanpassen van de grootte van de hap of slok

Eén van de eenvoudigste aanpassingen aan een slikstoornis is het nemen van kleinere slokken of happen.[2] Patiënten die zich bewust zijn van hun stoornis doen dat meestal zelf al. Bij makkelijk verslikken helpt het verkleinen van de slok. Men kan de patiënt hierop wijzen, of men kan patiënt zelf maar kleine slokken geven. Het geven van vocht op een kleine lepel is erg duidelijk, hoewel wat vreemd bij warme dranken. Op een theelepel gaat maar 2 à 3 ml, op een dessertlepel zo'n 5 ml en op een gewone lepel circa 10 ml (zie afbeelding 4.7). Patiënten die moeite hebben met het manipuleren van voedsel in de mond, die te snel eten en voedsel proppen of die door een faryngeale slikstoornis moeite hebben om voedsel goed weggeslikt te krijgen kunnen baat hebben bij het nemen van kleine happen. Er zit natuurlijk ook een nadeel aan het nemen van kleine slokken of happen: door de kleine hoeveelheden gaat het binnenkrijgen van voldoende voeding en vocht langzaam. Zodra het niet meer nodig is, moet de patiënt dan ook weer normale slokken en happen nemen. En let op: er zijn ook patiënten die pas goed slikken als ze een grote hoeveelheid voedsel in hun mond hebben (zie de volgende paragraaf).

Het vergroten van de hoeveelheid sensorische informatie

Bij patiënten die traag reageren of uitgebreide paresen, sensibiliteitsstoornissen of cognitieve waarnemingsstoornissen hebben, is het belangrijk om

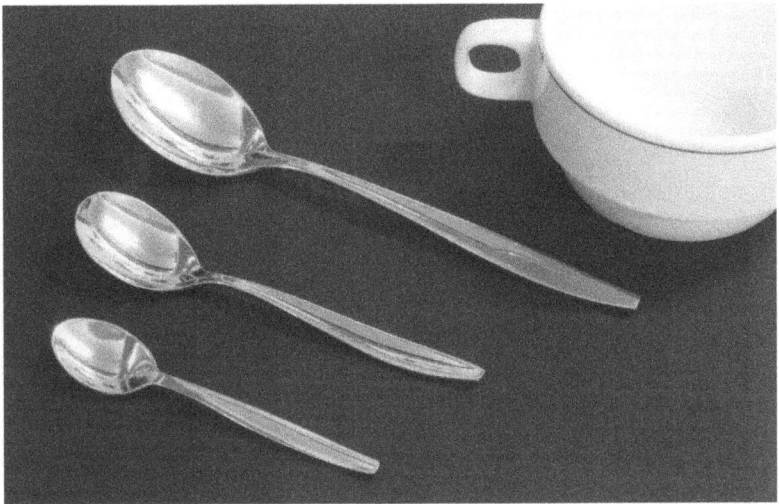

Afbeelding 4.7
Volumeverschil tussen theelepel (3 ml), dessertlepel (5 ml) en gewone lepel (10 ml).

duidelijke tactiele informatie en steun te geven. Het eerste dat zorgverleners kunnen doen is zorgen dat de patiënt goed wakker en uitgerust is en niet wordt afgeleid door andere prikkels. Daarnaast zijn er diverse aanpassingen en facilitaties mogelijk. De belangrijkste zijn:
- lepeldruk: bij een patiënt die traag of onvoldoende afhapt kan het helpen om lepeldruk te geven door met de lepel in de mond een verticale druk naar beneden te geven;
- variatie in voedsel: elke dag hetzelfde eten doet de eetlust afnemen, een bord met saai voedsel eveneens;
- vergroten van de slok of hap: wanneer geen sprake is van snel verslikken maar juist van traag slikken moet de hap of slok groot genoeg zijn om de mond en tong tot actie te bewegen.

Daarnaast is er kaakcontrole: een zorgverlener kan de patiënt met kaakcontrole van opzij of van voren helpen bij het openen en sluiten van de kaken en het sluiten van de lippen (zie afbeelding 4.8). Het omhoogbewegen van het tongbeen en het strottenhoofd tijdens het slikken is nodig om voedsel veilig en efficiënt de keelholte te laten passeren (zie hoofdstuk 1). De mondbodemspieren die het strottenhoofd omhoogtrekken zijn echter dezelfde spieren die de onderkaak naar beneden kunnen trekken. Omdat dit echter min of meer tegengestelde bewegingen zijn kunnen we dit moeilijk tegelijk. Kaakcontrole is een techniek om de onderkaak te stabiliseren. Op deze manier wordt de slikinzet door middel van mondsluiting gefaciliteerd. Het is echter niet mogelijk om deze manier een slikinzet af te dwingen; duwen op de mondbodem heeft dan ook geen zin.

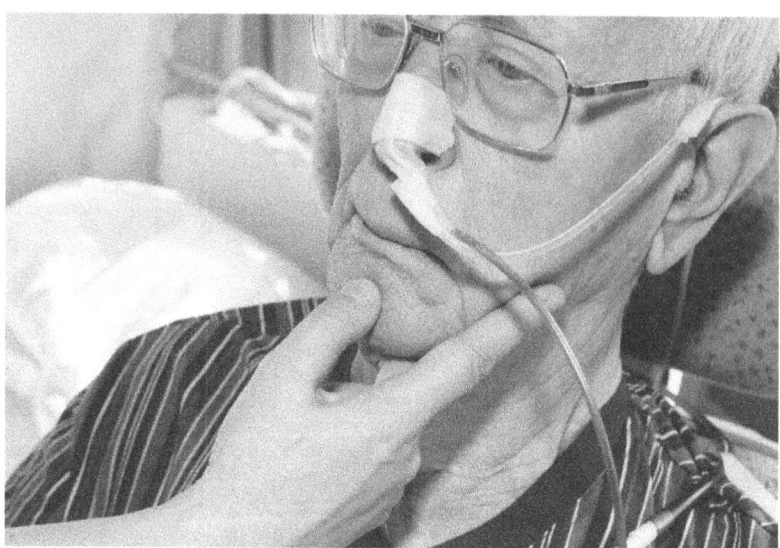

Afbeelding 4.8
Kaakcontrole.

Het aanpassen van de snelheid en wijze van innemen

Het gebruik van rietjes, spuitjes en tuitbekers kan zinvol zijn om de snelheid en wijze van innemen van vocht te beïnvloeden. Bij neurologische patiënten is dit soms juist niet aan te bevelen. Bij oncologische patiënten met lokale problemen (slechte mondopening, slechte tongmobiliteit, maar geen verslikken of juist normale tongmobiliteit en snel verslikken) moet per patiënt bekeken worden wat het beste hulpmiddel is. Tabel 4.2 geeft een overzicht.

4.6 Luchtwegbescherming

Wanneer een patiënt niet veilig en efficiënt slikt kan materiaal (voedsel, speeksel of sputum) in de mondholte of keelholte achterblijven of juist geaspireerd worden en in de luchtpijp terechtkomen. Dit materiaal moet dan verwijderd worden. Als de patiënt dit niet zelf kan, moet hij hierbij geholpen worden.

Resten verwijderen uit de mondholte

Met een nat gaasje kunnen voedselresten uit de mond worden verwijderd. Voor verdere mondverzorging bij kauw- en slikstoornissen verwijzen we naar hoofdstuk 7.

4 Behandeling van kauw- en slikstoornissen

Tabel 4.2	Overzicht van de voor- en nadelen van enkele hulpmiddelen bij het innemen van vocht		
	Nuttig om:	*Niet gebruiken bij:*	*Dan vervangen door:*
rietje	- zonder het hoofd te hoeven buigen te kunnen drinken - kunnen drinken bij beperkte mondopening	- hete dranken - patiënten met een slechte coördinatie die in plaats van te zuigen, zuigend inademen en zich zo prompt verslikken	- gewone beker (of glas) met wijde rand of neusuitsparing (zie afbeelding 4.9 en 4.10)
spuitje	- gedoseerd kleine hoeveelheden vocht in de mond te spuiten, zonder te hoeven zuigen of afhappen	- patiënten met tactiele overgevoeligheid	- proberen met gewone beker in een actieve houding
tuitbeker	- drinken zonder knoeien bij normale mondmotoriek.	- patiënten die zich makkelijk verslikken, omdat een tuitbeker uitlokt tot gieten met het hoofd achterover en dat leidt tot snel verslikken (zie afbeelding 4.11)	- gewone beker (of glas) met wijde rand of neusuitsparing (zie afbeelding 4.9 en 4.10)

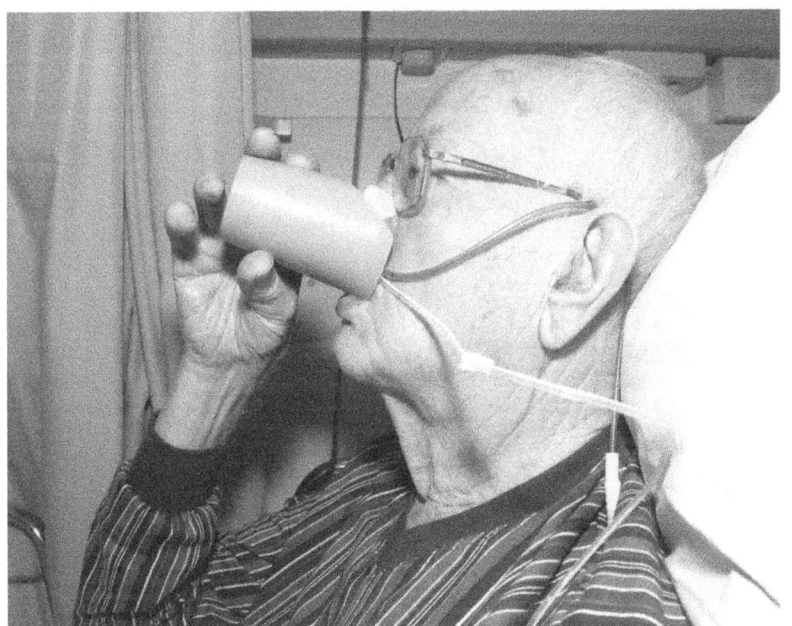

Afbeelding 4.9
Drinken uit beker met neusuitsparing.

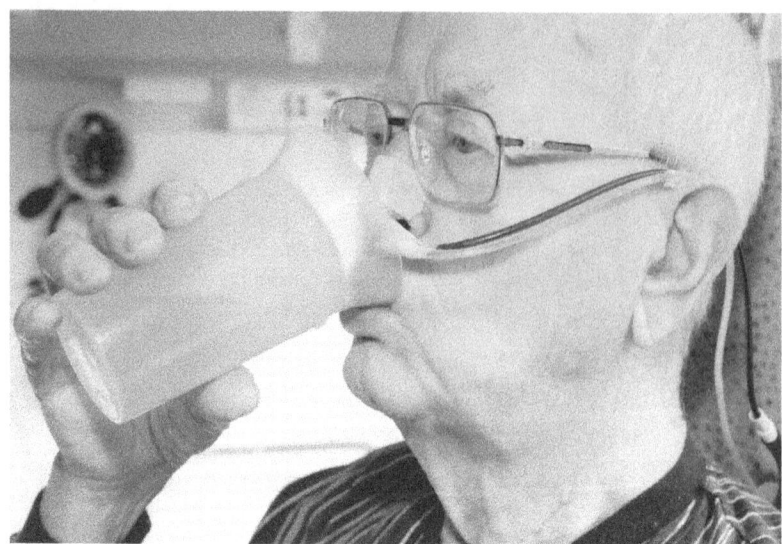

Afbeelding 4.10
Drinken uit beker met wijde rand.

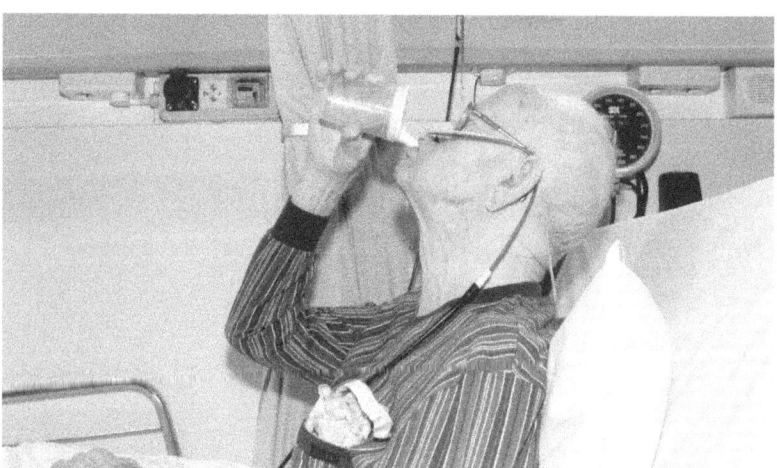

Afbeelding 4.11
Drinken uit tuitbeker met het hoofd achterover. Prompt na het maken van de foto moest deze CVA-patiënt hoesten, omdat hij zich had verslikt door in deze houding een slok te nemen.

Resten verwijderen uit de keelholte

Materiaal dat in de keelholte achterblijft zal de patiënt proberen weg te slikken. Als hem dat niet lukt, kan het materiaal geaspireerd worden. Uitzuigen met een flexibele of starre uitzuigslang (yankauer) is dan nodig (zie afbeeldingen 4.12 en 4.13).

4 Behandeling van kauw- en slikstoornissen

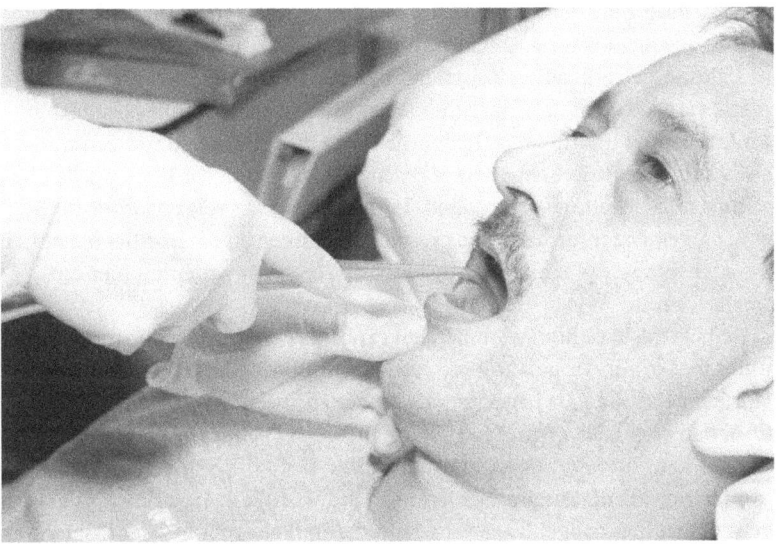

Afbeelding 4.12
Mond en keel uitzuigen met een starre uitzuigslang.

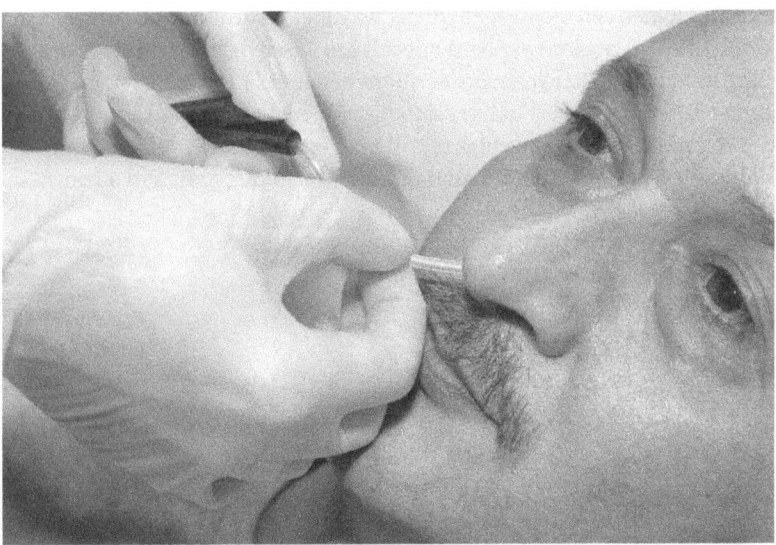

Afbeelding 4.13
Keel uitzuigen via de neus met een flexibele uitzuigslang.

Materiaal verwijderen uit de luchtpijp

Wanneer geregeld materiaal uit de luchtpijp uitgezogen moet worden omdat de patiënt geaspireerd voedsel, speeksel of sputum niet kan ophoesten, kan een tracheacanule geïndiceerd zijn. Beschrijvingen van de medische indicaties en gevolgen van een tracheacanule alsook van de specialistische verpleegkundige zorg vallen buiten het bestek van dit boek. Voor meer informatie verwijzen we naar de 'Leerboeken intensive-care-verpleegkunde'.[11,12] Endotracheaal uitzuigen en het zorgen voor en verwisselen van een tracheacanule zijn voorbehouden of risicovolle handelingen. Deze worden beschreven in instellingsprotocollen. In deze paragraaf volgt daarom alleen enige algemene informatie voor verpleegkundigen en paramedici die buiten de intensive care te maken hebben met de zorg voor patiënten met een tracheacanule.

De bekendste canules zijn metalen canules en disposable (kunststof) canules met of zonder opblaasbare cuff (zie afbeelding 4.14). Metalen canules worden gebruikt voor patiënten die langere tijd een canule nodig hebben (bijv. vanwege een vernauwing van de luchtweg) zonder beademingsnoodzaak of kans op aspiratie. Kunststofcanules met cuff worden gebruikt bij aspiratiegevaar of wanneer beademing noodzakelijk is. De cuff wordt via een ventiel met lucht opgeblazen tot 20 mmHg en dient voor het stabiliseren van de canule (niet voor fixatie), om te voorkomen dat lucht ontsnapt langs de canule tijdens beademing en om te voorkomen dat geaspireerd speeksel verder de luchtpijp en de longen inloopt (zie ook afbeelding 2.3b in hoofdstuk 2). Om de cuffdruk te controleren kan gebruik gemaakt worden van een cuffdrukmeter, een kleine manometer waarmee de druk van de cuff gemeten wordt. De cuff mag niet te hard opgeblazen worden omdat dit de doorbloeding in het slijmvlies verstoort en slijmvlieslaesies kan veroorzaken. Om deze reden moet de cuff ook regelmatig voor een korte tijd geleegd worden.

Een canule met een opgeblazen cuff mag nooit worden afgesloten met een dopje of een spreekventiel, omdat de patiënt dan niet meer kan ademen.

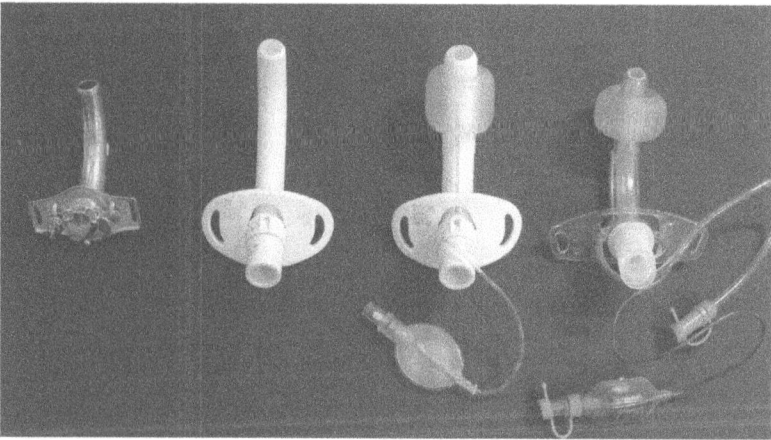

Afbeelding 4.14
Verschillende soorten tracheacanules. Van links naar rechts: een zilveren canule, een cuffloze kunststof canule, een kunststof canule met opgeblazen cuff en een kunststof canule met opgeblazen cuff en extra mogelijkheid voor het wegzuigen van geaspireerd speeksel boven de cuff.

Ontwennen tracheacanule

Ook het verwijderen van de tracheacanule (decanuleren) is een voorbehouden handeling. Decanuleren van een patiënt die tevens een slikstoornis heeft kan een lastig proces zijn, omdat veilig ademen en veilig slikken met elkaar samenhangen. Hoewel het niet onomstotelijk is bewezen, wordt over het algemeen aangenomen dat een opgeblazen cuff het goed bewegen van het strottenhoofd tijdens het slikken kan tegenhouden en daardoor het slikken onveilig maakt (zie ook paragraaf 2.3).[13]

Over het algemeen wordt starten met eten en drinken daarom niet geadviseerd wanneer een herstellende patiënt nog een canule met een opgeblazen cuff nodig heeft. Een tussenstap naar decanuleren is het periodiek leegmaken van de cuff, eventueel in combinatie met het tijdelijk plaatsen van een gevensterde canule. Terwijl de cuff leeg is (eventueel met een gevensterde canule) kan de canule bij de uitademing worden afgesloten. Zo kan uitademingslucht langs het strottenhoofd omhoog. Daardoor kan de patiënt weer zijn stem gebruiken, maar ook weer kuchen en zijn sputum via de normale ademweg ophoesten. Voor het afsluiten van de canule (met lege cuff) tijdens de uitademing kan een spreekventiel op de canule worden geplaatst.

Dit is complexe zorg, waarvoor we hier alleen enkele overwegingen geven (zie tabel 4.3). Per patiënt zouden diegenen die het meest deskundig en ervaren zijn het beleid moeten afspreken. Tevens verwijzen we hier opnieuw naar instellingsprotocollen.

Tabel 4.3	Overzicht van de doelen en neveneffecten van een tracheacanule		
	Doel van een tracheacanule	*Neveneffecten*	*Niet meer nodig als de patiënt:*
1	- adequate beademing (met opgeblazen cuff)	- mogelijk schade aan de longen - infectierisico - stemgeven niet mogelijk	- zelfstandig kan ademen
2	- veilige ademhaling via tracheostoma bij (laryngeale) stenose	- stemgeven, kuchen en keelschrapen alleen mogelijk met lege cuff en met ventiel	- geen stridor (meer) heeft
3	- de trachea adequaat kunnen ontdoen van sputum d.m.v. tracheaal uitzuigen	- stimuleert de sputumproductie - risico op longinfectie	- zelfstandig en voldoende kan ophoesten, d.w.z. tot aan/uit de canule
4	- tegenhouden van geaspireerd materiaal (speeksel, voeding, maaginhoud) met opgeblazen cuff	- stemgeven, kuchen en keelschrapen niet mogelijk - bemoeilijkt veilig slikken	- speeksel en opgehoest sputum veilig kan wegslikken of uitspugen terwijl de cuff leeg is - weinig kans heeft op reflux (en braken)

4.7 Hulpmiddelen

Er is een grote diversiteit aan hulpmiddelen die gebruikt worden bij het veilig en efficiënt naar de mond brengen van voedsel (de pre-orale fase), zoals bestek met een verdikt handvat, bekers met oren aan beide kanten, een bordrand en dergelijke. Voor een goed advies kunnen patiënten het beste verwezen worden naar een ergotherapeut. We beperken ons hier tot een overzicht van enkele soorten bekers (zie afbeelding 4.15). De klassieke tuitbeker wordt meestal ontraden voor patiënten met slikstoornissen. Door de neiging om te gaan gieten is de kans op verslikken groot (zie afbeelding 4.11). De bedoeling van de tuitbeker is het voorkomen van knoeien bij liggend drinken doordat er een deksel op zit. Een betere oplossing hiervoor is wellicht de zogenoemde 'bedbeker', die beter afsluit en niet lekt wanneer de beker op zijn kant ligt (zie afbeelding 4.16). Deze beker is evenmin bedoeld voor patiënten met een slikstoornis. De beker met het deksel met de wijde rand (zie afbeelding 4.10) is daarvoor beter geschikt.

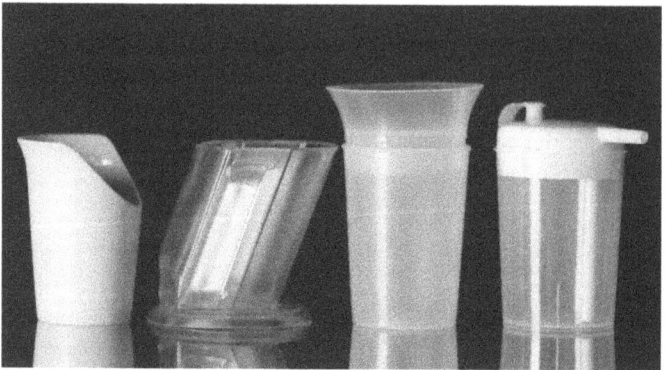

Afbeelding 4.15
Overzicht van enkele bekers.

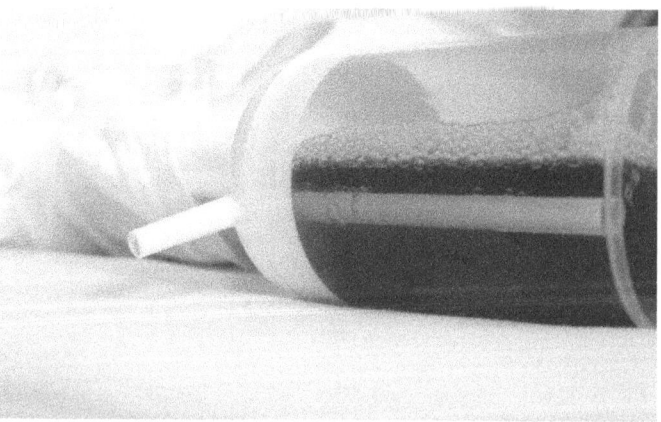

Afbeelding 4.16
Bedbeker.

Literatuur

1 Perlman AL, Schulze-Delrieu KS. Deglutition and its disorders. San Diego: Singular Publishing Group; 1997.
2 Huckabee ML, Pelletier CA. Management of adult neurogenic dysphagia. New York: Thomson Delmar Learning; 2003.
3 Kalf JG. Functionele behandeling van orofaryngeale slikstoornissen. B.6.3.1. In: Peters H, Dejonckere P, Mondelaers B (red.) Handboek stem-, spraak- en taalpathologie. Houten: Bohn Stafleu van Loghum; 2006.
4 Logemann JA. Slikstoornissen. Onderzoek en behandeling. Lisse: Swets & Zeitlinger; 2000.
5 Groher ME. Dysphagia. Diagnosis and management. Boston: Butterworth-Heinemann; 1997.
6 Cranenburgh B van. Neurowetenschappen, een overzicht. Maarssen: Elsevier; 2000.
7 Keeken PRC van, Kaemingk M. Handboek neurodevelopmental treatment. Een praktische handleiding voor verpleegkundigen en paramedici. Maarssen: Elsevier Gezondheidszorg; 1999.
8 Staarink HAM, Haaster FAC van. Het zitboek: zithoudingproblematiek in rolstoelen. Maarssen: Elsevier/De Tijdstroom; 1997.
9 Breukelen K van. De ergonomische rolstoelzitting: een betere zithouding, stabiliteit, drukverdeling en aandrijving in handbewogen rolstoelen. Nederlands Tijdschrift voor Ergotherapie 2001;29:65–71.
10 Welch MV, Logemann JA, Rademaker AW, Kahrilas PJ. Changes in pharyngeal dimensions effected by chin tuck. Arch Phys Med Rehabil 1993 Feb;74(2):178–81.
11 Brink GTWJ van den, Lindsen F, Uffink ThJA. Leerboek intensive-care-verpleegkunde / Deel 1. Maarssen: Elsevier Gezondheidszorg; 2007.
12 Brink GTWJ van den, Lindsen F, Uffink ThJA. Leerboek intensive-care-verpleegkunde / Deel 2. Maarssen: Elsevier Gezondheidszorg; 2007.
13 Tolep K, Getch CL, Criner GJ. Swallowing dysfunction in patients receiving prolonged mechanical ventilation. Chest 1996 Jan;109(1):167–72.

5 Voeding bij kauw- en slikstoornissen

Heleen Dicke en Hanneke Kalf

5.1 Inleiding

Om gezond te blijven moeten patiënten met kauw- en slikstoornissen een voldoende inname van vocht en voeding kunnen bereiken en een goede voedingstoestand kunnen handhaven. Vooral bij ernstige slikstoornissen en ADL-afhankelijkheid verdient dat veel aandacht, ongeacht de etiologie en de setting. De oplossing in de vorm van een dieetbehandeling is afhankelijk van de aard en de ernst van de problemen en varieert van weglaten van hard en taai voedsel tot (tijdelijke) sondevoeding.

Om de ernst van de aanpassing in voedingsinname als gevolg van een slikstoornis te kwantificeren zijn schalen beschikbaar. Een voorbeeld van zo'n functionele schaal, waarmee de ernst van de beperking in orale inname kan worden weergegeven, is de Functional Oral Intake Scale (FOIS) (zie tabel 5.1) die is ontworpen en gevalideerd voor evaluatie van de voedingsinname van CVA-patiënten.[1] De schaal kent een goede interbeoordelaarsbetrouwbaarheid (kappa 0,86–0,90) en is valide ten opzichte van de ernst van de slikstoornis (r = 0,53–0,76). Op het oog is de schaal ook geschikt voor andere patiëntengroepen.

In dit hoofdstuk wordt in paragraaf 5.1 besproken hoe de diëtist de voedingsbehoefte vaststelt. In paragraaf 5.3 wordt besproken welke aanpassingen van voedingsconsistenties, inclusief drinkvoeding, in het algemeen worden gebruikt. Wat logopedisten en verpleegkundigen moeten weten over sondevoeding wordt behandeld in paragraaf 5.4.

5.2 Vaststellen van de voedingsbehoefte

Voordat overgegaan kan worden tot de dieetbehandeling is het belangrijk dat de energiebehoefte, eiwitbehoefte, vochtbehoefte en behoefte aan micronutriënten wordt vastgesteld.

Tabel 5.1	Functional Oral Intake Scale (FOIS)
Niveau	Omschrijving
1	niets per os
2	afhankelijk van sondevoeding met minimale pogingen om vocht of voeding te slikken
3	afhankelijk van sondevoeding met consequente orale inname
4	volledige orale voeding van één consistentie
5	volledige orale voeding van verschillende consistenties, maar specifieke aanpassingen of compensatietechnieken
6	volledige orale voeding zonder specifieke aanpassingen, maar enige beperkingen in consistentie
7	volledige orale voeding, zonder restricties in consistentie

Energie

De totale energiebehoefte van het lichaam wordt bepaald door het energieverbruik.

Het energieverbruik is opgebouwd uit het basaalmetabolisme (de hoeveelheid energie die in rust verbruikt wordt), de specifiek dynamische werking (het energieverbruik als gevolg van de verwerking van voedsel) en het energieverbruik als gevolg van lichamelijke activiteit. Factoren als leeftijd, geslacht, lengte, gewicht en de mate van activiteit zijn van grote invloed op de lichaamssamenstelling en daarmee ook op het energieverbruik. Door ziekte en gewichtsverlies hebben patiënten vaak een veranderde lichaamssamenstelling, zoals verminderd actief weefsel (spierweefsel). Dit verlaagt het basaalmetabolisme.[2] Daar staat tegenover dat koorts en ziekte het basaalmetabolisme verhogen. Extra energie is nodig voor herstel van beschadigd weefsel, voor gewichtstoename of gewichtsbehoud en voor het opvangen van energieverliezen door bijvoorbeeld diarree, braken, fistels en decubitus.

De energiebehoefte kan op verschillende manieren berekend worden, zoals met de formule van Harris en Benedict of als 30, 35 of 40 kcal/kg huidig lichaamsgewicht.[1] Belangrijk is om het gewicht regelmatig te evalueren en bij ongewenste veranderingen van het gewicht de voedingstherapie aan te passen. De diëtist moet erop bedacht zijn dat dehydratie of juist oedeem een vertekend beeld kunnen geven van het gewicht.

Een meer nauwkeurige methode om de energiebehoefte te bepalen is indirecte calorimetrie: het meten van zuurstofverbruik en koolstofdioxideproductie door middel van een 'ventilated hood' (zie afbeelding 5.1).[2] Met behulp van deze methode kan het rustmetabolisme, inclusief de ziektefactor, berekend worden. De gemeten energiebehoefte is een deel van de totale energiebehoefte. De energie die nodig is voor eventuele energieverliezen en voor de ingeschatte lichamelijke activiteit moet daarom bij het gemeten rustmetabolisme opgeteld worden om de totale energiebehoefte te berekenen. De meting duurt ongeveer dertig minuten per patiënt.

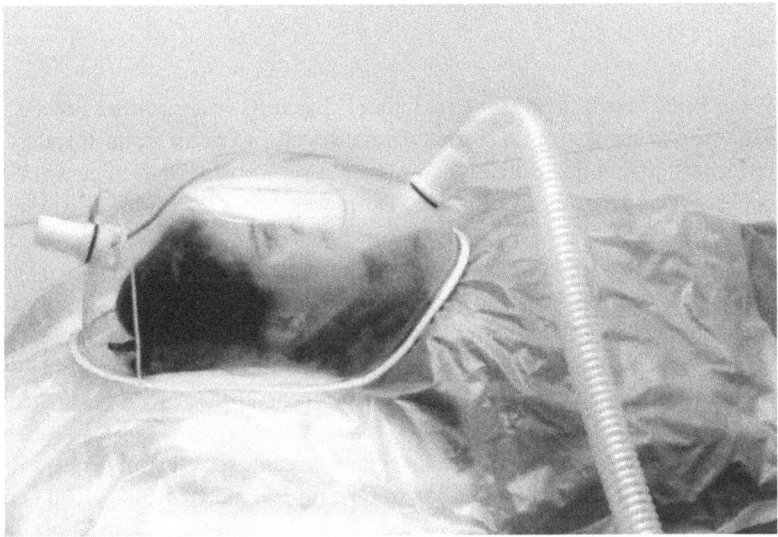

Afbeelding 5.1
Indirecte calorimetrie. Met behulp van de 'ventilated hood' kan het zuurstofverbruik en de koolstofdioxideproductie worden gemeten.

Eiwit

Eiwit is belangrijk als bouwstof voor alle levende cellen in het menselijk lichaam, evenals voor enzymen en hormonen. De aanbevolen hoeveelheid eiwit voor gezonde volwassenen is 0,8–1,0 g per kg lichaamsgewicht. Bij ouderen is dit 1 g per kg lichaamsgewicht. Veroudering van de mens gaat gepaard met een daling van de 'eiwitturnover', dat wil zeggen dat in een bepaalde tijdseenheid minder eiwit wordt verwerkt in het stofwisselingsproces. Dit zou een verhoogde behoefte aan eiwitten geven. Waarschijnlijk neemt het vermogen tot eiwitsynthese op oudere leeftijd ook af.[3] Bij ziekte is extra eiwit nodig voor:
- het herstel van beschadigd weefsel, bijvoorbeeld bij decubitus of wonden;
- het herstel van de immuunfunctie;
- de compensatie van eiwitverliezen, bijvoorbeeld bij brandwonden of bloedverlies;
- de toename van spierweefsel en gewicht.

De eiwitbehoefte van zieke personen wordt uitgedrukt in metabole stress van een patiënt. Bij geen of geringe metabole stress wordt 1 g eiwit per kg ideaalgewicht geadviseerd, bij matige metabole stress 1,0–1,5 g per kg ideaalgewicht en bij ernstige metabole stress 1,5–2,0 g per kg ideaalgewicht.[4]

De eiwitbehoefte en de energie zijn sterk met elkaar verbonden. Om te zorgen dat eiwitten niet worden gebruikt als brandstof maar als bouwstof moet er voldoende energie in de vorm van vet en koolhydraten in de voeding zitten.

Vocht

Water heeft verschillende functies in het lichaam. De voornaamste functie van water is het dienen als bouwstof voor de cellen. Daarnaast heeft water een transportfunctie, namelijk het vervoeren van voedingsstoffen en metabolieten naar delen van het lichaam. Ook speelt water een rol bij de warmteregulatie.

De aanbevolen hoeveelheid vocht voor gezonde volwassenen is 1500 ml drinkvocht per dag. Voor ouderen moet deze hoeveelheid als gevolg van het verminderde concentratievermogen van de nieren worden verhoogd tot 1700 ml. Bij zieke personen is extra vocht nodig bij koorts (voor iedere graad koorts 350 ml extra vocht) en bij abnormale vochtverliezen zoals bij braken, diarree of een ileostoma.

Het bijhouden van de vochtbalans (inname versus secretie van vocht) kan een goed hulpmiddel zijn om te controleren of iemand voldoende drinkt en voldoende urine produceert.

Micronutriënten

Onder micronutriënten worden vitaminen, mineralen en spoorelementen verstaan. Bij ziekte wordt uitgegaan van de aanbevolen hoeveelheden zoals gedaan door de Commissie Voedingsnormen van de Gezondheidsraad (http://www.gr.nl). Indien van een bepaald ziektebeeld bekend is dat het kan resulteren in een vitamine- of mineraaltekort, zijn bloedbepalingen aan te bevelen en is extra aandacht nodig voor die vitamine of dat mineraal.

'Refeeding syndrome'

Bij het bepalen van de voedingsbehoefte is het van belang om rekening te houden met het 'refeeding syndrome'.[5] Dit syndroom wordt gekenmerkt door een verzameling metabole stoornissen die volgen op het toedienen van te grote hoeveelheden calorieën aan ernstig ondervoede patiënten. Gevolgen zijn: ernstige hypofosfatemie, hypokaliëmie, hypomagnesiëmie, vitaminedeficiënties en een ernstige verstoring van de vochtbalans. Dit kan leiden tot cardiopulmonale, neurologische en gastro-intestinale complicaties. Groepen met een verhoogd risico zijn patiënten met anorexia nervosa, alcoholici, chronisch ondervoede patiënten en patiënten die in een korte tijd veel zijn afgevallen (let op: dit kunnen ook obese patiënten zijn).

Geadviseerd wordt om bij risicopatiënten, voordat men start met voeden, het natrium, kalium, fosfaat, calcium en magnesium alsook glucose, ureum, creatinine en vitamine B1 in het serum te bepalen. Deze bepalingen zouden gedurende de eerste week nadat men start met voeden dagelijks herhaald moeten worden.

Het starten met de voeding moet voorzichtig gebeuren. In het begin moet niet meer dan 20 kcal/kg lichaamsgewicht per dag gegeven worden, waarvan 1,2–1,5 g eiwit per kg lichaamsgewicht en de rest vetten en koolhydraten. Een patiënt mag niet meer dan 1 kg per week aankomen. Als het gewicht sneller toeneemt is dit waarschijnlijk het gevolg van vochtretentie. Het is van belang de patiënt dagelijks te wegen. Tekorten aan micronutriënten in het serum zullen aangevuld moeten worden.

5.3 Voeding met een afwijkende consistentie

Patiënten met een kauw- of slikprobleem kunnen vaak over een kortere of langere periode geen gewone voeding eten. Door bijvoorbeeld het eten te malen of te pureren of door gebruik te maken van vloeibare producten kan orale voeding mogelijk blijven. De logopedist stelt na onderzoek de veiligste en meest efficiënte consistentie vast. De belangrijkste problemen en aanpassingen zijn samengevat in tabel 5.2.[6]

Tabel 5.2	Makkelijke en te vermijden voedingsconsistenties bij verschillende slikproblemen	
Probleem	Makkelijker	Proberen te vermijden
moeite met mond openen en/of kauwen	zachte en gemalen voeding	hard en taai voedsel: taai vlees, hard fruit, korst e.d.
moeite met manipuleren van voedsel in de mond	zachte of vloeibare voeding	hard, korrelig of kruimelig voedsel, dunvloeibare dranken
te weinig speeksel	zachte en vloeibare voeding, veel meer vocht erbij	droog voedsel
snel verslikken in vocht	dikvloeibare dranken	dunvloeibare dranken
moeite met doorslikken	vloeibare en zachte voeding	taai en hard voedsel

De fysische eigenschappen van consistentiewijzigingen van voedingsmiddelen zijn moeilijk te definiëren. Wijzigingen in consistentie stellen eisen aan de deeltjesgrootte van het voedsel; maar een indeling op viscositeit en/of diametergrootte stuit op praktische problemen. In de klinische situatie zijn diverse indelingen mogelijk, zoals in helder vloeibaar, gladvloeibaar, dikgladvloeibaar, fijngemalen en grofgemalen.[7] Bij inventarisatie in 33 instellingen werden 36 verschillende namen voor consistenties gebruikt.[8] Binnen een instelling hoeft dit geen problemen te geven maar bij overplaatsing van de patiënt naar een andere instelling kan het voorkomen dat de patiënt voeding van een verkeerde consistentie krijgt. In 2001 is een voedingsmatrix voorgesteld die ingevuld wordt door een instelling en meegegeven kan worden aan de patiënt als deze naar een andere instelling gaat.[9] Zo weet de volgende instelling welke consistenties de patiënt moet krijgen. Een voorbeeld van een ingevulde matrix is te vinden in tabel 5.3.

Met poliklinische patiënten bespreekt de diëtist individueel de beste oplossing, vaak na het slikonderzoek van de logopedist. Patiënten met beginnende slikproblemen, bijvoorbeeld op basis van een langzaam progressieve aandoening, ontdekken meestal al doende zelf hoe ze hun voeding moeten aanpassen en hebben later baat bij adviezen van een diëtist.

Hieronder volgt een beschrijving van een veel gebruikte classificatie van voeding met een afwijkende consistentie. Afbeelding 5.2 laat vier verschillende voedingen zien.

Gemalen voeding

Een gemalen voeding heeft een zachte consistentie. Waar nodig wordt de voeding gepureerd.
 De warme maaltijd bestaat meestal uit:
– zacht vlees zoals een gehaktbal of een saucijsje, vis, omelet of vlees in de vorm van ragout;
– ruim jus of saus;
– aardappelpuree;
– gemalen groenten.
Stamppotten zijn een welkome afwisseling.
 De broodmaaltijden bestaan uit:
– brood zonder korst;
– ruim boter of margarine;
– beleg dat smeerbaar is, zoals leverpastei of smeerkaas;
– pap, pannenkoeken of wentelteefjes.
Tussendoor kan cake, vruchtenmoes, een slaatje of ijs gebruikt worden.
 Indicatie: milde slikstoornis, moeite met kauwen (minder kracht, trage tong- en kaakmotoriek) of te lang over de maaltijd doen en snel moe zijn. Bij snel verslikken kan verdikken van vloeistoffen worden overwogen.

Nota bene: het verdikken van vloeistoffen is een handig hulpmiddel om verslikken te voorkomen, maar wordt niet altijd door patiënten gewaardeerd. Het zou alleen gebruikt moeten worden als er geen andere oplossing is, onder meer als de patiënt niet in staat is om een aanpassing (bijv. slikken met andere hoofdhouding, zie hoofdstuk 4) zelfstandig vol te houden. Er zijn verschillende verdikkingsmiddelen in de handel.

Dik-gladvloeibare voeding

Een dik-gladvloeibare voeding heeft de consistentie van dikke vla en mag geen vezeltjes of pitjes bevatten.

5 Voeding bij kauw- en slikstoornissen

Tabel 5.3 Voorbeeld van een ingevulde consistentiematrix

Consistentietermino-logie	Deeltjesafmeting in mm			
	0 - 1	1 - 2	2 - 4	> 1
A. Dun	- water, appelsap	- heldere soep		
B. Vloeibaar	- melk, karnemelk, chocolademelk	- gebonden soep - chocolade-dessertsaus	- dunne mix-maaltijd	
C. Dikvloeibaar	- schenkstroop	- yoghurt, vanillevla, chocoladevla en andere soorten vla	- gemalen groenten, vlees, aard-appelen, jus / saus	- aardbeien-yoghurt - jam
D. Extra dikvloeibaar	- smeerkaas	- zelfgemaakte vla's	- griesmeel-pap - gemalen groenten	- rijstepap, haver-moutpap
E. Gemalen		- chocolade-pasta - leverpastei of paté	- leverworst - pindakaas - gemalen gehakt met saus	- huzarensalade, fijne eiersalade
F. Zachte voeding	- gelatinepud-ding	- geklopte slagroom - aardappel-puree	- wit- of tarwebrood zonder korst - gestoomde visfilet	- rijpe vruchten (zonder schil) zoals banaan, aardbeien, perzik en kiwi - cake - omelet

De warme maaltijd bestaat uit:
- soep met een dikke consistentie;
- fijngemalen/gehomogeniseerd vlees;
- aardappelpuree;
- gemalen groenten;
- nagerecht zo dik als een vla.

De 'broodmaaltijden' bestaan uit:
- soep;
- pap en vla;
- vruchtenmoes.

Tussendoor kunnen verdikte dranken, vla, vlaflip en vruchtenmoes worden gebruikt.

Dranken zoals koffie, thee, vruchtensap, melk en limonades kunnen worden verdikt met een verdikkingsmiddel.

Indicatie: ernstige slikstoornis in combinatie met snel verslikken.

Gehomogeniseerd of zeer fijn gemalen

Een gehomogeniseerde voeding is een zeer fijn gemalen voeding die net niet vloeibaar is. De consistentie is te vergelijken met die van babyvoeding.

De warme maaltijd bestaat uit:
- heldere soep;
- gehomogeniseerd vlees;
- zeer fijne aardappelpuree;
- fijngemalen groenten;
- nagerecht zo dik als vla;

De 'broodmaaltijden' bestaan uit:
- heldere soep;
- alle soorten vla en pap;
- vruchtenmoes;

Tussendoor kunnen alle soorten dranken, pap, vla, vlaflip en vruchtenmoes gebruikt worden.

Indicatie: ernstige slikstoornis of heel snel moe zijn; bij snel verslikken liever dik-gladvloeibare voeding kiezen.

Gladvloeibare voeding

Een gladvloeibare voeding heeft een zodanige consistentie dat deze door een rietje kan worden gedronken en bevat geen vezeltjes, pitjes of stukjes. De voeding is gezeefd.

De warme maaltijd bestaat uit:
- dunne soep;
- mixvoeding (aardappelen, groente en vlees gemengd met bouillon tot een dikke soep; ook als kant-en-klaarproduct te verkrijgen);
- nagerecht zo dun dat het door een rietje kan worden gedronken.

De 'broodmaaltijden' bestaan uit:
- dunne soep;
- gezeefde dunne pappen;
- yoghurt;

Tussendoor kunnen dranken zo dun als koffie, thee, melk en karnemelk gebruikt worden.

Indicatie: ernstige slikstoornis, met name na radiotherapie, waardoor sterke verlittekening en xerostomie (droge mond) kunnen ontstaan.

Helder vloeibare voeding

Bij een helder vloeibare consistentie kunnen alleen dranken gegeven worden waar doorheen gekeken kan worden. Hier mogen geen pitjes, stukjes of vezeltjes in zitten. Voorbeelden zijn: water, thee, koffie, gezeefde bouillon, limonade van siroop, heldere vruchtensappen.
  Indicatie: post-operatief.

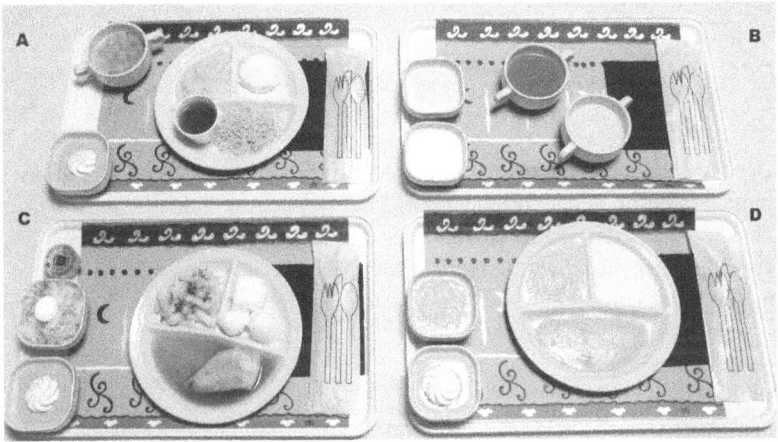

Afbeelding 5.2
Voorbeelden van verschillende maaltijden

A = gemalen voeding; B = gladvloeibare voeding; C = normale voeding; D = dik-gladvloeibare voeding

Vaak verloopt de opbouw van de voeding bij patiënten met herstellende neurologische slikproblemen van dik-gladvloeibare via gemalen naar normale voeding. Bij progressieve ziektebeelden gaat het juist andersom, dus van normaal via gemalen naar dik-gladvloeibaar.
  Bij patiënten met hoofd-halstumoren is gewone of droge voeding al snel niet meer mogelijk, omdat een dergelijke voeding een goede mondmotoriek en voldoende speekselsecretie vraagt. Daarnaast kan er sprake zijn van pijn in de mond, taai speeksel of een vieze smaak in de mond. Bij pijn in de mond wordt, naast het advies om een zachtere voeding te gebruiken, scherp gekruid, zout en erg zuur eten ontraden. Vorming van slijmerig speeksel kan voorkomen worden door zoete melkproducten te vervangen door zure melkproducten. Ook kan na het drinken van zoete melkproducten de mond gespoeld worden met een kleine hoeveelheid water of bicarbonaat. Dit laatste lost het slijm op. Een vieze smaak in de mond kan worden bestreden door

op friszure voedingsmiddelen te kauwen of te zuigen, indien de slikstoornis dit toelaat. Verder kan een goede mondhygiëne helpen (zie hoofdstuk 6).

Vloeibare voeding

Vloeibare voeding heeft een groot volume. Omdat de voeding verdund wordt tot de gewenste consistentie neemt de energiedichtheid af. Om toch tot een adequate inname te komen moet er meer gegeten worden. Zonder deskundige begeleiding kan dit een eenzijdige voeding tot gevolg hebben, met een tekort aan een aantal micronutriënten zoals vitamine B6, vitamine B12 en ijzer. Ook moet de behandelaar bedacht zijn op een tekort een energie en vezels. Sommige patiënten klagen over slijmvorming door het gebruik van melkproducten.

Groot volume

Doordat een gemalen en vloeibare voeding weinig tot geen vaste voedingsmiddelen bevat, is het volume groot. Door de voeding in kleine porties over de dag te verdelen, wordt het volume over de dag gespreid en wordt de voeding beter verdragen. Uiteindelijk zal de energiebehoefte dan eerder behaald worden.

Eenzijdige voeding

Een vloeibare voeding wordt gedomineerd door vollemelkproducten, zoals pappen en vla, en soepen. Vooral de zoete smaak van pappen kan gaan tegenstaan. Belangrijk is om regelmatig soep te verwerken in het menu en ervoor te zorgen dat patiënten een vloeibare warme maaltijd kunnen krijgen. Ook vruchtenmoes, wat een zoetzure smaak heeft, kan voor afwisseling zorgen.

Energie

Een vloeibare voeding bevat over het algemeen erg weinig energie, met gewichtsverlies als gevolg. Om te controleren of patiënten voldoende eten is het belangrijk dat zij eenmaal per week gewogen worden. Bij gewichtsverlies moet de voeding energierijker worden samengesteld. Dit kan door volle melk en vollemelkproducten te gebruiken en extra boter, room of margarine toe te voegen aan pap, soep of de warme maaltijd. Ook kan suiker, honing of limonadesiroop toegevoegd worden aan de melkdranken, pap, vla en yoghurt. Door de voeding goed over de dag te verdelen in drie hoofdmaaltijden en drie tussenmaaltijden wordt de hoeveelheid energie in de dagvoeding verhoogd.

Vezels

Voeding met een eenzijdige consistentie bevat vaak weinig vezels. Dit kan obstipatieklachten geven. Voedingsmiddelen die vezels bevatten zijn: (gezeefde) vruchtensappen, gemalen of gezeefde pappen, gemalen geweekte pruimen of soepen van peulvruchten. Bovendien zijn er drinkvoedingen die extra vezels bevatten. Ook te weinig drinken kan obstipatie veroorzaken. Belangrijk is dagelijks ten minste 1500 ml vocht binnen te krijgen.

Slijmvorming

Indien de patiënt last heeft van vorming van slijmerig speeksel door het drinken van melk, kan het drinken van een slokje (mineraal)water of vruchtensap na het gebruik van melk een eenvoudige oplossing bieden. Zure melkproducten werken minder slijmvormend.

Industrieel vervaardigde drinkvoeding

Als de energie-inname onvoldoende blijft kan drinkvoeding overwogen worden. Drinkvoeding is verkrijgbaar in de vorm van volledige drinkvoeding of aanvullende drinkvoeding.

Volledige drinkvoeding

Volledige drinkvoeding kan als volwaardige voeding worden beschouwd die de normale voeding, aangepast aan de individuele behoefte, kan vervangen. Moderne commerciële drinkvoeding bevat alle benodigde voedingsstoffen in de aanbevolen hoeveelheden. Deze drinkvoedingen kunnen op melkbasis, yoghurtbasis of vruchtensapbasis zijn. Volledige drinkvoeding bestaat uit zo'n zes pakjes of flesjes per dag. Vaak krijgt een patiënt één of meer pakjes per dag voorgeschreven als ondersteuning om de efficiëntie van de orale inname te verhogen. Voor patiënten met slikproblemen kunnen alle drinkvoedingen verdikt worden.

Aanvullende drinkvoeding

Fabrikanten van drinkvoeding maken ook zogenoemde aanvullende drinkvoedingen. Aanvullende drinkvoedingen bevatten bepaalde voedingsstoffen in een hoge concentratie. Zo zijn er drinkvoedingen die een hoge concentratie eiwit hebben. Bij een geringe energie-inname worden volledige drinkvoedingen gebruikt als aanvullende voeding.

Bijhouden voeding- en vochtinname

Zowel bij klinische als bij poliklinische patiënten is het belangrijk om in de gaten te houden of een patiënt voldoende vocht en voeding tot zich neemt. Met behulp van een voedingsanamnese is dit na te gaan. Bij veel oudere patiënten in het ziekenhuis en bij veel neurologische patiënten is het afnemen van een anamnese niet goed mogelijk vanwege cognitieve stoornissen. Het registreren van vocht en voeding door de verpleging en/of voedingsassistenten geeft inzicht in de voedingsinname en kan een bijdrage leveren aan een verdere diagnose en behandeling. Bij poliklinische patiënten is bij twijfel een goede heteroanamnese of dagboekregistratie van belang.

Bijlage VIII geeft een voorbeeld van een vocht- en voedingslijst zoals die wordt gebruikt op de afdeling Geriatrie van het UMC St Radboud. Deze lijst wordt jaarlijks aangepast aan het voedingsassortiment.

5.4 Sondevoeding

Patiënten die niet kunnen of mogen eten en drinken maar wel een functioneel maag-darmkanaal hebben, kunnen in aanmerking komen voor sondevoeding.

Sondevoeding is een vloeibare volledige voeding van adequate samenstelling die de benodigde energie en de vereiste hoeveelheid vocht en voedingsstoffen bevat en per sonde via de slokdarm of rechtstreeks in de maag of het darmkanaal wordt toegediend.[4] Het toedienen via de maag is de meest fysiologische oplossing: de vertering van de voeding begint in de maag en de maag zorgt ook voor distributie naar de dunne darm.[10]

Indicaties voor sondevoeding zijn: onvoldoende orale inname als gevolg van gastro-intestinale aandoeningen, ernstige kauw- en slikstoornissen, onmogelijkheid om zelf te eten (zoals tijdens langdurige beademing), anorexia nervosa, ernstig mentale aandoeningen en depressie.

Contra-indicaties voor sondevoeding zijn onder andere: intestinale obstructies in het maag-darmkanaal, fistels met grote verliezen (behalve als de sonde voorbij de fistel gelegd kan worden), gastro-intestinale bloedingen, pancreatitis, ernstige diarree of ischemie.[10] Bij contra-indicaties voor sondevoeding kan parenterale voeding soms een optie zijn. Parenterale voeding wordt via de bloedbaan toegediend. Zie ook 'Richtlijnen toediening van sondevoeding en parenterale voeding thuis' (http://www.ikcnet.nl).

Vroegtijdig voeden na trauma of operatie

De laatste jaren wordt steeds vaker binnen 12 tot 24 uur na een trauma of operatie gestart met sondevoeding. Het maag-darmkanaal functioneert dan nog niet optimaal. De dunne darm blijft wel actief, maar de maaglediging kan problemen geven. Indien ervoor gekozen wordt om via de maag te voeden is het belangrijk om regelmatig de maagretentie te bepalen. Op geleide van de maagretentie kan de sondevoeding worden opgebouwd. Als de maaglediging problemen geeft, kan met behulp van medicijnen (prokinetica) de maaglediging op gang gebracht worden. Als de maaglediging moeizaam blijft, kan de patiënt gevoed worden via een duodenumsonde of een jejunostomie.

Toedieningswegen

Er zijn verschillende toedieningswegen voor sondevoeding zoals de neus-maagsonde, de neus-duodenumsonde, de naaldjejunumstomie, de PEG (Percutane Endoscopische Gastrostomie)-sonde of PRG-sonde (Percutane Radiologische Gastrostomie) en de PEJ-sonde (Percutane Endoscopische Jejunostomie).

Zowel bij de neus-maagsonde als de neus-duodenumsonde wordt de sonde via de neus ingebracht. Bij de neus-maagsonde komt het uiteinde van de sonde in de maag te liggen, bij de neus-duodenumsonde in het duodenum (twaalfvingerige darm).

De naaldjejunostomie is een voedingsstoma waarbij de sonde rechtstreeks in het jejunum, vlak na het duodenum, wordt aangebracht.

Bij de PEG- of de PRG-sonde wordt via de buikwand een voedingskatheter in de maag geplaatst, zodat de sondevoeding direct in de maag gebracht kan worden. Het plaatsen van een PEG- of PRG-sonde moet in overweging worden genomen als een patiënt langere tijd met sondevoeding moet worden gevoed. Er is geen overtuigende evidentie hoelang deze periode zou moeten zijn. Bij patiënten die chemoradiatie (chemotherapie en radiotherapie) in het hoofd-halsgebied moeten ondergaan en bij wie zeer ernstige slikstoornissen worden verwacht, wordt wel geadviseerd om een PRG uit te voeren nog voordat de slikproblemen ontstaan. Bij ernstig progressieve slikstoornissen, zoals bij ALS, is de indicatie op den duur onvermijdelijk. Bij CVA-patiënten is de prognose van het neurologisch herstel van belang voor het beslissen over een PEG-sonde.

Een PEJ is een voedingsstoma in de buikwand waarbij de sonde via de maag wordt doorgeleid tot in de dunne darm.

Toedieningswijzen

Er zijn drie manieren om sondevoeding toe te dienen, namelijk continu, intermitterend en per portie. Alle manieren hebben specifieke voor- en nadelen. De wens van de patiënt kan hier eventueel doorslaggevend zijn. De motiliteit van de darm wordt echter bepaald door de ernst van de ziekte van de patiënt.

Continu voeden

Bij continu voeden krijgt de patiënt ononderbroken 24 uur per dag sondevoeding. Als er gevoed wordt in het duodenum of in het jejunum is dat noodzakelijk, omdat het duodenum en het jejunum geen reservefunctie hebben, waardoor er intolerantie kan optreden met diarree als gevolg.[10] De voordelen van continu voeden zijn dat er minder kans is op maagretentie, aspiratie, misselijkheid en braken en dat de voeding beter wordt getolereerd door ernstig zieke patiënten en bij het voeden voorbij de maag. Een nadeel van continu voeden is de verstoring van het dag-nachtritme. Bovendien mist de patiënt een bovenhoeveelheid sondevoeding indien hij regelmatig wordt afgekoppeld voor bijvoorbeeld onderzoek. Een nadeel bij onrustige patiënten is dat zij de sonde los kunnen trekken, met als mogelijk gevolg dat de druppende sonde in de keel blijft hangen. Hierdoor kan de patiënt de sondevoeding aspireren.

Intermitterend voeden

Bij intermitterend voeden krijgt de patiënt gedurende een dagdeel druppelsgewijs sondevoeding toegediend. De patiënt eet bijvoorbeeld overdag zelf, maar heeft 's nachts aanvulling met sondevoeding nodig.

Voeden per portie

Bij het voeden per portie of per bolus wordt per voedingsmoment een bepaalde hoeveelheid sondevoeding gegeven. Een portie varieert van 150–350 ml per keer, afhankelijk van wat de patiënt kan verdragen. Als de voeding in porties goed verdeeld over de dag gegeven wordt, waarbij stteds enkele uren geen voeding gegeven wordt, blijkt de maaglediging beter te verlopen.[10] Het geven van sondevoeding in porties komt het meest overeen met het gebruik van een normale dagvoeding. Het heeft bovendien bij onrustige patiënten als voordeel dat er tijdens het geven van de sondevoeding toezicht is bij de patiënt.

Opbouwschema's

Bij patiënten met een normaal functionerend maag-darmkanaal die korter dan drie dagen geleden voeding via het maag-darmkanaal gekregen hebben, is een opbouwschema niet nodig. Op de eerste dag kan gestart worden met de gewenste hoeveelheid sondevoeding.

Patiënten met een niet goed functionerend maag-darmkanaal en patiënten die ernstig ziek of ondervoed zijn, chemotherapie hebben gehad, langere tijd (langer dan drie dagen) geen voeding gekregen hebben via het maag-darmkanaal of een sonde voorbij de maag hebben, hebben een opbouwschema nodig.

Er zijn verschillende opbouwschema's mogelijk, bijvoorbeeld:
– dag 1: 1000 ml/24 uur (toedieningsnelheid 40–45 ml/uur);
– dag 2: 1500 ml/24 uur (toedieningsnelheid 60–65 ml/uur);
– dag 3: 2000 ml/24 uur (toedieningsnelheid 80 ml/uur).

De voeding kan ook in 20 uur gegeven worden:
– dag 1: 1000 ml/20 uur (toedieningsnelheid 50 ml/uur);
– dag 2: 1500 ml/20uur (toedieningsnelheid 75 ml/uur);
– dag 3: 2000 ml/20 uur (toedieningsnelheid 100 ml/uur).

Bij vroegtijdig starten met sondevoeding kan een vertraagde maaglediging optreden. Het is belangrijk om regelmatig, bijvoorbeeld om de vier uur, de maagretentie te bepalen.

Samenstelling sondevoeding

Bij het multidisciplinair behandelen van een patiënt met slikproblemen zal de diëtist het beleid rond sondevoeding bepalen. Afhankelijk van de energiebehoefte en de behoefte aan voedingsstoffen van de patiënt zal een keuze voor een sondevoeding gemaakt worden. Er is een breed assortiment aan sondevoedingen beschikbaar. Alle sondevoedingen bevatten de aanbevolen dagelijkse hoeveelheden mineralen, sporenelementen en vitaminen, mits voldoende gegeven.

Sondevoedingen zijn verkrijgbaar in verschillende energieconcentraties en met of zonder vezels. Met een combinatie van de verschillende soorten sondevoedingen kan de energiebehoefte van de patiënt gedekt worden (zie ook het overzicht in tabel 5.4).

Tabel 5.4	Overzicht van de meest voorgeschreven sondevoedingen
Indicatie	*Sondevoeding*
normale energiebehoefte	met en zonder vezels
lage energiebehoefte	met en zonder vezels
hoge energiebehoefte	met en zonder vezels
hoge energie- en eiwitbehoefte	eiwitverrijkt
nierziekten, leverziekten	eiwitbeperkt, vochtbeperkt
lactasedeficiëntie, koemelkallergie	op basis van soja

Viscositeit

De normale sondevoedingen kunnen door een sonde met een doorsnede van charrière 6 tot 10. Charrière (CH) is de diameter van een sonde of katheter. Dit is een van oorsprong Franse maat: 1 charrière = 1/3 mm. De energierijke, eiwitverrijkte en vochtbeperkte sondevoedingen zijn geconcentreerde sondevoedingen. Vaak moet voor deze voedingen een dikkere sonde (bijv. charrière 12) of een voedingspomp gebruikt worden.

Complicaties

De meest voorkomende complicaties bij sondevoeding zijn klachten aan het maag-darmkanaal (diarree, obstipatie en braken) en aspiratie. Ook complicaties van mechanische of metabole aard komen voor.

Diarree

Men spreekt van diarree wanneer sprake is van drie tot vier porties dunne ontlasting per dag, met een volume van meer dan 200-250 g per keer. Mogelijke oorzaken tijdens gebruik van sondevoeding zijn: langere tijd het maag-darmkanaal niet gebruikt hebben, bijwerking van medicijnen (zoals antibiotica) en infectie. Minder frequente oorzaken zijn: te hoge toedieningssnelheid, te groot volume, te koude voeding, lactose-intolerantie en bijwerkingen van de therapie, zoals radiotherapie of chemotherapie. Zie voor een overzicht van oorzaken en behandelingen tabel 5.5. Voeding per portie in de dunne darm geeft overigens altijd diarree.

Tabel 5.5	Oorzaken en behandelingen van diarree
Oorzaak	*Behandeling*
- te hoge toedieningssnelheid	- toedieningssnelheid verminderen - portievoeding vervangen door continue voeding
- te groot volume	- verklein het volume - portie voeding vervangen door continue voeding
- te koude voeding	- voeding geven op kamertemperatuur
- lactose-intolerantie	- overgaan op lactosearme voeding
- ontbreken vezels	- toevoegen vezels
- antibiotica	- zo mogelijk de antibiotica staken
- maag-darmkanaal lang niet gebruikt	- een opbouwschema gebruiken
- bijwerkingen therapie	- een opbouwschema gebruiken

Obstipatie

Oorzaken voor obstipatie kunnen zijn: een vezelarme voeding, te weinig lichaamsbeweging, te weinig vocht, medicatie en ouderdom. Ook ziektebeelden die de motoriek van het maag-darmkanaal verminderen (ziekte van Parkinson, CVA) kunnen obstipatie veroorzaken. Het gebruik van vezelrijke sondevoeding, extra aandacht voor vochtinname (2000 ml per dag), indien mogelijk meer lichaamsbeweging en eventueel wijzigen van de medicatie kunnen een betere stoelgang bevorderen.

Misselijkheid en braken

Als een patiënt moet braken van de sondevoeding of aangeeft misselijk te zijn, kan dit veroorzaakt worden door een te hoge toedieningssnelheid, te groot volume, een te koude voeding of obstructie in het maag-darmkanaal. Ook obstipatie kan misselijkheidsklachten geven. Misselijkheid en braken wordt ook gezien bij neurologische patiënten met een verhoogde hersendruk of een hersenstamlaesie. Medicatie om de misselijkheid tegen te gaan kan dan behulpzaam zijn.

Maagretentie

Men spreekt van maagretentie als het retentievolume meer dan 50% van het volume van de vorige voeding bedraagt. Bij maagretentie mag het volume van de sondevoeding dan niet verhoogd worden. Als het retentievolume meer dan tweemaal het volume van de vorige voeding bedraagt, is het gewenst om de sondevoeding te stoppen. Bij blijvende maagretentie dient allereerst gestart te worden met prokinetica, die de maaglediging stimuleren. Als de retentie blijft bestaan kan overwogen worden om de sonde voorbij de maag te leggen.

Bij het geven van sondevoeding in porties kan de retentie het beste net voor het geven van de sondevoeding bepaald worden. Bij continu voeden kan de bepaling om de vier uur gedaan worden. Bij continu voeden wordt van retentie gesproken als twee keer achter elkaar meer dan 100 ml voeding wordt gevonden.

Aspiratie van sondevoeding

Als gevolg van braken of reflux (teruglopen van maaginhoud in de slokdarm tot in de keelholte) kan sondevoeding worden geaspireerd. Om aspiratie als gevolg van reflux te voorkomen, is het belangrijk om het hoofdeinde van het bed iets omhoog te zetten en regelmatig op maagretentie te controleren.

Mechanische complicaties

Mechanische complicaties kunnen zijn: verstopping van de sonde, dislocatie van de sonde en irritatie van neus, keel en/of slokdarm. Vaak kunnen deze complicaties worden voorkomen door het kiezen van de juiste sonde, het regelmatig doorspuiten van de sonde en het op de juiste manier afplakken van de sonde.

Metabole complicaties

Bij het starten van sondevoeding bij patiënten met een slechte voedingstoestand kan het 'refeeding syndrome' optreden (zie paragraaf 5.2).

Afbouwen van sondevoeding

Bij het afbouwen van de sondevoeding is het belangrijk dat de patiënt steeds voldoende energie en vocht blijft krijgen op een dag. De patiënt eet overdag wat hij kan. Daar waar de voeding tekortschiet aan energie en vocht wordt dit aangevuld met sondevoeding, aan de hand van een afbouwschema (zie voorbeeld in bijlage IX). Deze schema's kunnen voor iedere soort sondevoeding en iedere portiegrootte worden gemaakt. Het aanvullen met sondevoeding kan na elke maaltijd, aan het eind van de dag of 's nachts.

Bij het voeden per portie kan per maaltijd gekeken worden hoeveel de patiënt aan energie en vocht binnenkrijgt. Eventuele tekorten kunnen met sondevoeding aangevuld worden. De snelheid waarmee de sondevoeding wordt afgebouwd hangt af van de eetlust en voedselinname van de patiënt.

Sondevoeding en geneesmiddelen

Als geneesmiddelen via de sonde moeten worden toegediend moet de consistentie van de geneesmiddelen worden aangepast. Dat betekent dat medicijnen gemalen en vermengd met water of in vloeibare vorm moeten worden toegediend. Dit is echter niet altijd mogelijk. Sondes hebben een kleine diameter, waardoor ze makkelijk verstopt kunnen raken. Ook mogen niet alle medicijnen gemalen worden en kunnen er interacties zijn tussen sondevoeding en geneesmiddelen. Ten slotte is het lastig als een patiënt continu sondevoeding krijgt en medicijnen op de nuchtere maag moet innemen. Geneesmiddelen kunnen ook via een andere weg toegediend worden, namelijk lokaal (inhalatiemiddel), rectaal, parenteraal of via de huid. In alle gevallen is dus goed overleg met de apotheker gewenst.

Sondevoeding en mondverzorging

Veel patiënten met een neus-maagsonde gaan meer door de mond ademen, omdat de sonde de neusdoorgankelijkheid sterk doet verminderen. De mond en de tong kunnen daardoor droog worden, wat de kans op tandcariës en ontstekingen van het tandvlees of het mondslijmvlies doet toenemen. Mondverzorging is daarom zeer belangrijk (zie hoofdstuk 6).

Sondevoedingsmaterialen

De keuze van het soort neussonde is afhankelijk van de te verwachten gebruiksduur, de patiënt (volwassene of kind), de te gebruiken voeding en medicatie en de plaats (maag of duodenum). Afhankelijk van de materiaalsoort verschillen de sondes in eigenschappen. De sondes onderscheiden zich in lengte, diameter en materiaalsoort. Zo bestaan er sondes van polyvinylchloride (pvc), polyurethaan en silicone, elk met eigen kenmerken wat betreft soepelheid, houdbaarheid en hardheid.

Het voordeel van een sonde met een grotere diameter is dat deze makkelijker is in te brengen. Het nadeel is dat de sonde sneller irritatie geeft in de neus, keelholte en slokdarm. De diameter van de siliconen sonde is klein, waardoor het geven van een sondevoeding met een hoge viscositeit (vezelrijkheid) door deze sonde niet mogelijk is. Dit leidt namelijk snel tot verstoppingen.

De lengte van de sonde is afhankelijk van de plaats die de sonde moet bereiken (maag of duodenum). Veel sondes zijn voorzien van een radiopake lijn om de ligging met behulp van röntgendoorlichting te kunnen controleren.

De sonde van pvc is alleen geschikt voor kortdurend gebruik (maximaal tien dagen), omdat pvc weekmakers bevat die onder invloed van het maagzuur verdwijnen. De sonde wordt hierdoor hard en er ontstaan risico's van ulceraties en perforaties van het maagslijmvlies.[11] De sonde van polyurethaan is erg soepel en heeft daarom een geleidingsdraad om het inbrengen te vergemakkelijken. De sonde kan maximaal zes weken gebruikt worden en moet daarna worden vervangen. De siliconen sonde is ook gemaakt van soepel materiaal. Deze sonde moet verwisseld worden na drie tot zes maanden. Bij langdurige sondevoeding (langer dan zes weken) wordt een sonde van siliconen of polyurethaan geadviseerd.

Literatuur

1 Crary MA, Mann GD, Groher ME. Initial psychometric assessment of a functional oral intake scale for dysphagia in stroke patients. Arch Phys Med Rehabil 2005 Aug;86(8): 1516–20.
2 Barendreght K. Klinische depletie. Maarssen: Elsevier; 2007.
3 Ververs MTC. Voeding van de oudere mens. Den Haag: Voedingsraad; 1995.
4 Verheul-Koot MA. Nutricia Vademecum. Deel 2, Voeding & ziekte. Maarssen: Elsevier/De Tijdstroom; 1999.
5 Baars A. Metabole ontregeling na opnieuw beginnen met voeding: 'refeeding'-syndroom; de centrale rol van fosfaat. Ned Tijdschr Geneeskd 2004;146(19):906–9.
6 Perlman AL, Schulze-Delrieu KS. Deglutition and its disorders. San Diego: Singular Publishing Group; 1997.
7 Vries EGE de, Stevenson W. Voeding met gewijzigde consistentie. Informatorium voor Voeding en Diëtetiek. Houten: Bohn Stafleu Van Loghum; 2003.
8 Kroes-van Dijk D. De introductie van een voedingsconsistentiematrix. Een eerste aanzet tot eenduidigheid. Logopedie en Foniatrie 2002;74:92–6.
9 Kroes-van Dijk D. Een voedingsconsistentiematrix, een eerste aanzet tot eenduidigheid. NTvD 2001;56(12):271-5.
10 Bleichrodt R.P. Enterale voeding. In: Leeuwen van PAM (red.) Klinische voeding. Houten: Bohn Stafleu van Loghum; 2000.
11 Hirsch WH, Piontek CJ. Design and production of enteral feeding tubes. Gastrointest Endosc Clin N Am 1998 Jul;8(3):611–21.

6 Mondverzorging bij kauw- en slikstoornissen

Berna Rood

6.1 Inleiding

Mondverzorging behoort tot de algemeen dagelijkse zorg van de verpleegkundige. Toch wordt in verpleegkundige literatuur nauwelijks aandacht besteed aan mondverzorging bij dysfagiepatiënten. Goede mondverzorging verhoogt de kwaliteit van leven van de patiënt en kan voor de patiënt zelfs van levensbelang zijn. Juist bij patiënten met slikstoornissen vraagt de mondverzorging extra aandacht.

Het mondgebied van de gezonde mens is voortdurend actief. Door middel van eten, kauwen, drinken en spreken krijgt het gebied een enorme sensorische input. Door een continue productie van speeksel en het verzamelen en doorslikken van het speeksel wordt de motoriek van de mond geactiveerd en vindt er tevens een reiniging van het mondgebied plaats. Speeksel houdt het mondslijmvlies vochtig, schoon en gezond en speelt een belangrijke rol in de smaakzin.

Bij veel patiënten met een neurologische aandoening of (behandelde) tumor in het hoofd-halsgebied is de motoriek en/of de sensibiliteit van het mond- en keelgebied ernstig gestoord (zie hoofdstuk 2). Door een verminderde beweeglijkheid van de tong, de wangen en de lippen en een verminderde sensibiliteit worden voedselresten, slijmresten en bacteriën in de mondholte vaak niet verwijderd. Ook de natuurlijke reiniging van de mond is vaak verminderd, doordat als gevolg van een slikstoornis het speeksel niet verzameld of doorgeslikt wordt. Doordat deze patiënten niet of minder kauwen wordt de speekselproductie in ieder geval al minder gestimuleerd. Vaak is bij patiënten die niet per os gevoed worden een aangekoekte laag slijm te zien, dit moet voorkomen worden.

Aspiratie van mondbacteriën kan een oorzaak zijn van een pneumonie. Een onderzoek onder bijna 14.000 personen van 20 jaar en ouder liet zien dat bij personen met een ernstige parodontitis bijna anderhalf keer zoveel chronische longaandoeningen voorkomen.[1]

De mondverzorging bij de dysfagiepatiënt heeft als doel het voorkomen van een aspiratiepneumonie, cariës, ontstekingen in de mondholte, een slechte adem en pijn en ongemak, het bevorderen van algemeen welbevinden en het stimuleren van de eetlust en de smaak. Bovendien stimuleert de mondverzorging de motoriek en sensibiliteit van het mondgebied. Een mond die niet schoon is, waarin tandbederf optreedt of waarvan de slijmvliezen beschadigd zijn, vormt een 'porte d'entrée' voor bacteriën en vergroot daarmee de kans op infecties in de rest van het lichaam.

Dysfagiepatiënten met ernstige en voorspelbare pathologie van de mondholte en het gebit, zoals na radiotherapie van het hoofd-halsgebied, worden intensief behandeld door een mondhygiënist. Andere opgenomen patiënten met slikstoornissen zijn in het algemeen aangewezen op de zorg van de verpleegkundige, eventueel met adviezen van de mondhygiënist of de logopedist.

Dit hoofdstuk beschrijft in paragraaf 6.2 de anatomie en fysiologie van de mondholte en het gebit. Paragraaf 6.3 geeft een overzicht van de pathologie van de mondholte en het gebit en in paragraaf 6.4 wordt de mondverzorging bij patiënten met een slikstoornis beschreven.

De mondverzorging bij patiënten met een slikstoornis, die oraal of niet-oraal gevoed worden, is samengevat in twee protocollen in bijlage X respectievelijk bijlage XI.

6.2 Anatomie en fysiologie van de mondholte

De mondholte bestaat uit de lippen, het gehemelte, de wangen, de tong, de boven- en onderkaak, het gebit, het tandvlees en de openingen van de afvoerkanalen van de speekselklieren. De mondholte is bekleed met een slijmvlies dat bestaat uit een meerlagig plaveiselepitheel. Het slijmvlies vormt een barrière tegen het binnendringen van allerlei micro-organismen.

Lippen

De lippen zijn doorgaans rood gekleurd. Aan de buitenkant zijn ze bekleed met huid en aan de binnenkant met slijmvlies. De lippen hebben een ondersteunende functie bij het eten en spreken.

Gehemelte

Het gehemelte is te verdelen in het harde gehemelte, het *palatum durum,* en het zachte gehemelte, het *palatum molle* of *velum palatinum*.[2]

Tong

De tong is een spier die bekleed is met een dik slijmvlies dat uit een meerlagig plaveiselepitheel bestaat. De oppervlakte van de tong bevat een groot aantal kleine uitsteeksels (de papillen) van verschillende vormen, waaronder de smaakpapillen. De tong heeft een functie bij het spreken, het slikken, het proeven van verschillende smaken en het transporteren van voedsel richting de keel.

Gebit

Het gebit van een volwassen mens bestaat uit 32 elementen. De gebitselementen (de tanden en kiezen, of *dentes*), zijn verankerd in de kaken door middel van wortels (*radix dentes*) die in een holte van de kaak, de tandkas of *alveole*, zitten. De wortel zit verankerd in het kaakbot door middel van vezels, wortelvlies en wortelcement. Tanden hebben één wortel, kiezen hebben er twee of drie. Ieder gebitselement bevat een kroon, het gedeelte van de tand of kies dat boven het tandvlees uitsteekt. Onder de kroon bevindt zich de tandhals, de *cervix dentis*. De tandhals is bekleed door het tandvlees en steekt net boven de tandkas uit. Tanden en kiezen bestaan uit tandbeen (*dentine*), een benige substantie. De kroon is bekleed met een harde, glanzende substantie, email of glazuur. De wortels zijn bekleed met een dunne laag cement. Het cement verbindt de tanden en kiezen met de binnenste bekleding van de tandkas, wat zorgt voor een stevige verankering in de kaak.

In het tandbeen bevindt zich de tandholte of pulpaholte, welke bestaat uit de pulpakamer en het wortelkanaal. De tandholte is gevuld met losmazig bindweefsel of *pulpa*, hierin bevinden zich bloedvaten en zenuwtakjes. De bloedvaten zorgen voor de bloedvoorziening van de gebitselementen. De zenuwtakjes en bloedvaten zijn via openingen aan het einde van het wortelkanaal verbonden met kanaaltjes in de kaak waarin de zenuwbanen en bloedvaten verder lopen.

Het gebit heeft een aantal belangrijke functies, zoals bijten en kauwen. Daarnaast speelt het ook een belangrijke rol bij het spreken en ademen. Als het gebit ontbreekt wordt het uitademen en het spreken bemoeilijkt, omdat er geen tegendruk plaatsvindt en de wangen slap naar binnen vallen. Verder heeft het gebit een belangrijke cosmetische functie.

Tandvlees

Het kaakbot en de wortels van tanden en kiezen worden tot aan de tandhals bekleed en beschermd door het tandvlees of de *gingiva*. Door de gingiva lopen vezels die de gingiva zijn stevigheid verlenen. Gezond tandvlees ligt strak rond het gebit en is bij het blanke ras roze van kleur. Het belangrijkste kenmerk van gezond tandvlees is dat het niet bloedt bij aanraken of tijdens het tandenpoetsen. Tandvlees, kaakbot, wortelcement en vezels vormen samen het *parodontium* of het steunweefsel van tanden en kiezen.

De smalle spleet tussen tanden en kiezen en het tandvlees heet de *sulcus*. Bij gezond tandvlees is de sulcus ondiep, hooguit 3 mm.[3] Is de sulcus pathologisch verdiept tot 4 à 5 mm of meer, dan wordt deze 'pocket' genoemd.

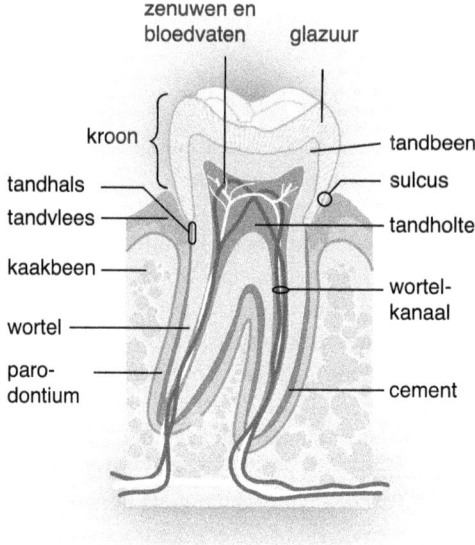

Afbeelding 6.1
Anatomie van de kies.

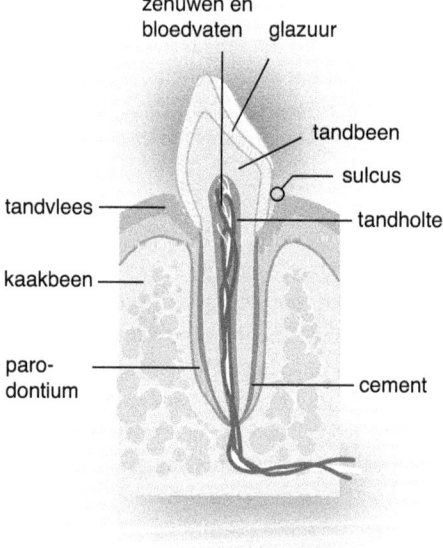

Afbeelding 6.2
Anatomie van de tand.

Speeksel

Speeksel wordt geproduceerd door de speekselklieren. De grootste speekselklier is de *glandula parotis* of de oorspeekselklier. Deze speekselklier produceert een dun, waterig speeksel. De speekselklieren in de mondbodem zijn de *glandula sublingualis* (ondertongspeekselklier) en de *glandula submandibularis* (onderkaakspeekselklier). De sublinguale klieren produceren een muceus, bijna gelvormig speeksel. De submandibulaire produceert seromuceus speeksel. De glandula parotis, glandula sublingualis en glandula submandibularis verzorgen ongeveer 90% van de speekselproductie. Daarnaast bevat het mondslijmvlies vele kleine speekselkliertjes die voor de rest van de productie zorgen.

Het speeksel zorgt voor het zelfreinigend vermogen van de mond en biedt bescherming aan het gebit en mondslijmvlies. Speeksel reinigt de mondholte en tanden door het verwijderen van bacteriën, etensresten en afvalproducten en neutraliseert het zuur door een bufferende werking. Hiermee wordt cariës mede voorkomen. Het speeksel vormt bovendien een beschermend laagje op het gebit en mondslijmvlies en bevat antistoffen tegen bacteriën en schimmels. De speekselfilm op het gebit, 'pellicle' genoemd, beschermt het gebit enigszins tegen slijtage veroorzaakt door wrijfkrachten tijdens het kauwen.[4] Verder maakt de aanwezigheid van speeksel het mogelijk dat mensen kunnen spreken zonder voortdurend een glas water bij de hand te moeten hebben. Speeksel speelt daarnaast een belangrijke rol in de smaakgewaarwording en de spijsvertering.

Een gezond mens produceert ruim een halve liter speeksel per dag. Speeksel bestaat voor meer dan 99% uit water en voor minder dan 1% uit eiwitten, antistoffen en elektrolyten. Het speeksel speelt een belangrijke rol in orale gezondheid; veranderingen in de samenstelling van het speeksel en in de speekselproductie veroorzaken veel orale problemen.[5]

6.3 Pathologie

Een slechte mondhygiëne kan allerlei gevolgen hebben. Tanden en kiezen kunnen verloren gaan en bacteriën kunnen allerlei problemen en ziekten veroorzaken in het mondgebied en daarbuiten. De belangrijkste gevolgen van slechte mondhygiëne en de belangrijkste afwijkingen in de mondholte worden hieronder beschreven.

Tandplak

Gedurende de dag hopen voedselresten zich op tussen tanden en kiezen, op de randen van het tandvlees en net onder het tandvlees. Samen met speeksel en bacteriën uit de mond veroorzaken deze voedselresten een gistingsproces. Hierdoor ontstaat een wit-gelige zachte kleverige aanslag op de tanden en het tandvlees, de zogenoemde tandplak. Tandplak wordt de hele dag door gevormd en bestaat hoofdzakelijk uit bacteriën die normaal in de mond voorkomen. Deze bacteriën hechten zich aan het pellicle, een eiwitlaagje wat gevormd wordt uit speeksel. Het pellicle bedekt het glazuur van de tanden en kiezen ter bescherming van invloeden van buitenaf. De bacteriën vermenigvuldigen zich, waardoor de plaklaag aangroeit.[6] Tandplak ontstaat vooral op de randen van het tandvlees, tussen tanden en kiezen en op de kauwvlakken, maar ook op de slijmvliezen.

Tandsteen

Door kalkzouten in het speeksel kan tandplak mineraliseren en verandert het in tandsteen (*calculus*), een harde witte aanslag op het gebit. Tandsteen is op zichzelf niet schadelijk, maar op het ruwe oppervlak van tandsteen vormt zich makkelijk nieuwe tandplak. Bacteriën kunnen zich makkelijk hechten en er kan een ontsteking ontstaan. Tandsteen onder het tandvlees is roodbruin of zelfs zwart van kleur en is hard, taai en moeilijk te verwijderen. Tandsteen onder het tandvlees wordt veroorzaakt door een ontstekingsvloeistof in combinatie met tandplak. Tandsteen kan alleen worden verwijderd door de tandarts of mondhygiënist.

Cariës

Cariës is een proces waarbij over een langere periode demineralisatie van tandglazuur, dentine of wortelcement de overhand heeft over remineralisatie.[7] Demineralisatie is het oplossen van mineralen uit tanden en kiezen door zuur, ofwel ontkalking van het gebit. Na het eten herstelt het speeksel de schade, dit proces heet remineralisatie. Het proces van de- en remineralisatie wisselen elkaar af na iedere consumptie. Als het evenwicht tussen deze processen uit balans raakt, wordt het glazuur poreus en ontstaat er tandbederf of cariës. Dit kan bijvoorbeeld optreden als het speeksel geen kans krijgt om te remineraliseren doordat er te snel weer koolhydraten of suikers gegeten worden. Tijdens de slaap is er nauwelijks speekselvloed en kan het speeksel niet zorgen voor remineralisatie. Daarom is het zo belangrijk om voor het slapengaan de tanden te poetsen.
    Cariës van het glazuur ontwikkelt zich langzaam. De eerste zichtbare aantasting is als een witte vlek waarneembaar. Nadat de cariës tot de laag van het tandbeen is doorgedrongen en het tandoppervlak een gat vertoont, ontwikkelt het proces zich sneller. Na verloop van tijd wordt het binnenste gedeelte van de tand of kies, waar bloedvaten en de zenuwtakjes zich bevinden, aangetast. Meestal veroorzaakt een gaatje in het glazuur geen pijn. De pijn ontstaat wanneer het tandbeen wordt aangetast.
    Naast cariës in het glazuur komt ook cariës van de wortels voor. Cement en dentine zijn veel kwetsbaarder voor cariës dan glazuur, omdat dentine en cement ontvankelijker zijn voor door het tandplak gevormde zuren dan glazuur.[8] De oplosbaarheid van de mineralen in het tandglazuur is mede afhankelijk van de zuurgraad van het omringende milieu. In een zure omgeving ontstaan er sneller gaatjes dan in een basisch milieu.
    Uit suikers en koolhydraten in het voedsel vormen bacteriën in de mond

een zuur dat het glazuur van de tanden en later ook het hieronder gelegen tandbeen op kan lossen. Remineralisatie wordt bevorderd door een basisch milieu en door fluoride. Ook speeksel bevordert een basisch milieu in de mond, door het verdunnen en het neutraliseren van het aanwezige zuur.[8,9]

De mond bevat grote hoeveelheden bacteriën, maar slechts bepaalde anaerobe soorten veroorzaken tandbederf. Tandbederf kan alleen ontstaan als iemand daarvoor gevoelig is en als er zuurproducerende bacteriën aanwezig zijn en voedselresten waardoor de bacteriën goed kunnen groeien. De mate van gevoeligheid voor tandbederf verschilt van persoon tot persoon.

Wanneer tandbederf niet tijdig wordt behandeld kan dit kiespijn en wortelpuntontstekingen veroorzaken. Uiteindelijk kunnen hierdoor zelfs gebitselementen verloren gaan.

Fluoride vermindert de oplosbaarheid van de mineralen uit de gebitselementen. Dit is een van de verklaringen voor de preventieve werking van fluoride tegen cariës. Fluoride vormt een chemische verbinding die grote weerstand biedt tegen de uit suikers of koolhydraten gevormde zuren. Hierdoor wordt tandbederf tegengegaan.

Gingivitis

Tandvleesontsteking of gingivitis ontstaat wanneer tandplak de kans krijgt zich op te hopen langs de randen van het tandvlees en vooral tussen de tanden en kiezen. De bacteriën in tandplak produceren afvalstoffen die het tandvlees irriteren en een ontstekingsreactie veroorzaken. Ontstoken tandvlees is rood en gezwollen, gaat makkelijk bloeden bij het tandenpoetsen en doet soms pijn. Een deel van de vezels die in het tandvlees lopen wordt afgebroken. Dit heeft als gevolg dat het tandvlees niet meer strak tegen de tand aanligt en geen steun en bescherming meer geeft.

Gingivitis is bijna altijd het gevolg van een slechte mondhygiëne. tandplak is de belangrijkste oorzaak van gingivitis, maar de ontsteking kan verergeren door hormoonveranderingen, bijvoorbeeld tijdens de zwangerschap, de puberteit of door het gebruik van orale anticonceptie. Ook medicatie kan gingivitis verergeren. Sommige geneesmiddelen veroorzaken tandvleeshyperplasie ofwel tandvleeswoekeringen, waardoor tandplak moeilijker te verwijderen is. Tandvleeswoekeringen kunnen ontstaan bij het gebruik van fenytoïne (een anti-epilepticum), ciclosporine (een immunosuppressivum) en calciumantagonisten als amlodipine, diltiazem, felodipine en nifedipine.[5,9] Ook kan medicatie een droge mond veroorzaken, wat de natuurlijke reiniging van in de mond door het speeksel vermindert, hierdoor ontstaat eerder gingivitis. Speekselproductie wordt ook verminderd door het bestralen van de grote speekselklieren in het hoofd-halsgebied. Hierbij kan ook een zodanige beschadiging ontstaan, dat er in het geheel geen speeksel meer geproduceerd wordt.

Als het bloedende tandvlees pijn doet tijdens het poetsen bestaat de neiging minder te poetsen, waardoor de ontsteking juist verergert. De behandeling moet erop gericht zijn de plak op een juiste manier te verwijderen, door middel van een goede mondhygiëne.

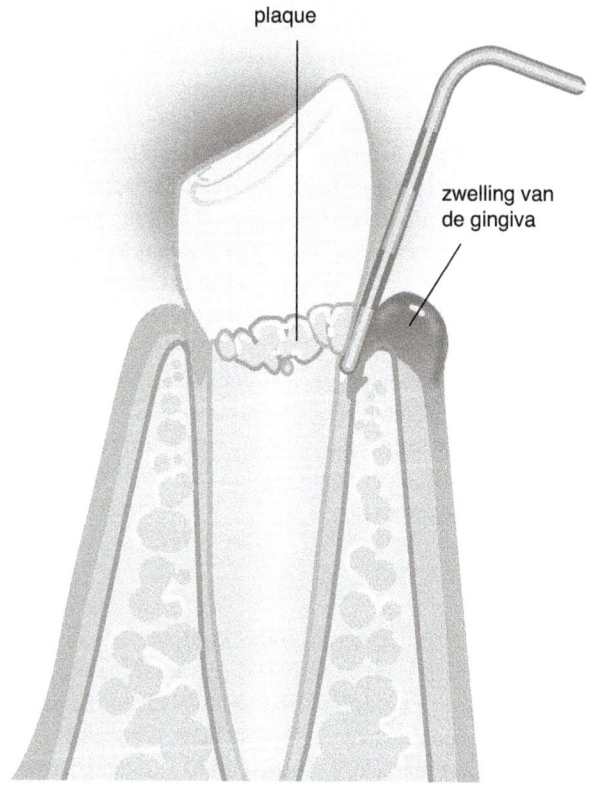

Afbeelding 6.3
Gingivitis.

Parodontitis

Als tandplak langer op het gebit achterblijft kunnen zich daarin 'agressieve' bacteriën gaan nestelen. De ontsteking bij de tandvleesrand kan zich dan langs de wortel in de richting van het kaakbot uitbreiden. De collageenvezels die de tand verankeren gaan kapot, het tandvlees komt los van de tandwortel en het kaakbot wordt afgebroken. Hierdoor ontstaat een verdiepte pocket die gevuld is met tandplak, tandsteen, afvalproducten van de bacteriën en soms zelfs pus. In deze pockets hoopt tandplak en tandsteen zich op onder anaerobe omstandigheden, wat de groei van anaerobe bacteriën bevordert. Deze voortschrijdende ontsteking met afbraak van vezels en kaakbot heet parodontitis. Als parodontitis niet wordt behandeld gaan op den duur de tanden en kiezen loszitten en kunnen zij uiteindelijk uitvallen.

Pas in een redelijk vergevorderd stadium van parodontitis ontstaan er klachten. Een vieze smaak of slechte adem duidt vaak op parodontitis. Pijnklachten zijn zeldzaam. Het tandvlees kan op den duur gaan terugtrekken, waardoor de tandhalzen gedeeltelijk bloot komen te liggen. Hierdoor kunnen tanden en kiezen gevoelig zijn bij het poetsen of het eten en drinken van warme, koude, zoete of zure dranken en gerechten. Ook kan wortelcariës ontstaan.

De snelheid waarmee parodontitis zich ontwikkelt, varieert van persoon tot persoon. Er zijn meerdere factoren die bepalen of iemand parodontitis ontwikkelt en ook in de mate waarin. Er kunnen verschillende soorten en aantallen bacteriën in tandplak voorkomen en alleen bepaalde soorten bacteriën uit de mondflora, de zogeheten paropathogenen, kunnen tot parodontitis leiden. Daarnaast speelt de individuele vatbaarheid een grote rol. De individuele vatbaarheid wordt bepaald door een combinatie van de algemene afweer en een aantal omgevingsfactoren.

Onder andere diabetes mellitus, hiv, roken, stress, hormonale veranderingen en het gebruik van medicatie als immunosuppressiva verminderen de weerstand tegen de bacteriën in tandplak.[10-12] Het kan dus voorkomen dat een patiënt jarenlang een slechte mondhygiëne en tandsteenvorming heeft en toch geen parodontitis ontwikkelt, omdat hij er minder gevoelig voor is.

Veel paropathogenen bevinden zich op de tongrug. Een mogelijke verklaring hiervoor is dat bacteriën een hechte relatie hebben met hun omgeving. Iedere bacterie heeft een specifieke combinatie van fysiologische, chemische en biologische factoren nodig om te kunnen overleven.

Een parodontitis is erg belastend voor het lichaam. Regelmatig merken patiënten op dat zij zich na een parodontale behandeling in het algemeen gezonder voelen. Het ontstoken parodontium heeft effect op het algemeen welbevinden. Daarbij kunnen bacteriën of bacteriële bestanddelen in de bloedbaan komen en ook elders in het lichaam een schadelijk effect hebben. Als gevolg van een bacteriëmie kunnen diverse ontstekingen in het lichaam ontstaan. Bekend is bijvoorbeeld de endocarditis veroorzaakt door *S. sanguis* uit de mond bij patiënten met een deficiënte hartklep. Daarnaast kunnen paropathogenen een pneumonie veroorzaken.[13]

Om de parodontitis te kunnen genezen moet de oorzaak van de ontsteking, de bacteriën in de tandplak, worden verwijderd. Dit moet zowel boven als onder het tandvlees gebeuren. Het verwijderen van de tandplak boven het tandvlees zal door de patiënt zelf of door de hulpverlener gedaan moeten worden. Het poetsen van de tong is hierbij een essentieel onderdeel. tandplak en tandsteen onder het tandvlees zal door de tandarts of mondhygiënist verwijderd moeten worden. Door een combinatie van goede mondhygiëne en professionele gebitsreiniging door de tandarts of mondhygiënist verdwijnt de ontsteking meestal en hecht het gezonde tandvlees zich weer aan de tanden en kiezen. Het verloren kaakbot groeit echter niet meer aan. Als het parodontium ontstekingsvrij is, is dit een goede basis om de tanden en kiezen de rest van het leven te behouden. Voorwaarde is wel dat niet opnieuw ontstoken pockets ontstaan. Hier kan voor gezorgd worden door een goede mondhygiëne en regelmatige controle en reiniging door de mondhygiënist.

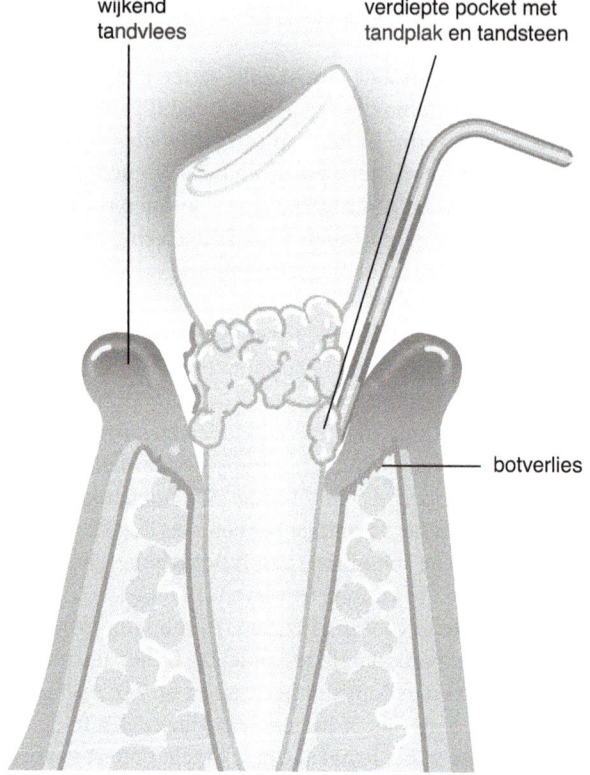

Afbeelding 6.4
Parodontitis.

Stomatitis, mucositis

Stomatitis is een acute of chronische ontsteking van het mondslijmvlies, die wordt gekenmerkt door erytheem, ulcera of erosies. Het is een verzamelnaam waar ook ontstekingen onder vallen als candidiasis en aften. Indien het tandvlees bij de ontsteking betrokken is spreekt men ook wel van gingivostomatitis. Mucositis, een term die vooral gehanteerd wordt bij chemotherapie, is een ontstekingsachtige verandering van de mucosa. Stomatitis is in te delen in verschillende gradaties volgens de 'Common Toxicity Criteria' (CTC), een wetenschappelijk onderbouwd scoringssysteem van de World Health Organization (WHO) om stomatitis in kaart te brengen:[14]
– graad 1: pijnloze ulcera, erytheem of lichte keelpijn zonder laesies;
– graad 2: pijnlijk erytheem, oedeem of ulcera, maar nog wel in staat te eten en te slikken (een slikstoornis op basis van neurologisch lijden is uitgesloten);
– graad 3: pijnlijk erytheem, oedeem of ulcera, waarvoor intraveneuze hydratie nodig is;

– graad 4: ernstige ulcera, waarvoor parenterale of enterale voedingsondersteuning of profylactische intubatie noodzakelijk is.

Stomatitis treedt vaak op bij intubatie of sedatie, bij verminderde weerstand, uitdroging van de slijmvliezen en bij irritaties van het kunstgebit. De symptomen van stomatitis zijn afhankelijk van de veroorzaker. Het gevaar van stomatitis is dat er laesies in het slijmvlies ontstaan, waardoor micro-organismen secundaire infecties, zoals endocarditis, kunnen veroorzaken in de rest van het lichaam.

Een goede mondhygiëne is noodzakelijk om stomatitis te voorkomen en/of te genezen.

Candidiasis

Candidaalbicans is een schimmel die bij veel mensen in de mond voorkomt. Normaal gesproken is er een evenwicht tussen deze schimmel en de bacteriën in de mond. Wanneer het evenwicht verstoord raakt, neemt de schimmel de overhand en veroorzaakt een infectie, candidiasis genoemd.[15]

Een candida-infectie in de mond kenmerkt zich door witte melkachtige licht verheven afschraapbare vlekken op het mondslijmvlies. De witte vlekken bestaan uit dood weefsel, bacteriën, afbraakproducten uit voedsel, witte bloedlichaampjes en schimmel. Andere symptomen zijn: verminderde eetlust, (soms) pijn in de mond, ontstekingen in de mond, bloedingen en hinder en ongemak bij het eten.

De schimmel veroorzaakt meestal pas een infectie als de weerstand van de patiënt is afgenomen. Het gebruik van (breedspectrum)antibiotica kan een candida-infectie veroorzaken omdat antibiotica de niet-pathogene bacteriën in de mond doden. Hierdoor krijgt de schimmel lokaal de overhand. Andere oorzaken van een candida-infectie zijn: het gebruik van corticosteroïden (vooral de inhalatiecorticosteroïden), immunosuppressiva of cytostatica en het dragen van een slecht passend kunstgebit.[14] Een beschadiging of irritatie aan de mond geeft schimmel meer de mogelijkheid zich te ontwikkelen.

Als de infectie in hevigheid toeneemt kan dit leiden tot een verminderde voedselinname. De infectie kan zich uitbreiden naar de keelholte of zelfs dieper, wat resulteert in slikstoornissen, pijn, misselijkheid en braken.

De behandeling is te verdelen in lokale en orale antischimmelmedicatie. De lokale middelen zijn spoelmiddelen of gels die de schimmel op de geïnfecteerde plaatsen bestrijden. De orale middelen gaan verspreiding van schimmel in het lichaam tegen. Middelen die vaak gegeven worden zijn Fungizone®, Trisporal®, Daktarin® en nystatine.

Daarnaast is het belangrijk de oorzaak te achterhalen. Zo zal, als de schimmel zich onder de prothese bevindt, deze grondig moeten worden gereinigd en met een antischimmelmiddel moeten worden ingesmeerd.

Een goede mondhygiëne zorgt ervoor dat schimmels minder kans krijgen zich te ontwikkelen.

Aften

Aften zijn blaasjes of zweertjes in de mond. Ze zijn wit van kleur en hebben een rode ontstoken rand. Aften kunnen in grote of kleine aantallen voorkomen en kunnen zowel op de rand van de tong, op het slijmvlies van de wang als op de binnenkant van de lip aangetroffen worden. Aften veroorzaken een stekende pijn tijdens het eten van zuur of heet voedsel. Als ze vlak bij een tand of kies zitten kunnen ze bij het eten of tandenpoetsen pijn doen.

De oorzaak van aften is niet duidelijk. Sommige mensen zijn er extra vatbaar voor, de reden is moeilijk aan te geven. Vaak steken ze de kop op bij een verminderde lichamelijke weerstand, een slechte mondhygiëne, overgevoeligheid voor bepaalde voedingsmiddelen, hormonale veranderingen of stress. Ook kunnen aften ontstaan als gevolg van een beschadiging bij te krachtig poetsen of door het bijten op de tong of binnenkant van de wang. Aften kunnen ook het gevolg zijn van een slecht passend kunstgebit. Het is een groot misverstand dat aften ontstaan door een vitaminetekort.

Aften genezen in de regel in één tot twee weken. De pijnlijkheid wordt in die periode steeds minder. Er zijn helaas geen geneesmiddelen die het ontstaan van aften kunnen voorkomen of de genezing ervan kunnen versnellen. Wel zijn er middelen die de pijn kunnen verminderen, zoals een lidocaïne-vloeistof of Pyralvex®. Er is aangetoond dat het gebruik van Zendium®-tandpasta een gunstig effect heeft bij aften. Het gebruik van andere tandpasta's of het spoelen met een mondspoelmiddel versnellen de genezing niet.

Xerostomie

Xerostomie betekent een droge mond, waarbij de slijmvliezen droog en dof zijn. Xerostomie wordt in de meeste gevallen veroorzaakt door een verminderd functioneren van de speekselklieren met als gevolg een verminderde speekselsecretie (hyposialie).[16] Een droge mond hoeft echter niet altijd daadwerkelijk gepaard te gaan met verminderde speekselsecretie. Objectief gemeten kan de speekselproductie normaal zijn, terwijl patiënten toch klagen over het gevoel van een droge mond.

Klachten van xerostomie zijn: droge pijnlijke slijmvliezen, smaakvermindering, dorstgevoel, een branderig gevoel in de mond, een ruwe branderige tong, slechte adem, snel voortschrijdende cariës, verhoogde gevoeligheid voor het ontstaan van orale ontstekingen, moeilijkheden met het slikken van droog voedsel, smaakstoornissen en moeilijkheden met spreken.[17]

De meest voorkomende oorzaak van xerostomie is het gebruik van medicatie. Er zijn diverse geneesmiddelen die leiden tot het gevoel van een droge mond, zonder een daadwerkelijk verminderde speekselsecretie.[18] De medicijnen die behoren tot de volgende groepen hebben over het algemeen als bijwerking een verlaging van de speekselsecretie: anticholinergica, hypnotica, tranquillizers, antidepressiva, spasmolytica, sedativa, diuretica, anti-epileptica, antihypertensiva en antihistaminica.[19]

Andere oorzaken van xerostomie zijn: bestraling van het hoofd-halsgebied, diabetes mellitus, astma, acuut nierlijden, depressie, auto-immuunziekten als reumatische artritis en het syndroom van Sjögren, sarcoïdose, menopauze, dehydratie, hoge bloeddruk en mondademhaling.

Als de speekselklieren te weinig of geen speeksel meer produceren heeft dat schadelijke gevolgen voor het tandvlees en het gebit. Er kunnen ontstekingen en tandbederf ontstaan. Door het verminderde speeksel is ook de bufferwerking van het speeksel afgenomen en daarmee de bescherming tegen cariës. Bovendien ontstaan er moeilijkheden met eten, praten en slikken, vooral bij het slikken van droog voedsel. Voedselresten blijven eerder achter in de mond, wat ook weer tandbederf kan veroorzaken. Aanhoudende xerostomie kan bovendien candidiasis, speekselklierontsteking en het ontstaan van cariës bevorderen.

Patiënten met xerostomie klagen regelmatig over vermoeidheid. De nachtrust wordt vaak verstoord doordat mensen met een voortdurend gevoel van een droge mond veel drinken en 's nachts vaak moeten plassen. Ook de droge mond zelf verstoort de nachtrust.

Kunstspeeksel of speekselsubstituut biedt in sommige gevallen uitkomst. Kunstspeeksel is verkrijgbaar in de vorm van een spray, zoals Salvia Orthana®, Xialine®, Glandosane®, of in de vorm van een gelei, Oral Balance®. Kunstspeeksel benadert enigszins speekseleigenschappen zoals viscositeit en vochtigheidsgraad, maar bevat niet de unieke ontstekings- en schimmelremmende stoffen van speeksel. Bij patiënten met slikstoornissen biedt het advies om de speekselproductie te stimuleren door middel van het kauwen van suikervrije kauwgom geen soelaas, omdat deze patiënten zich juist in de kauwgom verslikken. Wel is het een mogelijkheid om patiënten die een milde slikstoornis hebben en goed instrueerbaar zijn regelmatig in een plakje komkommer te laten happen. Het happen in citroen moet worden afgeraden. Zuren, en vooral citroenzuur, stimuleren wel de vorming van dun waterig speeksel door het activeren van de oorspeekselklier, maar een nadeel is dat het zuur de erosie en de demineralisatie van het gebit verhoogt. Daarnaast kan pijn en irritatie van de slijmvliezen optreden.

Minder of een andere samenstelling van het speeksel geeft een plakkerig gevoel in de mond. Dit kan verminderd worden door regelmatig te spoelen met NaCl 0,9% of met natriumbicarbonaat. Het voordeel van natriumbicarbonaat is dat dit het eiwit in het speeksel afbreekt, waardoor het speeksel beter oplost. Indien de xerostomieklachten voortkomen uit het gebruik van medicatie is het raadzaam dit met de behandelend arts te bespreken. Misschien kan worden overgegaan op een ander soort medicijn of een verlaging van de dosering.

Een droge mond is hinderlijk en vereist extra verzorging, omdat het gebit en het mondslijmvlies makkelijk beschadigd en ontstoken raken als de mond droog is. Bij mensen met een sterk verminderde speekselvorming kan zeer snel tandbederf optreden, doordat het zelfreinigend vermogen van het speeksel is afgenomen. Het is raadzaam om na het gebruik van suikerhoudende producten de mond extra te spoelen met water of NaCl 0,9% om tandbederf te voorkomen.

Droge lippen

Droge lippen worden veroorzaakt door het verminderd gebruik van de lippen en het ademen met open mond. Voornamelijk bij dysfagiepatiënten die per sonde gevoed worden, is dit een veel voorkomend probleem. Als gevolg van de droogte kunnen de lippen gaan barsten waardoor kloofjes ontstaan die een broedplaats zijn voor bacteriën. Regelmatig de lippen invetten met (steriele) vaseline of Duratears® is bij erg droge lippen een noodzaak.

Foetor ex ore of halitose

Foetor ex ore of slechte adem is een abnormale geur van de uitgeademde lucht. Foetor ex ore moet niet verward worden met een slechte adem van tijdelijke aard, veroorzaakt door het eten van bijvoorbeeld uien, knoflook en kruiden of door roken of het gebruik van koffie en/of alcohol. Een andere benaming van foetor ex ore is halitose. Met halitose wordt bedoeld dat de geur uit het bloed afkomstig is, via de longen uitgeademd wordt en in de mond komt. Bij foetor ex ore is de geur afkomstig uit de mond. De termen worden in de literatuur echter als synoniemen gebruikt.

Bij patiënten met foetor ex ore kunnen verschillende factoren van invloed zijn. Een gebrek aan goede mondhygiëne kan een parodontitis veroorzaken. Meestal is er echter meer aan de hand. De belangrijkste reden voor het ontstaan van foetor ex ore is de vorming van vluchtige zwavelverbindingen door anaerobe gramnegatieve micro-organismen in anaerobe ruimten, zoals parodontale pockets, tongpapillen en groeven in de tonsillen.[20] Door de bijzondere vorm van de tong, met vele diepe fissuren als gevolg van de vele papillen, is dit een goede verzamelplaats voor bacteriën. Zwavelproducerende bacteriën bevinden zich met name in deze diepe fissuren, waar een anaeroob milieu heerst. Dit stimuleert de groei van de anaerobe bacteriën. De vluchtige zwavelverbindingen zijn moleculen met een zeer intense geur. Als vluchtige zwavelverbindingen aanwezig zijn in uitgeademde lucht veroorzaken ze een geur die zeer onaangenaam is, zelfs in lage concentraties.

Bepaalde andere factoren, zoals een verminderde speekselproductie (vooral tijdens het slapen), bepaalde eetgewoonten en koffie-, alcohol- en tabakgebruik versterken de foetor ex ore. Ook het dragen van een slecht passende prothese kan foetor ex ore veroorzaken door het achterblijven van voedselresten.

Pathologische oorzaken van halitose zijn ziekten als gastro-intestinale ulcera, hernia diafragmatica, diabetes mellitus, leverinsufficiëntie en chronische nierinsufficiëntie.[19]

Foetor ex ore kan soms worden veroorzaakt door het gebruik van medicatie. Dit kan een primaire oorzaak zijn, maar medicatie kan ook een secundaire aanleiding zijn voor een slechte adem, bijvoorbeeld door het veroorzaken van een droge mond of candidiasis.[5] Voorbeelden van medicatie die primair halitose veroorzaakt zijn: anticholinergica, atropine, dimethylsulfoxide, disulfiram, Cedocard®, Fluimicil®, isosorbidedinitraat en vitamine B.[4,21]

De behandeling van foetor ex ore is gericht op het wegnemen van de oorzaak. Bij de meeste patiënten is het nodig om een verbetering van de mondhygiëne te bewerkstelligen, in samenhang met specifieke maatregelen om de micro-organismen die slechte adem veroorzaken te reduceren. Een goede mondhygiëne wil zeggen: tandenpoetsen, interdentale reiniging en tongschrapen. In het geval van een ernstige gingivitis of parodontitis moet worden doorverwezen naar de tandarts of mondhygiënist. Daarnaast kan tijdelijk het gebruik van antibacteriële mondspoelmiddelen, zoals Halita®, geïndiceerd zijn om de groei van de anaerobe bacteriën te bestrijden.

6.4 Mondverzorging

Inspectie en diagnostiek

Voordat aan de mondverzorging bij de patiënt begonnen wordt, is het belangrijk dat de mondproblematiek in kaart wordt gebracht. Pas daarna kan er aan de hand van de diagnostiek een (individueel) plan tot verzorging en behandeling opgesteld worden.

Inspectie van de mond behelst een observatie van de mondholte met behulp van een penlight, spatel en eventueel een spiegel. De lippen, de slijmvliezen, de tong, de mondbodem, het gehemelte, het tandvlees en de keel worden onderzocht op veranderingen in structuur en kleur. Met behulp van de gevalideerde gingivitisindex kan worden vastgesteld in hoeverre het tandvlees ontstoken is (zie tabel 6.1).[22-24] Daarnaast kan gebruik worden gemaakt van een observatie-instrument dat ontwikkeld is ter beoordeling van de orale conditie op een neurologische afdeling.[25] Dit instrument is aangevuld op basis van het theoretisch kader zoals omschreven in dit hoofdstuk en vanuit de gebruikte literatuur (zie tabel 6.2).[26,27] Het gebruik van een observatie-instrument vergroot de eenduidigheid bij het observeren. Het geeft verpleegkundigen een handvat om de toestand van de mond te kunnen bepalen.

Voor de evaluatie van het mondverzorgingsplan is het van belang dat minimaal eenmaal per dag de mondconditie beoordeeld wordt. Zo kan het plan eventueel bijgesteld of gestopt worden.

Tabel 6.1	Gingivitisindex (GI)
0	geen ontsteking
1	lichte ontsteking (kleine verandering van kleur en textuur)
2	matige ontsteking (matig glanzen, roodheid, oedeem en hypertrofie, bloeden bij druk)
3	ernstige ontsteking (duidelijke roodheid en hypertrofie, neiging tot spontaan bloeden, ulceraties)

Tabel 6.2	Instrument ter beoordeling van de orale conditie	
Pijn	*Speeksel*	*Bloeding tandvlees en slijmvliezen*
☐ geen pijn ☐ branderig gevoel of pijn bij eten, drinken en praten ☐ pijn bij het poetsen ☐ continu pijn	☐ aanwezig / waterig ☐ dik / taai ☐ onvoldoende / droog ☐ afwezig / kurkdroog	☐ niet bloedend ☐ bloedend bij poetsen ☐ bloedend bij het eten ☐ spontaan bloedend
Lippen	*Tong*	*Mucosa*
☐ zacht ☐ vochtig ☐ droog ☐ gebarsten ☐ bloedend ☐ ulcera	☐ roze en vochtig ☐ beslagen ☐ glanzend / rood ☐ droog / gebarsten ☐ gegroefd	☐ roze ☐ rood ☐ vochtig ☐ beslagen ☐ witte plekken ☐ ulcera / bloeden
Tandvlees (zie gingivitisindex)	*tandplak*	*Gebit*
☐ geen ontsteking ☐ lichte ontsteking ☐ matige ontsteking ☐ ernstige ontsteking	☐ geen zichtbare plak of voedselresten ☐ lokaal zichtbare plak ☐ overal zichtbare plak	☐ eigen ☐ partiële prothese: goed passend ☐ partiële prothese: drukplekken ☐ volledige prothese: goed passend ☐ volledige prothese: loszittend ☐ volledige prothese: drukplekken
Geur		
☐ normale geur ☐ riekende geur		

Tandenborstel

Er is een grote variatie in tandenborstels.[28] Tandenborstels verschillen in vorm en grootte, de stand van de kop ten opzichte van de steel, de vorm, hardheid en lengte van de kunststof filamenten en de wijze waarop de haren in de kop geplaatst zijn. Er is weinig wetenschappelijk onderzoek gedaan naar de effectiviteit van typen tandenborstels. Verschillende clinical trials lieten uiteenlopende resultaten zien.[29,30] Toch kan op basis van diverse literatuur een leidraad worden gegeven bij de keuze van de tandenborstel.[14,22,31]

Een goede tandenborstel mag niet te hard zijn. Een te harde tandenborstel kan in combinatie met te krachtig poetsen het tandvlees en worteloppervlakten beschadigen. De ernst van deze beschadigingen neemt toe met de frequentie van het poetsen. Om dezelfde reden moeten de haren van de borstel afgerond zijn en moeten alle haren even lang zijn. Bij borstels met haren van ongelijke lengte ontstaat de neigen om te hard te drukken om met alle haren contact te krijgen op het tandoppervlak. Een korte borstelkop bevordert het bereik op alle plaatsen van de mond. De borstel is aan vervanging toe op het moment dat de haren uit elkaar beginnen te staan. Samengevat zou gezegd kunnen worden dat een goede tandenborstel de tandplak effectief verwijdert, zonder beschadiging van tanden en tandvlees te veroorzaken.

De tandenborstel moet uit hygiënisch oogpunt schoon en droog bewaard worden. Een natte, vochtige tandenborstel is een broedplaats voor bacteriën.

Naast handtandenborstels zijn er verschillende elektrische tandenborstels op de markt. Een elektrische tandenborstel kan effectiever zijn dan een gewone tandenborstel, mits de juiste poetstijd aangehouden wordt. Het voordeel van een elektrische tandenborstel is dat de correcte bewegingen automatisch worden uitgevoerd. In tegenstelling tot wat vaak gedacht wordt, kost het poetsen met een elektrische tandenborstel net zoveel tijd als het poetsen met een handtandenborstel. Er kan onderscheid worden gemaakt tussen oudere en nieuwere typen elektrische tandenborstels. De oudere typen zijn voorzien van een normale borstelkop die een gecombineerde horizontale en verticale beweging maakt. De nieuwere typen met een ronde kop daarentegen maken een roterende beweging. De voorkeur gaat uit naar de nieuwere typen, omdat deze in staat zijn meer tandplak uit de ruimten tussen de tanden en kiezen te verwijderen. Het poetsen met een elektrische tandenborstel is voor de hulpverlener vaak makkelijker dan het poetsen met een handtandenborstel (zie paragraaf Poetsmethode).

Poetsmethode

Door de tanden en kiezen te poetsen met een tandenborstel wordt de tandplak verwijderd die zich boven het tandvlees bevindt. De tandplak en tandsteen die zich onder de rand van het tandvlees en diep in de pockets bevindt kan niet volledig worden verwijderd. Dit moet door de tandarts of mondhygiënist worden gedaan met speciale instrumenten, al dan niet onder plaatselijke verdoving.

Voor volwassenen wordt de Bass-methode aangeraden. Met deze methode worden niet alleen de tanden en kiezen, maar ook het tandvlees en de sulcus gereinigd. Een voordeel van de Bass-methode ten opzichte van andere poetsmethoden is dat het meest subgingivaal gereinigd wordt.

De haren van de tandenborstel worden schuin, in een hoek van 45°, tegen de tandvleesrand gezet. Er wordt een lichte druk op de tandenborstel uitgeoefend zodat de haren in de sulcus worden gedrukt. Vervolgens worden korte circulaire bewegingen gemaakt, waarbij de haren van de borstel als het ware een pas op de plaats maken. De borstel wordt telkens een stukje verplaatst totdat het gehele gebit gepoetst is. Belangrijk is dat er overlappende bewegingen worden gemaakt. De kauwvlakken worden met korte schrobbende bewegingen van voren naar achteren gereinigd. Aan de tongzijde van de voortanden wordt de borstel verticaal gehouden. De haren van de borstel worden gedeeltelijk op het tandvlees en gedeeltelijk op de tanden geplaatst. Met de borstel worden kleine bewegingen gemaakt.

Te hard poetsen, een verkeerde poetsmethode en/of een te harde tandenborstel kan een poetstrauma veroorzaken. Het tandvlees wordt dan zodanig beschadigd dat het terugtrekt. Bij de hoektanden, waar het tandvlees wat dunner is, treedt dit verschijnsel als eerste op.

Door het gebruik van de tandenborstel slijten de nylonharen af en worden deze steeds puntiger. De slijtage aan de borstelharen wordt veroorzaakt door de schurende stoffen in tandpasta's en is niet goed met het blote oog te zien.

Met een elektrische tandenborstel wordt geen poetsbeweging gemaakt zoals met een handtandenborstel. In plaats daarvan wordt de borstelkop tand voor tand langs het gebit bewogen en steeds enkele seconden stil gehouden.

Om ervoor te zorgen dat alle plaatsen in de mond gepoetst worden is het belangrijk om een vaste volgorde aan te houden. Het gebit moet minimaal tweemaal per dag gepoetst worden. Bij patiënten met slikstoornissen is het belangrijk dat voor het slapengaan het gebit gereinigd wordt. Vooral 's nachts bestaat er een verhoogde kans op aspireren. Bevat het speeksel door een slechte mondhygiëne veel etensresten en bacteriën, dan is de kans op een aspiratiepneumonie aanwezig.

Als iets zuurs is gegeten is het aan te raden minimaal een uur te wachten met poetsen. Het glazuur wordt dan namelijk poreus en poetsen kan extra slijtage veroorzaken, vooral bij mensen die hiervoor gevoelig zijn.

Tongschraper

De tongschraper is een voorwerp om de tong te reinigen van tongbeslag met bacteriën. De schraper heeft meestal twee kanten: een kant met een opstaand richeltje, al dan niet met een borsteltje, om de centrale groeve van de tong te reinigen en een gladde kant om de zijkanten van de tong te reinigen (zie afbeelding 6.5). De tong wordt gereinigd door met de schraper over de tong te schrapen. Na het schrapen moet de mond en de schraper gespoeld worden met water.

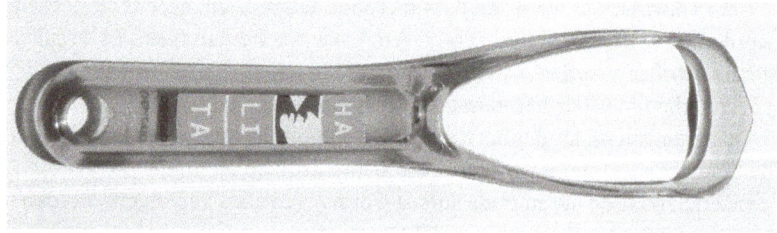

Afbeelding 6.5
Een tongschraper.

Tandpasta

Tandpasta[22,24] heeft een polijstende en reinigende werking. Elke tandpasta bevat een schuimmiddel en een schoonmaakmiddel, een zeepachtige stof om aangekoekte tandplak op te lossen. Verder zit in de meeste tandpasta's een fluoridehoudende verbinding. Ook wordt altijd een polijstmiddel toegevoegd voor enige witschuring en het verwijderen van aanslag. In tandpasta wordt als waterbinder vaak de zoetmaker sorbitol gebruikt. Dit moet voorkomen dat de tandpasta uitdroogt. Andere ingrediënten zijn vaak conserveringsmiddelen, kleurstoffen en smaakstoffen.

Smaak en schuimwerking zijn de twee belangrijkste criteria die mensen gebruiken bij het kiezen voor een bepaalde tandpasta.

Vrijwel iedere tandpasta bevat fluoride. Het is bewezen dat fluoride gaatjes voorkomt en zelfs beginnend tandbederf herstelt. Een optimale hoeveelheid fluoride is niet aan te geven. Aminfluoride is de enige soort fluoride waarvan vaststaat dat het beter is dan andere soorten. In de meeste tandpasta's is het fluoride aanwezig in de vorm van natriumfluoride. Dit is goed in water oplosbaar, waardoor door grondig spoelen met water na het poetsen de fluorideconcentratie in de mond verlaagd wordt. Onder tandheelkundige professionals is een discussie gaande over een advies aan consumenten om niet meer te spoelen na het tandenpoetsen. Fluoride blijft dan langer in de mond aanwezig, waardoor het een betere werking heeft.[22] Bijwerkingen van fluoridetandpasta zijn niet bekend en het per ongeluk doorslikken van een kleine hoeveelheid kan geen kwaad.

Er bestaat een aantal specifieke tandpasta's voor mensen met specifieke problemen, zoals gevoelige tanden, tandsteen en ontstoken tandvlees. Ook is er speciale tandpasta om de tanden witter te maken.

Gevoelige tanden zijn vaak het gevolg van het blootliggen van het worteloppervlak langs de tandhals. Prikkels van zoet, zuur, warmte en koude irriteren de wortel. De zenuw geeft dan een pijnprikkel die enkele seconden duurt. Tandpasta's voor gevoelige tanden zorgen voor het afdichten van het oppervlak van de wortel zodat een barrière ontstaat tegen prikkels.

De vorming van tandsteen kan niet helemaal worden voorkomen, maar door het gebruik van antitandsteentandpasta ontstaat er minder tandsteen. Verder wordt hierdoor het tandsteen minder hard en kan het makkelijker worden verwijderd door de tandarts of mondhygiënist.

Ook zijn er tandpasta's tegen ontsteking van het tandvlees. De bewering dat deze tandpasta's een gunstig effect zouden hebben op tandvleesontsteking is echter nog niet voldoende bewezen. Deze tandpasta's bevatten enzymen die helpen om de vorming van tandplak tegen te gaan, waardoor minder risico zou bestaan op gaatjes en tandvleesontstekingen. In het laboratorium is dit bewezen, maar in de praktijk echter nog niet. Tandpasta's met enzymen hebben echter wel een gunstige bijwerking: zij helpen bij het genezen van aften. Een voorbeeld van een tandpasta op enzymbasis is Zendium®. Tandpasta's die specifiek helpen tegen ontstekingen van het tandvlees zijn bijvoorbeeld Meridol®, Biothène® en Parodontax®.

Tandpasta voor het witter maken van de tanden is geen wondermiddel. De tanden worden nauwelijks lichter van kleur en spectaculaire veranderingen blijven uit. Sommige tandpasta's bevatten sterk schurende of blekende middelen. Deze zijn niet zonder gevaar voor de tanden.

Interdentale reiniging

Om alle tandplak te verwijderen, is het poetsen vaak niet genoeg. De tandenborstel raakt maar zo'n 60% van het tandoppervlak. Het is niet mogelijk om de plak tussen de tanden en kiezen met de tandenborstel te verwijderen. Hierdoor ontstaan vooral op die plekken cariës, gingivitis en parodontitis. Het interdentale gebied, het gebied tussen de tanden en kiezen, moet minimaal eenmaal per dag gereinigd worden. Hiervoor bestaan verschillende hulpmiddelen. Afhankelijk van de grootte van de ruimten tussen de gebitselementen en van de motorische vaardigheid van de gebruiker wordt gebruik gemaakt van spiraalborsteltjes, tandenstokers en/of tandzijde.

Spiraalborsteltjes (ragers of 'interdental brushes')

Als er voldoende ruimte is tussen de gebitselementen heeft het gebruik van het spiraalborsteltje de voorkeur boven het gebruik van tandenstokers of tandfloss. Het verwijdert de plak dan het beste en is makkelijk in gebruik.

Spiraalborsteltjes bestaan in verschillende uitvoeringen, vorm en dikte. Zo zijn er borsteltjes die bestaan uit een handvat waarin verschillende inzetborsteltjes geplaatst kunnen worden. Er zijn ook spiraalborsteltjes zonder handvat.

Met het spiraalborsteltje wordt minimaal vijf keer een horizontale beweging gemaakt, nadat het borsteltje in de ruimte tussen de gebitselementen is ingebracht. De metalen draad mag de tanden of kiezen en het tandvlees niet raken. Een borsteltje dat met enige moeite tussen de gebitselementen door kan, verwijdert het beste alle plak. Spiraalborsteltjes kunnen meerdere malen worden gebruikt en moeten daarom na gebruik goed worden uitgespoeld.

Tandenstokers

Tandenstokers verschillen in materiaal, hardheid en dikte. Hoe groter de ruimte tussen de gebitselementen, des te dikker dient de tandenstoker te zijn. Een goede tandenstoker is gemaakt van zacht hout, driehoekig van vorm (net als de ruimte tussen de gebitselementen) en loopt uit in een punt.

Houten tandenstokers moeten nat gemaakt te worden met speeksel om onnodig breken te voorkomen. De tandenstoker wordt loodrecht tussen de gebitselementen gebracht om breken te voorkomen, met de platte zijde naar het tandvlees gericht. De tandenstoker moet stevig tussen de gebitselementen worden geduwd totdat deze vastloopt en druk op het tandvlees wordt uitgeoefend. Door de tandenstoker minimaal vijf keer heen en weer te bewegen wordt de tandplak van de tanden verwijderd en wordt het tandvlees gemasseerd.

Tandzijde

Het gebruik van tandzijde is zeer geschikt als tanden en kiezen dicht bij elkaar staan. Het gebruik van tandzijde vereist wel enige oefening en is moeilijker toe te passen door de hulpverlener. Tandzijde is verkrijgbaar met en zonder was ('waxed' en 'unwaxed') en in verschillende diktes. Dunne tandzijde wordt ook wel tandfloss genoemd, en de dikkere, bredere soort tape.

Een stuk draad van ongeveer 40 centimeter wordt om beide middelvingers gewikkeld. De draad wordt met voorzichtig heen en weer gaande zagende bewegingen tussen de gebitselementen gebracht. Door de heen en weer gaande bewegingen wordt voorkomen dat de draad met te grote kracht tussen de gebitselementen doorschiet en het tandvlees beschadigt. De draad wordt strak rondom één van de gebitselementen getrokken en in een c-vorm rondom de tanden tot iets onder het tandvlees gebracht, wat een voordeel oplevert ten opzichte van de andere interdentale hulpmiddelen. De draad moet bij deze beweging strak rond de tand blijven. De draad wordt met een zagende beweging tussen de tanden uit gehaald. De hulpverlener kan het beste tape gebruiken. Tape schiet minder snel tussen de gebitselementen door, waardoor het minder kans geeft op beschadiging van het tandvlees bij de patiënt.

Mondspoelmiddelen

Mondspoelmiddelen worden over het algemeen gebruikt als aanvulling op de gebitsreiniging.[8]

Er moet een onderscheid gemaakt worden tussen cosmetische en therapeutische spoelmiddelen.

Cosmetische spoelmiddelen werken alleen ter bevordering van een frisse adem en hebben geen enkele werking tegen tandplak of gingivitis.[32] Voorbeelden van cosmetische spoelmiddelen zijn Plax®, Odol® en Listerine®.

Therapeutische spoelmiddelen hebben een antiseptische werking, daar waar de standaard mondhygiëne niet afdoende werkt. Deze middelen hebben als doel het voorkomen van cariës en gingivitis door het versterken van het glazuur en het verstoren van de kolonisatie van bacteriën. Een middel dat het glazuur versterkt is een spoelmiddel met fluoride. Voorbeelden van therapeutische mondspoelmiddelen zijn: fysiologisch zout, chloorhexidine en waterstofperoxide.

Fysiologisch zout

Fysiologisch zout (NaCl 0,9%) werkt verzachtend bij slijmvliesbeschadigingen, lost dik slijm op, draagt bij tot de wondgenezing door het vormen van granulatieweefsel, is in steriele vorm te verkrijgen en is goedkoop en zelfs eenvoudig zelf te maken. Als enige nadeel wordt in de literatuur de onaangename smaak genoemd.[24] Dit is eenvoudig op te lossen door bijvoorbeeld een druppel pepermuntolie toe te voegen.

Chloorhexidine

Uit diverse onderzoeken blijkt dat een chloorhexidineoplossing (chloorhexidinedinitraat 0,12–0,20%) bij een- tot tweemaal daags spoelen de aangroei van tandplak vrijwel geheel remt en de ontwikkeling van cariës en gingivitis tegengaat. Chloorhexidine wordt gebruikt bij ontstekingen en op het moment dat om wat voor reden dan ook het poetsen niet mogelijk is. Chloorhexidine heeft een sterk antimicrobiële werking. Het werkt tegen gramnegatieve en grampositieve bacteriën en ook tegen schimmels en gisten. Door zijn positieve lading hecht chloorhexidine zich aan het mondslijmvlies, het tandoppervlak en aan de negatief geladen celwand van bacteriën. Door deze hechting blijft chloorhexidine lang in de mond en is de werking relatief groot. Voor een optimale werking mag de patiënt tot een uur na gebruik van chloorhexidine niet eten, drinken of spoelen.

Chloorhexidine kan afhankelijk van de concentratie echter zodanige bijwerkingen hebben dat het minder geschikt is voor langdurig gebruik. Bijwerkingen die beschreven zijn, zijn een bruine verkleuring van tanden en kiezen, vulmaterialen en de tong, een vieze smaak en smaakverstoring, een branderig gevoel van de slijmvliezen en parotiszwelling.[9,22]

Bij veel patiënten met slikstoornissen bestaat gevaar voor het verslikken in de chloorhexidine, wat een aspiratiepneumonie tot gevolg kan hebben. Bovendien is bij deze patiënten het spoelen en uitspugen vaak een probleem. Om deze redenen is het borstelen met chloorhexidinegel (0,1%) of het sprayen met 1,5–2 ml van een 0,2%-oplossing een alternatief. Chloorhexidine is verkrijgbaar in een 0,2%-oplossing (mondspoeling), een 0,1%-gel, en een 0,2%-spray.

Chloorhexidine wordt ook geadviseerd ter preventie van orale mucositis als gevolg van chemotherapie. Uit een meta-analyse blijkt echter dat chloorhexidine in dit verband geen meerwaarde heeft ten opzichte van steriel water, NaCl 0,9% of natriumbicarbonaat.[33]

De werking van chloorhexidine wordt geremd door natriumlaurylsulfaat (SLS), een schuurmiddel dat in de meeste tandpasta's verwerkt is. Daarom wordt geadviseerd om ten minste een uur voor en na het spoelen met chloorhexidine de tanden niet te poetsen met een SLS-bevattende tandpasta.[22] Nog beter is het om gebruik te maken van een tandpasta zonder SLS, zoals Zendium® of Elmex®.

Waterstofperoxide

Waterstofperoxide 1,5% heeft een antiseptisch effect, maar werkt alleen tegen anaerobe bacteriën. Een nadeel van waterperoxide is dat het bij langdurig gebruik het evenwicht van de mondflora verstoort. Ook veroorzaakt het een zwarte tong. Bij toepassing bij mucositis veroorzaakt het pijn en beschadigt het de slijmvliezen.[24,25]

Verzorging van een gebitsprothese

Patiënten kunnen een volledige of een gedeeltelijke prothese dragen. Een prothese kan bestaan uit kunststof of uit kunststof met metaal. Patiënten kunnen ook een overkappingsprothese hebben. In dat geval hebben de patiënten eigen wortels of implantaten in het kaakbot die fungeren als pijlers waar de prothese op vastzit.

Ook op een gebitsprothese vormt zich plak en tandsteen. De plak kan ontstekingen van het mondslijmvlies veroorzaken. Daarnaast kan foetor ex ore ontstaan als de prothese niet regelmatig gereinigd wordt. Na iedere maaltijd moet de prothese met water worden afgespoeld. Daarnaast moet de prothese eenmaal per dag, het liefst voor het slapengaan, worden gereinigd met een borstel en een zachte vloeibare zeep. Er zijn ook speciale prothesegels verkrijgbaar zoals Ecosym®, een middel dat de prothese reinigt zonder deze aan te tasten. Ook zorgt het middel voor een frisse smaak. De prothese wordt door veel mensen nog gereinigd met behulp van tandpasta, of speciale bruistabletten, poeders of vloeistoffen. Na het gebruik van deze middelen moet de prothese goed afgespoeld worden met water. Reiniging met deze middelen heeft als nadeel dat het kunsthars hierdoor beschadigd kan worden, waardoor de prothese ruwer en poreus wordt en bacteriën zich gemakkelijker kunnen hechten. Hierdoor treedt tandsteenvorming en verkleuring van de prothese op.

De prothese wordt bij voorkeur 's nachts niet gedragen. De slijmvliezen krijgen zo rust en worden beter doorbloed, waardoor de kaken minder snel zullen slinken. Bij mensen zonder prothese wordt de doorbloeding gestimuleerd door de beweging van de tong langs het gehemelte en de kaken en door middel van het slikken.[8,14,24]

De prothese mag niet droog worden bewaard, anders krimpt deze. Wel is het belangrijk dat het water waarin het kunstgebit bewaard wordt dagelijks wordt verschoond omdat er binnen een dag *Pseudomonas* in het water kan ontstaan. Wanneer het gebit in de mond gedaan wordt zonder het af te spoelen, kan *Pseudomonas* bij het verslikken in het water een pneumonie veroorzaken.

Wanneer de pijlers van een overkappingsprothese uit eigen tandwortels bestaan, is de kans op cariës en parodontitis verhoogd aanwezig. Onder de prothese vindt namelijk geen natuurlijke reiniging door het speeksel plaats. Een goede hygiëne is dus extra belangrijk. De pijlers moeten daarom minimaal tweemaal daags gepoetst worden met een kleine tandenborstel en een fluoridetandpasta. Als extra aanvulling kan tijdelijk chloorhexidine worden gebruikt. De overkappingsprothese zelf moet dagelijks gereinigd worden en dient bij voorkeur 's nachts niet gedragen te worden.

Reiniging van de mondholte

Om een aspiratiepneumonie en stomatitis te voorkomen moeten de slijmvliezen gereinigd worden, zowel bij patiënten met als zonder kunstgebit. De frequentie is afhankelijk van de problematiek. Zeker bij sensibiliteitsstoornissen in combinatie met een slikstoornis is het belangrijk dat minimaal na iedere keer dat er iets gegeten wordt de mondholte wordt gereinigd. De patiënt merkt de achtergebleven voedselresten niet op en zal de mond niet reinigen met de tong. Ook bij een motorische stoornis van de tong is dit laatste niet mogelijk.

Het reinigen van de slijmvliezen door de hulpverlener gebeurt met om de vingers gewikkeld gaas (zie afbeelding 6.6). Slijmresten in de mond kunnen eventueel verwijderd worden met Dentaswabs® of met een grote wattenstok. Een Dentaswab® is een klein sponsje dat op een stokje bevestigd zit (zie afbeelding 6.7).

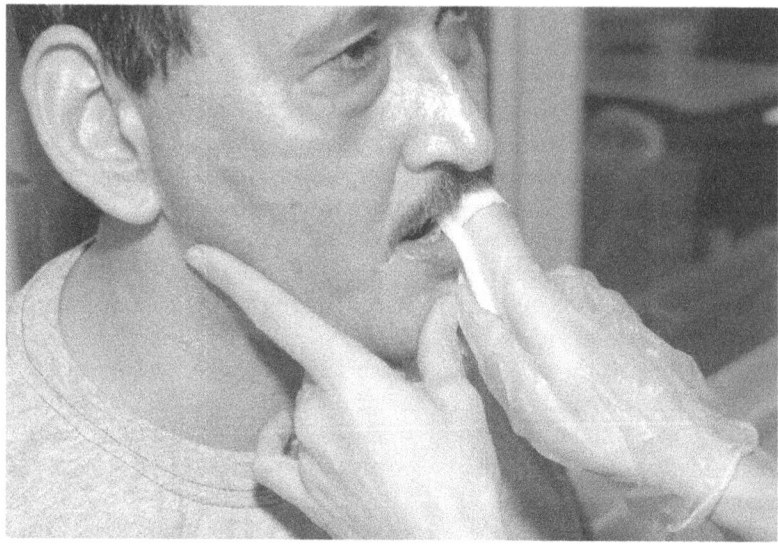

Afbeelding 6.6
Reiniging van de mondholte met behulp van gazen.

Sommige neurologische patiënten zijn door cognitieve stoornissen moeilijk verbaal te instrueren en kunnen handelingen niet goed volgen of opdrachten als het openen van de mond niet volbrengen. Op het moment dat de vinger van de hulpverlener in de mond van de patiënt komt kan er een heftige reactie ontstaan zoals een schrikreactie, bijtreflex, spasme van zowel het mondgebied als het hele lichaam of een wurgreflex. Om deze reacties te voorkomen is het belangrijk dat de verzorging van de buitenzijde van de kaak naar binnenzijde wordt uitgevoerd en van de bovenkaak naar de onderkaak. De buitenzijde is namelijk minder gevoelig dan de binnenzijde en de bovenkaak minder dan de onderkaak. Desondanks komen dergelijke reacties toch nog regelmatig voor. Ter voorbereiding op de mondverzorging geeft het neurorevalidatieconcept 'Basale stimulatie' een aantal handvatten. Masseer eerst het gezicht van de patiënt, waarbij geëindigd wordt rondom het mondgebied. Stimuleer, voordat met de vinger in de mond van de

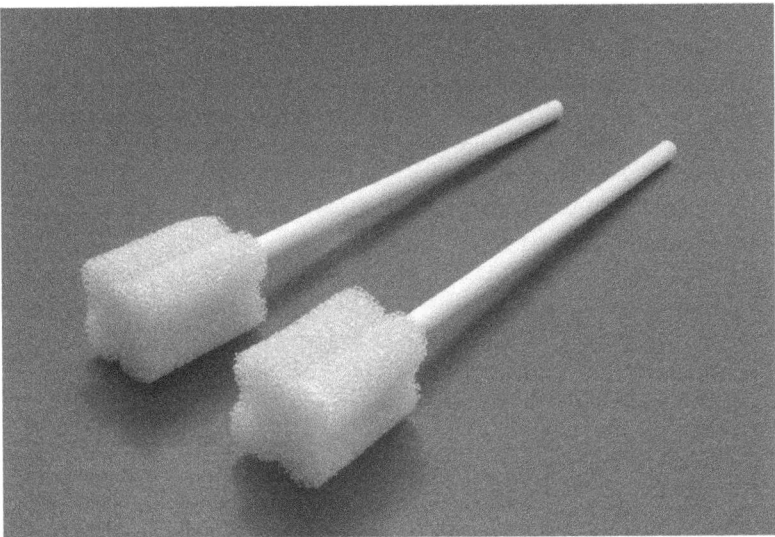

Afbeelding 6.7
Dentaswabs®.

patiënt gegaan wordt, de lippen door met het gaas voorzichtig over de lippen te wrijven. Het is ook mogelijk om het gezicht te masseren met de hand van de patiënt zelf en vervolgens met één of een aantal vingers de lippen te beroeren en met de vinger van de patiënt naar binnen te gaan. Eigen handen en vingers zijn bekend en veroorzaken vaak minder tegenreactie.

Reiniging van de mondholte met 'lemonswabs' of citroenglycerine moet vermeden worden. Uit onderzoek is gebleken dat de tandplak niet verwijderd wordt, het citroenzuur het glazuur ontkalkt en de glycerine de slijmvliezen uitdroogt. Bovendien vormt de glycerine een broedplaats voor micro-organismen.

Reiniging van de mondholte met behulp van gazen heeft bij de dysfagiepatiënt een extra therapeutische waarde. De sensibiliteit en de motoriek worden door deze input gestimuleerd. Dit kan nog meer benadrukt worden door gebruik te maken van net niet meer bevroren gazen of wattenstokken. Vanwege de sensorische stimulatie kan de mondverzorging zowel voor de maaltijd als na de maaltijd plaatsvinden.

Literatuur

1 Scannapieco FA, HO AW. Association of periodontal disease and chronic lung disease. J Dent Res 1999;78:542.
2 Lohman AHM, Donkelaar HJ ten. Klinische anatomie en embryologie. Maarssen: Elsevier Gezondheidszorg; 2001.
3 Grégoire L. Inleiding in de anatomie/fysiologie van de mens. Utrecht/Zutphen: Thieme Meulenhoff; 1998.

4 Nieuw Amerongen A van, Beld AW van de, Veerman ECI. Speeksel en gebitselementen. Bussum: Coutinho; 1999.
5 Nauntofte B, Tenovuo JO, Lagerlöf F. Secretion and composition of saliva. In: Fejerskov O, Kidd E (eds.) Dental caries, the disease and its clinical management. Oxford: Blackwell Munksgaard; 2003. p. 7–28.
6 Marsh PD, Nyvad B. The oral microflora and biofilms on teeth. In: Fejerskov O, Kidd E (eds.) Dental caries, the disease and its clinical management. Oxford: Blackwell Munksgaard; 2003. p. 45–6.
7 Cate JM ten, Larsen MJ, Pearce EIF, Fejerskov O. Chemical interactions between the thooth and oral fluids. In: Fejerskov O, Kidd E (eds.) Dental caries, the disease and its clinical management. Oxford: Blackwell Munksgaard; 2003. p. 49–68.
8 Baat C de, Kalk W. Geriatrische tandheelkunde; problematiek van het ouder worden en mondgezondheid. Houten/Diegem: Bohn Stafleu Van Loghum; 1999.
9 Berkow R, Beers MH, Fletcher AJ. Merck Manual Medisch handboek. Houten/Diegem: Bohn Stafleu van Loghum; 2005.
10 Kornman KS, Crane A, Wang HY, Giovine FS di, Newman MG, Pirk FW et al. The interleukin-1 genotype as a severity factor in adult periodontal disease. J Clin Periodontol 1997 Jan;24(1):72–7.
11 Soete M de. De eenfasige volledige orofaryngeale desinfectie, een nieuwe behandelstrategie bij parodontitis. Ned Tijdschr Tandheelkd 2002;109:434–8.
12 Lie MA, Slegt C de, Timmerman M, Weijden GA van der. Roken is risicofactor voor parodontitis. Nederlands Tandartsenblad 1997;52:606–9.
13 Kijk LJ van. Hoe levensbedreigend is parodontitis? Effecten van parodontitis op het menselijk lichaam. Ned Tijdschr Tandheelkd 2002;109:449–453.
14 World Health Organization. Common Toxicity Criteria Quick Reference Guide, version 2.0. WHO; 1998.
15 Lugt-Lustig KHME de. Volmondige zorg. Utrecht: Lemma; 1998.
16 Kaandorp AJG, Baat C de, Michels LFE. Xerostomie bij ouderen: oorzaken, gevolgen en behandelingsmogelijkheden van monddroogheid. Tijdschrift voor Gerontologie en Geriatrie 1994; 25:145–9.
17 Nieuw Amerongen A van, Michels LFE, Veerman ECI, Vissink A. Speeksel en mondgezondheid. Amsterdam: VU Uitgeverij; 1994.
18 Swart EL, Waal I van der, Wilhem AJ. Orale bijwerkingen van geneesmiddelen. Geneesmiddelenbulletin 2001;35(12):133.
19 Nieuw Amerongen A van, Beld AW van de, Veerman ECI. Geneesmiddelen: effect op speeksel en speekselvorming. Speeksel en gebitselementen. Bussum: Coutinho; 1999.
20 Langhe G de, Devlieger H, Steenberghe D van, Feenstra I. Halitosis, foetor ex ore. Ned Tijdschr Geneeskd 1994;50(5).
21 Ghyselen J, Delanghe G. De multidisciplinaire aanpak van halitosis. Houten: Bohn Stafleu van Loghum; 1997.
22 Pyle M, Massie M, Nelson S. A pilot study on improving oral care in long-term care settings. Part I: oral health assesment. Journal of Gerontol Nurs 1998 Oct; 24(10):31–8.
23 Loveren C van, Weijden GA van der. Preventieve tandheelkunde, op weg naar een doelmatige aanpak. Houten/Diegem: Bohn Stafleu Van Loghum; 2000.
24 Ransier A, Epstein JB, Lunn R, Spinelli J. A combined analysis of a toothbrush, foam

brush, and a chlorhexidine soaked foam brush in maintaining oral hygiene. Cancer Nurs 1995 Oct;18(5):393–6.
25 Freer SK. Use of an oral assessment tool to improve practice. Prof Nurse 2000 Jul; 15(10):635-7.
26 Leter-Kamp M, Vermeiden H. Een meetinstrument voor het vastleggen van de gradaties van mucositis. Oncologica/tijdschrift oncologie verpleegkunde 2003;20(4).
27 Achterberg T van, Eliens AM, Strijbol NCM. Effectief verplegen. Handboek ter onderbouwing van het verpleegkundig handelen, deel 1. Dwingeloo: Kavanah; 2002.
28 Frandsen A. Mechanical oral hygiene practices. State-of-the-science review. In: Loë H, Kleinmann DV (eds.) Dental Plaque control Measures and Oral hygiene Practices. Oxford: IRL Press Ltd; 1986.
29 Grossman E, Dembling W, Walley DR. Two long term clinical studies comparing the plaque removal and gingivitis reduction efficacy of the Oral-B Advantage Plaque Remover to five manual toothbrushes. J Clin Dent 1994;5(2):46–53.
30 Sharma NC, Galustians J, McCool JJ, Rustogi KN, Volpe AR. The clinical effect on plaque and gingivitis over three-month's use of four complex-design manual toothbrushes. J Clin Dent 1994;5(4):114–8.
31 Velthuizen L, Lugt-Lustig K de, Nieweg R. Mondverzorging: anatomie, fysiologie, pathologie en optimale mondhygiëne. TvZ/Vakblad voor verpleegkundigen 1993;20: 659–66.
32 Houwelink B. Mondspoelmiddelen. Nederlands Tandartsenblad 1991;506–7.
33 Potting C, Scholte op Reimer W, Smiet T, Uitterhoeve R, Achterberg T van. De mond vol van chloorhexidine. Het effect van mondspoelmiddelen ter preventie van orale mucositis als gevolg van chemotherapie: een meta-analyse. Oncologica/tijdschrift oncologie verpleegkunde 2003;20(4).

7 Ethische en juridische aspecten

Carlo Leget

7.1 Inleiding

Slikstoornissen kunnen gepaard gaan met ethische problemen.[1-3] Waar de stoornis bijvoorbeeld veroorzaakt wordt door een neurologische ziekte, gaat dit dikwijls gepaard met vragen rond de kwaliteit van leven. Waar de neurologische aandoening ook cognitieve functies heeft aangetast, kan de vraag rijzen wat een patiënt eigenlijk zelf zou willen met zijn leven. Wat te doen bij een patiënt die bewust vocht en voedsel weigert? Hoe om te gaan met een patiënt die geen sondevoeding wil, maar bij wie getwijfeld wordt aan zijn begrip van de ernst van de situatie? Wie beslist, wanneer er een meningsverschil is tussen arts, verpleegkundige en logopedist over de zin van een behandeling? Of wanneer patiënt en familieleden het niet met elkaar eens zijn?

De ethische vragen rond slikstoornissen hangen samen met juridische kaders, de zorgcultuur en de vakinhoudelijke kennis die in de overige hoofdstukken is besproken. Maar ze doen ook een beroep op de morele gevoeligheid en de eigen waarden van de zorgverleners. Daarom beschrijft dit hoofdstuk in de paragrafen 7.2 en 7.3 wat ethiek is en hoe het kan helpen problemen te verhelderen. In de daarop volgende paragrafen zullen enkele thema's nader bekeken worden. De autonomie en de wil van de patiënt wordt besproken in paragraaf 7.4, de betekenis van voeding in paragraaf 7.5, medische beslissingen rond het levenseinde in paragraaf 7.6 en euthanasie en hulp bij zelfdoding in paragraaf 7.7. Ten slotte zal in paragraaf 7.8 een stappenplan besproken worden waarmee in de praktijk gewerkt kan worden.

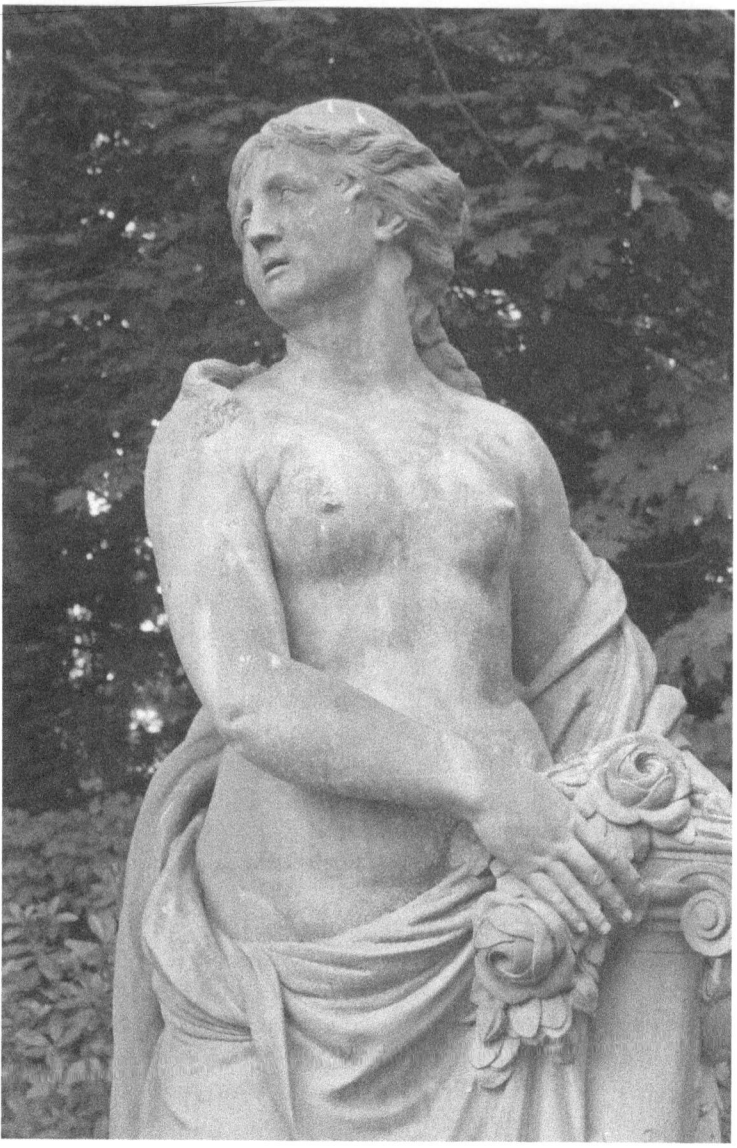

7.2 Wat is ethiek?

Ethiek is het op een systematische en kritische manier nadenken over wat moreel goed is om te doen. Gedurende de hele dag maken wij impliciet allerlei keuzes in het handelen waar je vanuit de ethiek over na kunt denken. Toch wordt ethiek meestal pas belangrijk als het niet meer duidelijk is wat er gedaan moet worden in een bepaalde situatie. Wanneer het spaak loopt, blijkt dat veel zaken die we automatisch doen minder doordacht en consistent zijn dan we ons realiseren. Ethiek kan dan helpen om te verhelderen waarom iets vastloopt, zodat opnieuw gezocht kan worden naar het goede handelen.

Naar het handelen kun je op verschillende manieren kijken. Wanneer een demente patiënt voeding weigert kun je kijken wat praktisch haalbaar is, je kunt zoeken naar wat juridisch veilig is, of je kunt je afvragen wat het meest efficiënt is vanuit de organisatie. Al dit soort vragen zijn van belang. Maar ethiek vraagt naar iets anders, iets dat fundamenteler is en te maken heeft met de dingen die het leven de moeite waard maken. Ethiek gaat uiteindelijk over waarden die richting geven aan het handelen.

Meestal liggen die waarden verborgen onder gewoonten, gebruiken en protocollen. In de ethiek worden dan ook verschillende niveaus onderscheiden waarop waarden tot uiting komen.[4] Het meest concrete niveau is dat van de regels en protocollen. Die zijn heel praktisch gericht op bepaalde situaties. Op dit concrete niveau werken bepaalde normen door: deze zijn normatief en vertellen wat er hier en nu gedaan moet worden. Een tweede, algemener niveau is dat van de principes, beginselen of vuistregels. Deze zijn wat flexibeler en vormen een overgang tussen de concrete protocollen en de meer abstracte waarden. Principes zijn handvatten waarmee het handelen richting krijgt, maar die in verschillende situaties verschillend toegepast kunnen worden. Het derde niveau is dat van de waarden zelf. Hier gaat het om grote woorden als 'vriendschap', 'vertrouwen', 'rechtvaardigheid', 'eerlijkheid' en dergelijke. Over die grote woorden zijn we het meestal wel eens. De meningsverschillen ontstaan vaak op het niveau van de principes of de protocollen. Ethiek kan dan helpen om het gesprek te verhelderen, door te bekijken hoe de overgang van het ene naar het andere niveau gemaakt wordt.

Bij de waarden die centraal staan in de ethiek is het geen kwestie van 'smaken verschillen'. Deze waarden doen in beginsel een beroep op alle mensen. De waarde van 'vertrouwen' bijvoorbeeld, is een belangrijke basis van de gezondheidszorg. Het kan niet zo zijn dat de ene zorgverlener dit hoog in het vaandel heeft staan terwijl de ander er niets in ziet. Ethische waarden doen dus een appel op alle mensen in alle situaties. Anders (en meer filosofisch) uitgedrukt: ze zijn prescriptief en universaliseerbaar. Een ander, meer inhoudelijk kenmerk van ethische waarden is dat ze gericht zijn op het welzijn van alle mensen, en afzien van eigenbelang. Ethiek staat en valt met het vermogen om je in te leven in een ander. Ethiek heeft dus alles te maken met communicatie en communicatieve vaardigheden.

Vertrekpunt van de ethiek is de praktijk van het menselijk handelen. Die praktijk wordt altijd bepaald door de culturele context van de betrokkenen. Onderdeel van die culturele context is het recht. In het recht is een aantal zaken geregeld die het samenleven van mensen mogelijk moet maken. In het recht zitten dus opvattingen verborgen over de dingen waar een samenleving waarde aan hecht. Zo wordt het leven van kwetsbare patiënten door de wet beschermd, evenals de privacy en het bezit van mensen door de wet. Op die manier vormt de juridische context het speelveld waarbinnen zorg verleend wordt. Met het speelveld is echter nog niet bepaald hoe het spel gespeeld moet worden. Daar komt de ethiek om de hoek kijken. Een belangrijk verschil tussen ethiek en recht is dat recht verplicht gesteld en afgedwongen kan worden, terwijl ethiek een beroep doet op de vrijheid en verantwoordelijkheid van mensen. Dit hoofdstuk is primair gericht op de ethische kant van de problematiek die door neurologische ziekten opgeroepen kan worden. Voor de details van de juridische kant van de zaak is een andere goede bron beschikbaar.[5] Wel wordt de ethische invalshoek steeds in haar juridische context geplaatst.

7.3 Soorten ethiek

In de ethiek wordt kritisch en systematisch nagedacht over wat goed is om te doen. Bedenken wat we moeten doen is voor de meeste mensen een alledaagse activiteit. Ethiek is dus een poging om iets waar iedereen ervaring mee heeft nog eens kritisch en systematisch over te doen. Wanneer we nadenken over waarom iets goed is om te doen, volgen we onbewust altijd één van twee routes.

Neem bijvoorbeeld de vraag of het goed is om een oude demente dame die verder in goede gezondheid verkeert opzettelijk te doden. Er kunnen allerlei redenen zijn waardoor deze gedachte in mensen opkomt (personeelstekort, erfenis) en toch zullen de meeste zorgverleners zeggen dat dit niet mag. Maar waarom niet?

Een eerste route die het denken dan kan nemen is het zoeken naar bestaande regels: het behoort niet tot je professionele mogelijkheden, het mag niet van de wet (onschuldige mensen mag je niet doden) of van de kerk ('Gij zult niet doden'). Een dergelijke manier van denken wordt 'deontologisch' genoemd (naar het Griekse 'deon': dat wat behoort), en is gericht op datgene wat in het verleden is vastgelegd. En vaststaand beginsel ('nooit doden', 'nooit liegen') wordt toegepast op de situatie waarin je verkeert.

Een tweede route die het denken kan nemen is meer gericht op wat er in de toekomst ligt: 'Je ondermijnt op die manier de zorgrelatie, waardoor ons zorgstelsel op den duur instort', of 'Je laadt een schuld op je waarmee je niet kunt leven.' Een dergelijke manier van denken wordt 'teleologisch' genoemd (naar het Griekse 'telos': doel). Je hebt een doel voor ogen en maakt een afweging welke wijze van handelen past bij dat doel.

Binnen de teleologische manier van denken kan weer onderscheid gemaakt worden tussen de verschillende manieren waarop het doel wordt ingevuld. Zo zijn er stromingen in de ethiek die zoeken naar het maximale voordeel voor de grootste groep mensen, met minimaal nadeel voor degenen die niet tot die groep behoren (utilisme), stromingen die een deugdzaam en gelukkig samenleven als criterium hebben (eudaimonisme), en stromingen die, meer in het algemeen, de morele goedheid van de handeling laten afhangen van het gevolg van de handeling (consequentialisme).

Binnen het ethische denken bestaan dus vele variaties. Onbewust maken mensen ook vaak gebruik van die variaties. Over het algemeen is iedereen het er over eens dat je geen mensen moet doden: spontaan volgen we hier meestal de deontologische route van denken. Maar als het om zelfverdediging gaat, zullen veel mensen geneigd zijn om hier via de teleologische route een uitzondering op te maken. Om je leven te redden (= doel) mag je jezelf wel verdedigen, zo is dan de gedachte. Of: wanneer iemand er weloverwogen om vraagt om verlost te worden uit ondraaglijk lijden (= doel), mag je iemand doden. We komen hier nog op terug.

Deze twee denkroutes komen we steeds weer tegen in ethische redeneringen. Daarnaast zijn er in de afgelopen decennia verschillende voorstellen gedaan die er voor moeten zorgen dat er in de zorg op een goede manier aan ethiek gedaan wordt. In deze voorstellen komt een bepaalde kijk op ethiek naar voren. De voorstellen zijn nooit neutraal, maar leggen de nadruk op elementen die van belang gevonden worden. Twee van deze voorstellen verdienen een korte bespreking, omdat ze wijdverbreid zijn in de praktijk. Voor andere varianten wordt verwezen worden naar de literatuur.[6]

Het eerste model dat veel gebruikt wordt, de 'beginselenethiek' is dat van Tom Beauchamp en James Childress.[7] Deze twee Amerikanen hebben al in 1979 een voorstel gedaan voor een ethisch model dat inspeelt op de grote verschillen in denkbeelden die er kunnen zijn tussen arts, patiënt, familie, en overige zorgverleners. In de hedendaagse multiculturele samenleving is het vaak niet eenvoudig om het eens te worden, omdat achter morele verschillen dikwijls verschillen schuilgaan in de visie op de mens. Het gesprek in de kliniek wordt te uitgebreid en te complex wanneer deze mensvisies erbij betrokken worden. Het voorstel van Beauchamp en Childress is daarom om die achterliggende vragen en fundamentele waarden buiten beeld te laten, en uit te gaan van vier beginselen ('principles') waarover iedereen het met elkaar eens is: weldoen, niet-schaden, respect voor autonomie en rechtvaardigheid. Omdat deze beginselen als gemeenschappelijke basis kunnen dienen, fungeren ze als handvatten voor ethisch overleg. Het is dan de kunst om steeds die keuze te maken die zoveel mogelijk recht doet aan deze vier beginselen.

Het model van Beauchamp en Childress is dankzij zijn praktische bruikbaarheid succesvol en wijdverbreid, maar wordt ook bekritiseerd. Kritiekpunten zijn onder meer dat het model weinig diepgang heeft en dat de eigenlijke vragen niet ter sprake komen zodat er slechts een schijnovereenstemming bereikt wordt. Bovendien geeft het denken vanuit de vier beginselen van meet af aan een beperkte kijk op de zaak, waardoor andere perspectieven of problemen buiten beeld blijven. Ten slotte is in de beginselenethiek wel degelijk een bepaald mensbeeld verborgen: één die de mens ziet als een rationeel, zelfstandig, geïndividualiseerd en autonoom wezen.

Een belangrijk kritisch antwoord op de beginselenethiek is de 'zorgethiek'.[8] In de zorgethiek wordt wel openlijk gekozen voor een bepaald mensbeeld. De zorgethiek benadrukt dat mensen altijd leven en groeien in relaties. Deze benadering heeft grote aandacht voor de lichamelijke en kwetsbare kant van mensen. Ze geeft ook een positieve plaats aan afhankelijkheid en sluit meer aan bij de langdurige zorgrelaties die aan de orde zijn bij chronische patiënten. Waar Beauchamp en Childress uitgaan van een contract tussen zorgverlener en patiënt, gaat de zorgethiek meer uit van een zorgrelatie die een vertrouwensrelatie is, ofwel een verbond. De zorgethiek is zich er uitdrukkelijk van bewust dat mensen elkaars identiteit en dus elkaars autonomie bepalen. In goede zorg dienen belangrijke waarden zichtbaar te worden als eigenschappen en kwaliteiten (ofwel: deugden) van de zorgverleners: aandacht, verantwoordelijkheid, competentie, responsiviteit.

Het voert te ver om hier dieper op deze materie in te gaan. Een belangrijke conclusie van dit korte overzicht kan echter zijn dat 'de ethiek' niet bestaat. Er zijn vele manieren om vanuit een ethische invalshoek naar het handelen te kijken, en al die manieren zijn weer met verschillende accenten uitgewerkt. Het komt er dus op aan dat zorgverleners leren om de waarden op het spoor te komen die zij zelf belangrijk vinden en vervolgens geholpen worden om hun ethische intuïties te leren verwoorden en met argumenten te onderbouwen. De ethiek als tak van de filosofie kan helpen om woorden te leveren en denkroutes te verhelderen.

7.4 Autonomie en de wil van de patiënt

In onze cultuur wordt veel waarde gehecht aan vrijheid. Autonomie – in de zin van 'zelf kunnen bepalen wat je wilt' – staat voor veel mensen hoog in het vaandel. We zien dit belang van zelfbeschikking weerspiegeld in zowel de ethische discussies als in de wetgeving rond gezondheidszorg. Een belangrijke wet in dit opzicht is de Wet op de geneeskundige behandelingsovereenkomst (WGBO) die op 1 april 1995 in werking is getreden. Hierin is geregeld dat de patiënt recht heeft op informatie (of het weigeren van informatie, mits dit geen ernstig nadeel oplevert voor hemzelf of anderen), inzage in het eigen dossier, en op bescherming van privacy. Tegenover deze rechten staan plichten van de zorgverlener. Daarnaast moet een patiënt toestemming gevraagd worden voor de behandelingen.

Volgens de Nederlandse wetgeving heeft iedere patiënt het recht om behandelingen te weigeren.[5] Hoezeer een zorgverlener of familie hier ook moeite mee heeft, het is uiteindelijk de patiënt die beslist of een handeling wel of niet gewenst is. Wanneer een oude ernstig zieke man bijvoorbeeld weigert vocht en voeding te nemen, omdat hij niet langer wil leven, is dat wettelijk gezien zijn goed recht.[9] Toch is daar de kous niet mee af, en wel om twee redenen. De eerste reden heeft alles te maken met de kwaliteit van de zelfbeschikking en wordt hieronder besproken. De tweede reden heeft te maken met de betekenis van vocht en voeding, en zal in paragraaf 7.5 besproken worden.

Omdat er zoveel waarde gehecht wordt aan autonomie is het van belang dat deze autonomie ook enige kwaliteit heeft. Dat wil zeggen dat een patiënt begrijpt wat zijn situatie is, wat een behandeling inhoudt en wat de prognose is. Dit begrip is nodig om in vrijheid zelf te kunnen kiezen. Een adequaat begrip en een vrije keuze vormen samen de inhoud van wilsbekwaamheid. In de Nederlandse wetgeving wordt ervan uitgegaan dat iemand wilsbekwaam is, tenzij er aanwijzingen zijn voor het tegendeel. In de praktijk is wilsbekwaamheid echter een lastig begrip, en wel om drie redenen.[4]

In de eerste plaats moet er rekening mee worden gehouden dat wilsbekwaamheid een gradueel begrip is. Er is een glijdende schaal tussen wilsbekwaamheid en wilsonbekwaamheid. Aan het ene uiterste vinden we patiënten die hun wil goed kunnen beargumenteren en kenbaar maken, aan het andere uiterste patiënten van wie de wil om communicatieve of cognitieve redenen onbekend is. Daartussenin bevindt zich een grote groep patiënten die in meerdere of mindere mate weten wat ze willen en dit rationeel en invoelbaar kunnen verwoorden. Ook zijn er patiënten die op het ene terrein wel wilsbekwaam zijn en op het andere niet en patiënten die onder invloed van medicijnen of ziektebeloop de ene periode wel wilsbekwaam zijn en de andere niet.

In de tweede plaats zijn er altijd subjectieve elementen in het bepalen van wilsbekwaamheid. Het is de arts die een inschatting maakt van de wilsbekwaamheid, en wanneer een patiënt een behandeling weigert die in de ogen van de arts zinvol is, is hij eerder geneigd om te twijfelen aan de wilsbekwaamheid van de patiënt.

In de derde plaats moet er rekening mee gehouden worden dat mensen meer zijn dan een individueel wilsbesluit: mensen zijn sociale en lichamelijke wezens die ook via hun lichaam communiceren en hun keuzes maken in wisselwerking met de mensen met wie zij zich verbonden voelen. Dit vraagt om een aanpak die oog heeft voor processen. Ook hier zullen we in paragraaf 7.5 op terugkomen.

Wanneer het niet mogelijk is om vast te stellen wat een patiënt zelf wil, zijn er – zowel ethisch als juridisch gezien – twee mogelijke wegen die bewandeld kunnen worden.[4] De eerste mogelijkheid is om de wil van de patiënt zo lang mogelijk te respecteren. De patiënt kan zijn wil delegeren door een vertegenwoordiger – meestal een familielid – aan te wijzen die dan voortaan alleen (curator) of in overleg met de patiënt (mentor) vaststelt wat er gedaan moet worden. We spreken dan van 'substituted judgment'. Een andere manier om de wil van de patiënt te respecteren is dat deze een wilsverklaring opstelt waarin duidelijk staat wat er in specifieke omstandigheden gedaan moet worden. Hoewel deze oplossing het meest duidelijk en zeker lijkt, zitten er enkele nadelen aan. Om te beginnen kan een patiënt onmogelijk van tevoren inschatten hoe zijn beleving van de situatie zal veranderen gedurende het beloop van een ziekte. Iemand die altijd doodsbang is geweest om dement te worden, kan wanneer de ziekte zich volledig geopenbaard heeft gelukkiger zijn dan ooit.[10] Een eerder gemaakte wilsverklaring roept dan serieuze vragen op. Bovendien kunnen zich allerlei onvoorziene omstandigheden voordoen: er kunnen in de tussentijd nieuwe behandelingsmogelijkheden ontwikkeld zijn, de verklaring kan gedateerd zijn, er kunnen onduidelijkheden zijn over de wijze waarop de tekst moet worden geïnterpreteerd, of het team kan een vermoeden hebben dat de wettelijk vertegenwoordiger zich met de wilsbeschikking in de hand meer hard maakt voor zijn eigen belangen dan voor de wil van de patiënt. Om deze redenen zijn wilsbeschikkingen alleen nooit doorslaggevend. Ze worden altijd serieus genomen en meegenomen in de besluitvorming, maar vormen niet meer dan een (belangrijk) onderdeel hiervan.

De tweede weg die bewandeld kan worden wanneer er problemen zijn met de wilsbekwaamheid van een patiënt is die van het belang van de patiënt ('best interest'). Deze weg kan van belang worden wanneer de eerste weg (vertegenwoordiger of wilsbeschikking) problemen geeft, of wanneer niet (meer) te achterhalen is wat een patiënt gewild zou hebben. Zorgverleners hebben de plicht om het welzijn van de patiënt altijd in het oog te houden, en in extreme situaties op te komen voor het belang van de patiënt.

7.5 De betekenis van voeding

Wanneer een oude ernstig zieke man weigert vocht en voeding te nemen, omdat hij niet langer wil leven, dan is dat wettelijk gezien zijn goed recht. Toch is daar, zoals eerder opgemerkt, de kous niet mee af. De eerste reden hiervoor was de mate van wilsbekwaamheid van de man. De tweede reden zal nu besproken worden en en hangt samen met de betekenis van voeding in een mensenleven. Het blijkt namelijk dat een overlijden na het stoppen van vocht en voeding een andere impact op zorgverleners heeft dan het stoppen van beademing.[11]

Eten en drinken zijn niet alleen verbonden met de primaire levensbehoeften; het zijn ook activiteiten die een sociale betekenis hebben en die samenhangen met genieten, plezier hebben, kortom: met de kwaliteit van een mensenleven. Samen eten is gemeenschapsvormend en drukt gemeenschap uit. Dat blijkt in allerlei sociale contexten. Vriendschappen worden onderhouden met een etentje; met vrienden of collega's ga je wat drinken; gezinnen ontmoeten elkaar aan tafel. Ook in rituele en religieuze gebeurtenissen speelt eten een rol: op bruiloften wordt feestgevierd en samen gegeten, in kerken wordt brood gebroken en wijn rondgedeeld. Door middel van eten en drinken wordt identiteit beleefd en worden groepen mensen van elkaar onderscheiden. Pepsi® is 'the choice of a new generation', wie status wil tonen gaat eten bij een driesterrenrestaurant, en toen de Nederlandshervormde prinses Juliana enkele jaren geleden onuitgenodigd ter communie ging tijdens een oecumenische huwelijksviering ontstond er commotie omdat ze niet tot de rooms-katholieke kerkgemeenschap behoorde.

Omdat voeding zo'n belangrijke rol in een mensenleven speelt en omdat het zozeer verbonden is met de primaire levensbehoeften, is het ingrijpend wanneer mensen niet meer zelf kunnen eten. Mensen vocht en voeding onthouden klinkt als iets onmenselijks dat zeker niet thuishoort in een goede verzorging. Dat heeft enkele jaren gelden tot een discussie geleid waarin de vraag centraal stond of het toedienen van vocht en voeding nu een algemeen dagelijks onderdeel van de verpleging en verzorging van patiënten is of dat het een medische handeling is die onder verantwoordelijkheid van de arts valt.[5] Een helder antwoord op deze vraag is van belang in verband met een ander onderscheid dat aan het levenseinde kan spelen: dat tussen medisch zinvolle en medisch zinloze handelingen.

Met medisch zinloze handelingen worden handelingen bedoeld die kansloos en effectloos, ofwel onwerkzaam, zijn.[4] Het hoort tot de deskundigheid van de arts om dit te beoordelen. Om dit soort handelingen te onderscheiden is een medisch-professioneel oordeel nodig. Een arts is niet verplicht tot medisch zinloos handelen, en in veel gevallen mag een arts dergelijke handelingen zelfs niet doen.

Handelingen die medisch gezien zinloos zijn, kunnen echter wel degelijk zin en betekenis hebben in het leven van een patiënt. Een terminale patiënt die allang opgegeven is kan nog doorbehandeld worden, zodat deze afscheid kan nemen van een familielid dat ver weg woont. Of een behandeling die medisch gezien kansloos is binnen het grotere kader van iemands leven nog zinvol of zinloos is, kan alleen de patiënt zelf beslissen. Zo kan het ook voorkomen dat het medisch gezien nog zinvol is om iemand vocht en voeding te geven, terwijl de patiënt zelf de zin van verder leven niet meer inziet en er de voorkeur aan geeft de behandeling te weigeren.

Wanneer we nu terugkeren naar de vraag of vocht- en voedseltoediening onder de medische of de verzorgende handelingen valt, moeten we onderscheid maken tussen verschillende situaties.[5] Bij gezonde mensen zijn vocht en voeding een algemeen menselijke behoefte die zozeer verbonden is met het in stand houden van het leven dat er geen enkele twijfel over is dat het behoort bij gewone zorg. Het opzettelijk laten uithongeren of verdorsten van medemensen is misdadig.

In het verlengde hiervan is het toedienen van vocht en voeding in beginsel ook dagelijks onderdeel van de verzorging en verpleging van patiënten. Het enige verschil met de situatie van gezonde mensen is dat de afhankelijkheid bij patiënten groter is.

Er zijn echter ook situaties waar het toedienen van vocht en voeding een zozeer kunstmatig en medisch gebeuren wordt, dat het niet meer te vergelijken is met gewone verpleging en verzorging en onder verantwoordelijkheid van de arts valt. Toedienen van vocht en voeding wordt dan een vorm van medisch handelen. Daarmee wordt ook het onderscheid tussen medisch zinvol en medisch zinloos handelen relevant. Net zoals kunstmatige beademing gestopt kan worden als dit medisch zinloos is geworden, kan ook kunstmatige vocht en voeding gestopt worden, bijvoorbeeld bij PVS-patiënten of patiënten bij wie de vocht- en voedseltoediening het sterven tegenhoudt. Een andere situatie waarin het toedienen van vocht en voeding als medisch zinloos kan worden gezien is wanneer kunstmatige voeding onevenredig veel pijn veroorzaakt. De verhouding tussen doel en middel moet dan bekeken worden.

Wanneer we de sociale en culturele betekenis van voeding uit het oog verliezen, is het verleidelijk om bij de problematiek rond vocht en voeding alleen te kijken naar de lichamelijke behoeften (een neiging die artsen soms hebben) of de wilsbekwaamheid (een neiging die ethici soms hebben). Er wordt dan te eenzijdig gekeken en de patiënt wordt als het ware gereduceerd tot diens lichaam of diens geest.[12] Daarmee wordt de patiënt onrecht gedaan. Wanneer bijvoorbeeld voedselweigering bij een dementerende te snel geïnterpreteerd wordt als een wilsuiting, ontaardt het onthouden van voedsel in een vorm van verwaarlozing. Wanneer de dementerende direct als wilsonbekwaam wordt gezien en er een sonde wordt ingebracht, kan dit trekken krijgen van gewelddadigheid.

Het is de kunst om voortdurend de patiënt in al zijn dimensies te zien: in zijn lichamelijke dimensie, die er bij terminale patiënten één kan zijn van een organisme dat zich terugtrekt in zichzelf, afsluit voor de wereld en (letterlijk) niets meer binnenlaat omdat het gaat sterven. Maar ook in zijn geestelijke en sociale dimensie, die er één kan zijn van een mens die vraagt om nabijheid en liefdevolle verzorging. In de praktijk laat een dergelijke visie op de patiënt zich vertalen in een creatief experimenteren met vocht en voeding. Een voortdurend creatief blijven zoeken naar wat een patiënt wil uitdrukken, met aandacht voor alle non-verbale signalen.

Een dergelijke aanpak doet recht aan de autonomie van de patiënt. Je zou dit een vorm van 'relationele autonomie' kunnen noemen: een opvatting van autonomie die aansluit bij de zorgethiek. Volgens deze visie zijn mensen altijd ingebed in sociale contexten en is autonomie geen geïsoleerd en vaststaand gegeven. Het is veeleer een continu proces dat tot stand komt in interactie met andere mensen (waaronder zorgverleners) en materiële voorzieningen.

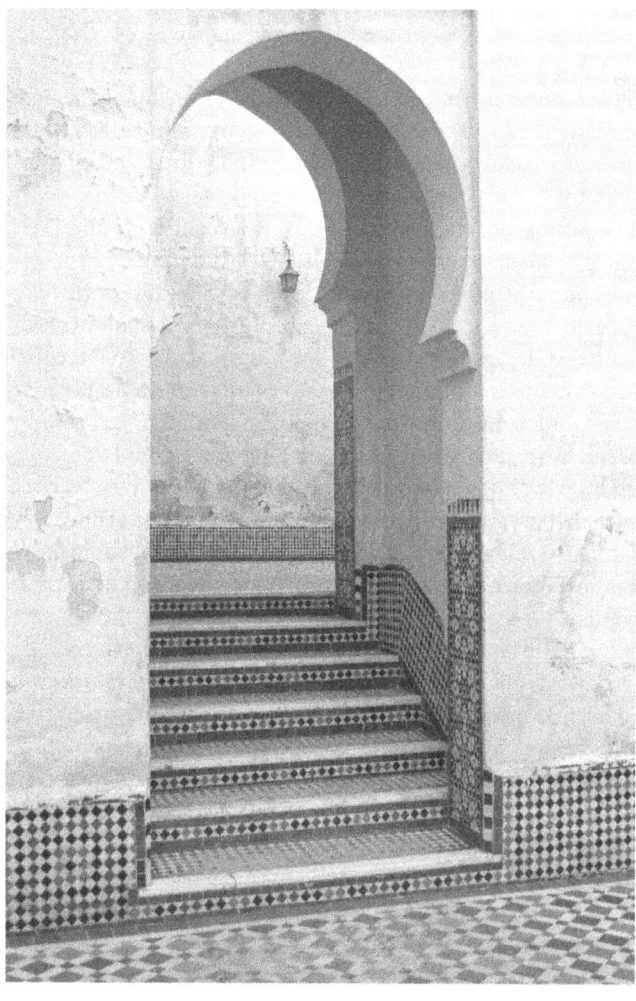

7.6 Medische beslissingen rond het levenseinde

Omdat vocht en voeding samenhangen met de primaire levensbehoeften en de kwaliteit van leven, zijn beslissingen op dit vlak veelal rechtstreeks verbonden met het levenseinde. Dit heeft zowel ethische als juridische repercussies. Daarom is het goed om enkele mogelijke behandelingsopties van nabij te bekijken.

Een optie die al enkele malen in het voorafgaande ter sprake is gekomen is het bewust afzien van het geven van vocht en voeding omdat de patiënt dit uitdrukkelijk weigert, of omdat uit het gedrag van de patiënt na creatief experimenteren valt af te leiden dat deze zich afsluit voor vocht en voeding.[13] Aan het eind van de jaren 1990 is over deze vorm van levensbeëindigend handelen een discussie ontstaan, toen nabestaanden een twintigtal klachten indienen bij het Openbaar Ministerie tegen het psychogeriatrisch verpleeghuis Blauwbörgje in Groningen.[5] De beschuldiging was moord als gevolg van het onthouden van vocht en voeding. In deze discussie introduceerde de psychiater B. Chabot de term 'versterven'. Met deze term doelde hij op het weigeren van voeding en vocht waardoor een patiënt – mits goed verzorgd – een milde dood sterft. In de latere discussie werd het begrip ook gebruikt voor de beslissing van zorgverleners om geen vocht en voeding toe te dienen, feitelijk een vorm van beëindigen van medisch zinloos handelen.

In het verpleeghuis Blauwbörgje bleken geen strafbare feiten gepleegd te zijn. Wel werd geconstateerd dat de communicatie met de familieleden onder de maat was gebleven. Uit recente studies blijkt dat er steeds meer zicht komt op de frequentie van en de gang van zaken rond het onthouden van vocht en voeding[14] en dat steeds meer positieve ervaringen worden gerapporteerd.[15,16] Hierdoor wordt deze vorm van verzorgen steeds meer tot een geaccepteerde behandelingsoptie.[17]

Zowel voor de ethiek als voor het recht is het van belang om rond het levenseinde heel precies te onderscheiden hoe er gehandeld wordt. Dat dit voor het recht heel nauw komt is duidelijk: om het leven van kwetsbare groepen te beschermen moet helder zijn waar de grens tussen medisch of verpleegkundig handelen en moord ligt. Maar ook voor de ethiek is het van belang om helder te hebben wat nog onder de verantwoordelijkheid van mensen valt en wat toe te schrijven is aan natuurlijke processen.

Twee zaken die hier een rol spelen zijn het verschil tussen doden en laten sterven, en het onderscheid tussen beogen en toelaten.[18] Beide zaken zijn omstreden, omdat ze vooronderstellen dat het van belang is precies te weten wat de intentie is van degene die handelt en hoe het gevolg van een handeling tot stand komt. Ethische theorieën die een handeling alleen beoordelen op het resultaat (consequentialisme) vinden dit niet relevant. Toch is het voor de nauwkeurigheid van de discussie verhelderend om vier mogelijke combinaties te onderscheiden.

Een eerste mogelijkheid is een handeling waardoor een leven actief beëindigd wordt (doden) met als beoogd doel dat iemand sterft. Onder deze eerste mogelijkheid valt zowel moord als euthanasie. Om die reden zijn er mensen die euthanasie aan moord gelijkstellen. We komen hier nog op terug.

Een tweede mogelijkheid is een handeling waardoor een leven actief beëindigd wordt (doden) dat niet op zichzelf beoogd wordt, maar op de koop toe genomen wordt omwille van een ander doel. Voorbeelden hiervan zijn het doden van een foetus om de moeder te redden, of het bekorten van een leven als ongewild maar getolereerd neveneffect van pijnmedicatie. Dit onderscheid kan voor het geweten van de hulpverlener – en dus voor de ethische waardering – van groot belang zijn, terwijl critici van dit onderscheid opmerken dat de intentie niet te controleren is, en je dus mensen maar op hun woord moet geloven.

Een derde mogelijkheid is het afbreken of nalaten van een handeling met als beoogd doel dat iemand sterft. De handeling geldt dan niet als de directe doodsoorzaak (zoals bij de mogelijkheid), maar het nalaten van de handeling heeft tot beoogd gevolg dat een slopende ziekte of het ouderdomsproces zijn werk kan doen.

De vierde mogelijkheid is het afbreken of nalaten van een behandeling waarbij niet beoogd, maar toegelaten (getolereerd) wordt dat de dood eerder intreedt.

Het onderscheid tussen de derde en de vierde variant is weer afhankelijk van de intentie van degene die handelt. Abstineren, het stoppen met vocht en voeding, en versterving kunnen zowel onder de derde als de vierde mogelijkheid vallen. Wederom geldt dat critici dit weinig relevant vinden omdat beide qua resultaat op hetzelfde neerkomen: de patiënt sterft omdat men iets nalaat. Toch is het wel van belang om kennis te hebben van het onderscheid. In veel religieuze opvattingen (zoals die van de rooms-katholieke kerk) zijn namelijk de actieve en passieve variant die de dood direct beogen (de eerste en derde mogelijkheid uit den boze, terwijl de actieve en passieve variant die de dood als neveneffect op de koop toe nemen (de tweede en vierde mogelijkheid) in sommige gevallen wel toegestaan zijn. De reden hiervoor is dat volgens deze religieuze overtuigingen een mens niet zelf over leven en dood mag beslissen. Dit komt alleen God toe. Het aardse leven is echter ook niet de hoogste waarde en hoeft dan ook niet koste wat kost veiliggesteld te worden. Dat schept ruimte voor het toelaten van de dood als neveneffect.

Bij versterven of abstineren – het stoppen met sondevoeding – wordt de handeling niet als de directe doodsoorzaak beschouwd. Juridisch gezien is er dan ook sprake van een natuurlijke dood. Toch hebben we gezien dat het in sommige situaties onhelder kan zijn of de dood hier beoogd of toegelaten wordt, omdat dit afhankelijk is van de intentie van degene die handelt. Magere Hein is wat dit aangaat een lastig heerschap: soms kan het ook voor de betrokkene zelf niet helemaal helder zijn of deze de dood wenst of accepteert. Bovendien moeten we aan het einde van het leven rekening houden met het voorkomen van depressies in verschillende mate, die hun weerslag hebben op de wilsbekwaamheid.

Een vergelijkbare onhelderheid tussen beogen en toelaten lijkt aan de orde te zijn bij palliatieve of terminale sedatie. Bij sedatie gaat het om het toedienen van medicatie waardoor een patiënt buiten bewustzijn wordt gebracht. Deze optie kan aan de orde komen wanneer een patiënt zodanig onrustig is of zozeer lijdt dat het comfortabeler geacht wordt dat deze dit niet bewust hoeft mee te maken. Er zijn vele mogelijke varianten van sedatie mogelijk: met of zonder instemming van de patiënt, dieper of minder diep en tijdelijk, met tussenpozen (intermitterend) of definitief, tot het moment dat de dood intreedt.

Op dit moment staat palliatieve sedatie volop in de belangstelling. Er is nog steeds discussie over de juiste terminologie.[19] In 2003 is er korte tijd over gediscussieerd in de media. Mr. J. de Wijkerslooth, voorzitter van het College van procureurs-generaal van het Openbaar Ministerie, uitte toen zijn bezorgdheid over het feit dat terminale sedatie volgens de laatste rapportages in 4–10% van de sterfgevallen een rol speelt en hier geen wetgeving over is. Dit terwijl terminale sedatie in effect gelijk is aan euthanasie, dat slechts in 2,7% van de sterfgevallen als directe doodsoorzaak geldt. De suggestie was dat terminale sedatie een grijs gebied vormt waarbij de overgang tussen het op de koop toe nemen van een eerder overlijden als niet beoogd neveneffect van pijnbestrijding enerzijds en het direct beogen van het overlijden door middel van pijnmedicatie anderzijds niet helder te trekken is. Hier is tegen ingebracht dat misbruik natuurlijk altijd mogelijk is, maar dat terminale sedatie vraagt om een zeer nauwkeurige toediening van medicatie waardoor de betreffende arts zich zeer goed bewust dient te zijn van zijn intentie.

7.7 Euthanasie en hulp bij zelfdoding

Nederland en België kennen als enige landen ter wereld een wetgeving die euthanasie en hulp bij zelfdoding mogelijk maken. (Verder is alleen nog in de Amerikaanse staat Oregon hulp bij zelfdoding toegestaan.) Over euthanasie wordt internationaal gediscussieerd, en omdat in verschillende landen verschillende definities gebruikt worden, is het van belang om van meet af aan helder te stellen wat in Nederland onder euthanasie wordt verstaan. In Nederland wordt tegenwoordig de definitie uit 1985 gehanteerd, zoals geformuleerd door de Staatscommissie Euthanasie: 'het opzettelijk levensbeëindigend handelen door een ander dan de betrokkene op diens verzoek'.[4]

Deze definitie sluit voor de Nederlandse situatie een aantal varianten uit die in het buitenland wel onder het begrip euthanasie kunnen vallen: alle vormen van wat wel 'passieve euthanasie' genoemd wordt (afzien of stoppen van behandelen), alle gevallen van hulp bij zelfdoding, alle gevallen van wat soms wel 'indirecte euthanasie' genoemd wordt (waar de dood niet beoogd is, maar optreedt als een ongewild maar getolereerd neveneffect van het handelen) en alle gevallen waar er geen uitdrukkelijk verzoek is van de patiënt.

De Nederlandse overheid benadrukt dat euthanasie geen recht is van de patiënt, en ook geen plicht van de arts. Het opzettelijk beëindigen van een mensenleven is zo ingrijpend, dat iedere arts (en verpleegkundige) medewerking hieraan kan weigeren. Euthanasie kan dus nooit afgedwongen worden. Het kan alleen tot stand komen na uitgebreid overleg tussen de betrokkenen.

Euthanasie wordt dan ook niet beschouwd als een gewone medische handeling. Strikt genomen is ook de arts die het leven van een patiënt beëindigt strafbaar. Wel is in artikel 193 van het Wetboek van Strafrecht een bijzondere strafuitsluitingsgrond opgenomen voor de arts die voldoet aan bepaalde zorgvuldigheidseisen. In artikel 2 van de Wet toetsing levensbeëindiging op verzoek en hulp bij zelfdoding staat dat die eisen inhouden dat de arts:

a de overtuiging heeft gekregen dat er sprake was van een vrijwillig en weloverwogen verzoek van de patiënt;
b de overtuiging heeft gekregen dat er sprake was van uitzichtloos en ondraaglijk lijden van de patiënt;
c de patiënt heeft voorgelicht over de situatie waarin deze zich bevond en over diens vooruitzichten;
d met de patiënt tot de overtuiging is gekomen dat er voor de situatie waarin deze zich bevond geen redelijke andere oplossing was;
e ten minste één andere onafhankelijke arts heeft geraadpleegd, die de patiënt heeft gezien en schriftelijk zijn oordeel heeft gegeven over de zorgvuldigheidseisen, bedoeld in onderdelen a tot en met d; en
f de levensbeëindiging of hulp bij zelfdoding medisch zorgvuldig heeft uitgevoerd.

Met dit alles wordt duidelijk dat euthanasie een verre van alledaagse praktijk is. De meeste medische beslissingen rond het levenseinde hebben dan ook te maken met de eerder besproken andere vormen van handelen.

7.8 Stappenplan voor casuïstiek

Met de inzichten in wat ethiek is en welke morele complicaties kunnen optreden in verband met vocht en voeding en het levenseinde is een eerste oriëntatie gegeven. In de praktijk is het echter van belang om een concreet handvat te hebben dat kan helpen om vanuit ethisch perspectief problemen te bekijken en handelingsopties te wegen. Er zijn vele manieren om systematisch een gesprek over ethiek te voeren. In het UMC St Radboud is de afgelopen jaren een stappenplan ontwikkeld dat hierbij houvast kan bieden, en dat bekend staat als de 'Nijmeegse methode voor moreel beraad'.[20] Het stappenplan is bedoeld als een hulpmiddel bij interdisciplinair overleg. Het is de bedoeling dat alle disciplines aan bod komen, omdat ieder vakgebied een eigen kijk op de zaak heeft die een belangrijke aanvulling kan betekenen. Het werken met het stappenplan moet niet langer dan een uur duren. Meer tijd is er bovendien dikwijls niet. De ervaring heeft geleerd dat wanneer een groep regelmatig werkt met dit handvat, een proces op gang komt waardoor mensen leren steeds beter hun morele intuïties te verwoorden en hun overtuigingen te beargumenteren. En minstens zo belangrijk: ze leren te luisteren naar elkaar en gevoelig te worden voor andere invalshoeken. Want ook over de manier waarop je ethiek bedrijft kun je ethisch nadenken.

Stap 1: Probleem

De eerste stap is het scherpstellen van de focus van het beraad. Het is de bedoeling zo concreet mogelijk te formuleren wat hier en nu de morele vraag is. Dit voorkomt dat in het gesprek allerlei zijpaden bewandeld gaan worden.

Stap 2: Feiten

Als tweede stap moeten alle relevante feiten op tafel komen. In het Nijmeegse stappenplan worden vier dimensies onderscheiden die van belang zijn:
- Bij de *medische dimensie* komt alle informatie op tafel die betrekking heeft op de medische diagnose, prognose, behandelingsalternatieven, kans van slagen en de verhouding tussen positieve en negatieve effecten.
- Bij de *verpleegkundige dimensie* gaat het om de verpleegkundige diagnose, het verpleegplan, mogelijke zelfzorg of mantelzorg, en afspraken over taakverdeling.
- Bij de *levensbeschouwelijke en sociale dimensie* wordt gevraagd naar de levensbeschouwing van de patiënt en de eigen visie op de ziekte. Bovendien wordt gekeken naar de sociale context van de patiënt, de gevolgen voor partner, gezin en andere betrokkenen, de draagkracht van patiënt en omgeving en de vraag hoe de persoonlijke ontplooiing en sociale integratie van de patiënt bevorderd kunnen worden.
- Bij de *organisatorische dimensie* gaat het om de vraag of er voldoende capaciteit, personeel en apparatuur is om de zorgbehoeften te vervullen.

Stap 3: Waardering

Nu de feiten op tafel liggen, kan gekeken worden welke (morele) waarden een rol spelen in de casus. In het Nijmeegse stappenplan wordt hierbij vanuit twee perspectieven gekeken.
- Vanuit het *perspectief van de patiënt* wordt gevraagd naar de gevolgen van de ziekte en behandeling voor het welzijn van de patiënt (levensvreugde, bewegingsvrijheid, lichamelijk en geestelijk welbevinden e.d.). Ook wordt gekeken naar de autonomie van de patiënt (is de patiënt op de hoogte van zijn situatie, is hij voldoende betrokken bij de besluitvorming, in hoeverre kan de beslissing aan de patiënt worden overgelaten?)
- Vanuit het *perspectief van de zorgverleners* wordt gevraagd naar mogelijke meningsverschillen, de mate van overleg en de afbakening van verantwoordelijkheden. Een aantal morele beginselen staat centraal (confidentialiteit, oprechtheid, collegialiteit en rechtvaardigheid). Ook wordt gevraagd naar de belangen van derden en naar de eventuele richtlijnen van de zorginstelling.

Stap 4: Besluitvorming

Voordat op grond van de vorige stappen een beslissing wordt genomen, is het zinnig om te bekijken of het probleem waarvoor een oplossing wordt gezocht nog steeds hetzelfde is. Het is bijvoorbeeld denkbaar dat er zoveel nieuwe feiten op tafel zijn gekomen dat er twee morele problemen door elkaar spelen. Of misschien was het morele probleem eigenlijk een communicatief probleem. Dan is het zaak om de vraag bij te stellen alvorens tot besluitvorming over te kunnen gaan.

Bij de besluitvorming is het van belang de verschillende waarden tegen elkaar af te wegen en er voor te zorgen dat niets onder tafel verdwijnt. Soms blijven vragen onbeantwoord en moet toch een besluit genomen worden. Soms zijn tegen iedere optie bezwaren in te brengen (we belanden dan in een tragische situatie, waarbij iedere keuze ook ongewilde gevolgen met zich meebrengt). Soms kan het helpen om de voorgenomen oplossing te faseren in de tijd.

Naast deze vier stappen kent de Nijmeegse methode een appendix die bedoeld is voor bijzondere situaties: wilsonbekwame patiënten, kinderen en langdurige behandelingen. De relevante overwegingen die hierbij horen zijn eerder in dit hoofdstuk al ter sprake gekomen.

De Nijmeegse methode voor moreel beraad is niet meer dan een uitgebreide checklist die gemaakt is op grond van gezond verstand en ervaring. Niet altijd zijn alle onderdelen van de lijst even relevant. Naarmate mensen meer met de methode werken ontstaat een grotere gevoeligheid voor de vele dimensies. Dat wil niet zeggen dat gebruik van de methode altijd resulteert in een duidelijke uitkomst. Een ethisch stappenplan is geen belastingformulier. Voor de onzekerheid van de uitkomst zijn een paar redenen aan te geven. Om te beginnen heeft ethiek te maken met menselijke vrijheid: het is een terrein waarop mensen keuzes kunnen en moeten maken. Ethiek helpt te verhelderen, maar kan zelf de keuzes niet maken. Afhankelijk van de morele gevoeligheid van degenen die meepraten, zullen er andere keuzes gemaakt worden. Een tweede reden heeft te maken met de verschillende typen van ethiek die we aan het begin van dit hoofdstuk tegenkwamen. Meestal komen we er al pratend achter dat we gebruik maken van verschillende manieren van ethisch redeneren die elkaar aanvullen. Niemand is helemaal consistent in het denken. Dat is op zich geen bezwaar; het betekent echter wel dat ook in de wijze van argumenteren soms keuzes gemaakt moeten worden.

In het Nijmeegse stappenplan is geprobeerd het beste te verenigen van de meer resultaatgerichte aanpak zoals die in de jaren 1990 ontwikkeld is door het Centrum voor Bioethiek en Gezondheidsrecht in Utrecht enerzijds, en de meer hermeneutische benadering die ontwikkeld is aan de postdoctorale beroepsopleiding 'Ethiek in de zorgsector' in Nijmegen anderzijds.[21] Welke methode het beste werkt in de praktijk is alleen te ontdekken door er mee te gaan werken.

Literatuur

1 Groher M. Ethical dilemmas in providing nutrition. Dysphagia 1990;5(2):102–9.
2 Serradura-Russell A. Ethical dilemmas in dysphagia management and the right to a natural death. Dysphagia 1992;7(2):102–7.
3 Sharp H, Genesen L. Ethical decision-making in dysphagia management. Am J Speech Lang Pathol 2004;5:15–22.
4 Have HAMJ ten, Meulen RHJ ter, Leeuwen E van. Medische Ethiek. 2e druk. Houten: Bohn Stafleu Van Loghum; 2003.
5 Leenen HJJ. Handboek Gezondheidsrecht. Deel I: Rechten van mensen in de gezondheidszorg. 4e druk. Houten/Diegem: Bohn Stafleu Van Loghum, 2000.
6 Widdershoven G. Ethiek in de kliniek. 4e druk. Amsterdam: Boom; 2001.
7 Beauchamp T, Childress J. Principles of biomedical ethics. 5th ed. Oxford: Oxford University Press; 2001.
8 Tronto J. Moral boundaries. A political argument for an ethic of care. New York/Londen: Routledge; 1993.
9 Koopmans RTCM, Sindram IPC, Dekkers WJM. Bewust weigeren van vocht en voedsel in een verpleeghuis om te overlijden: een zaak voor dokter en patiënt? Ned Tijdschr Geneeskd 2004;148:536–9.
10 Kuhse H. Some reflections on the problem of advance directives, personhood, and personal identity. Kennedy Inst Ethics J 1999; 9(4):347–64.
11 DeRenzo EG. Ethical considerations in dysphagia treatment and research: secular and sacred. In: Sonies BC (ed.) Dysphagia. A continuum of care. Gaithersburg (MD): Aspen; 1997. p. 91–106.
12 Stollmeyer A. Versterving: verantwoorden versus verzorgen. TGE 2003;13(4):98–102.
13 Pijenburg M, Nuy M (red.) Abstineren. Morele overwegingen bij het staken van levensverlengend medisch handelen. Budel: Damon, 2002.
14 The AM, Pasman R, Onwuteaka-Philipsen B, Ribbe M, Wal G van der. Withholding the artificial administration of fluids and food from elderly patients with dementia: ethnographic study. BMJ 2002;325(7376):1326.
15 Ganzini L, Goy ER, Miller LL, Harvath TA, Jackson A, Delorit MA. Nurses' experiences with hospice patients who refuse food and fluids to hasten death. N Engl J Med 2003;349(4):359–65.
16 Jacobs S. Death by voluntary dehydration – what the caregivers say. N Engl J Med 2003;349(4):325–6.
17 Gillick MR. Rethinking the Role of Tube Feeding in Patients with Advanced Dementia. N Engl J Med 2000;342(3):206–10.
18 Zimmermann-Acklin M. Euthanasie. Eine theologisch-ethische Untersuchung. Freiburg i Br: Universitätsverlag; 1997.
19 Bruntink R. Palliatieve sedatie. Pallium 2001;3(6):7–11.
20 Steinkamp N, Uertz I. De Nijmeegse methode voor moreel beraad op de werkvloer. In: Pijnenburg M, Nuy M (red.) Abstineren. Morele overwegingen bij het staken van levensverlengend handelen. Budel: Damon; 2002: p. 17–23.
21 Dartel H van, Manschot H. In gesprek over goede zorg. Overlegmethoden voor ethiek in de praktijk. Amsterdam: Boom; 2003.

8 Interdisciplinaire samenwerking

Paul van Keeken en Hanneke Kalf

8.1 Inleiding

Volgens het uitgangspunt van dit boek zijn bij de behandeling van kauw- en slikstoornissen in het algemeen meerdere disciplines betrokken. Het behandelproces en de resultaten daarvan worden bepaald door de manier waarop beroepsbeoefenaars met elkaar samenwerken. De mogelijkheden om deze samenwerking vorm te geven worden beïnvloed door een veelheid van factoren, zoals beschikbare formatie, hulpmiddelen, deskundigheid, taakvolwassenheid, instellingsbeleid en visie op patiëntenzorg. Samenwerking tussen disciplines kent daarom verschillende vormen en niveaus. Het eenvoudigste niveau is multidisciplinaire samenwerking. Dit betekent dat de verschillende disciplines formeel of informeel informatie uitwisselen over de toestand van de patiënt en daar hun eigen beleid op aanpassen. Een vergaande vorm is interdisciplinaire samenwerking, waarbij gezamenlijk de prioriteiten en doelen in de behandeling worden vastgesteld. Dit kan betekenen dat relevante behandeldoelen worden uitgesteld om eerst een ander doel te realiseren.

Een eenvoudig voorbeeld: een slecht etende patiënt is ondervoed en is daardoor ADL-afhankelijk geworden. De behandeldoelen zijn: een goede voedingstoestand en herstel van ADL-zelfstandigheid. Deze behandeldoelen leiden tot twee mogelijke strategieën. Wanneer het doel is om de voedingstoestand te verbeteren, zonder het geven van sondevoeding, zal de keuze gemaakt worden om alle hulp te geven bij de ADL. Hierdoor wordt energie gespaard voor het eten en drinken, zodat de patiënt een betere voedingstoestand kan bereiken. Wanneer de ADL-zelfstandigheid het doel is, kan de keuze gemaakt worden om tijdelijk sondevoeding te geven totdat een betere voedingstoestand gerealiseerd is. Dit is vanzelfsprekend alleen in gezamenlijk overleg met de patiënt en andere betrokken disciplines te beslissen en uit te voeren (zie afbeelding 8.1).

Voor een goede samenwerking is het behulpzaam als de verschillende partijen dezelfde procesfasen hanteren en dezelfde taal gebruiken. Dit hoofdstuk reikt een aantal instrumenten aan die op zichzelf of in combinatie goede samenwerking helpen vorm te geven.

Paragraaf 8.2 geeft een model voor het probleemoplossend proces. In paragraaf 8.3 wordt de structuur van de ICF besproken en in paragraaf 8.4 de PES-structuur. Multidisciplinaire samenwerking op basis van richtlijnen wordt besproken in de paragrafen 8.5 en 8.6.

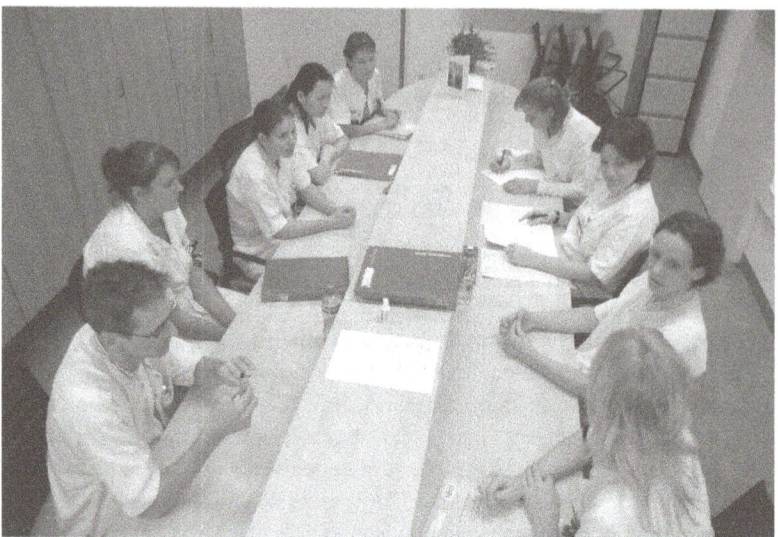

Afbeelding 8.1
Interdisciplinair overleg.

8.2 Het probleemoplossend proces

Het probleemoplossend proces is een gefaseerde methodiek om problemen te benaderen. Het wordt in de gezondheidszorg veel toegepast om systematisch om te kunnen gaan met de problematiek van de patiënt. Hoewel de terminologie per discipline kan verschillen, worden de stappen in tabel 8.1 vaak wel herkend. De beschrijving van Albersnagel en Van der Brug[1] is hier als uitgangspunt genomen.

Artsen, paramedici, verpleegkundigen en verzorgenden leren in hun opleiding om met vergelijkbare stappenplannen problemen aan te pakken. Iedere discipline gebruikt het stappenplan monodisciplinair, omdat het een methodische beroepsuitoefening mogelijk maakt. Dit is tevens een voor de hand liggend argument om het schema bewust te gebruiken voor interdisciplinaire samenwerking is. Het is bij samenwerking tussen disciplines van groot belang om uit te gaan van dezelfde diagnose. Dat geldt vanzelfsprekend voor het ziektebeeld en de medische diagnose, maar ook voor diagnosen die te maken hebben met de gevolgen van de ziekte (zie afbeelding 8.2). De diagnose is richtinggevend voor het resultaat van de behandeling en voor de te kiezen interventies. Tabel 8.1 is hierbij te gebruiken om afspraken

Tabel 8.1	Het probleemoplossend proces			
Gegevens verzamelen	Diagnose stellen	Prognose en beoogd resultaat bepalen	Interventies selecteren en uitvoeren	Evalueren en modificeren

te maken over welke discipline welke informatie verzamelt voor het vaststellen van diagnose, prognose, resultaat en evaluatie. Dat gebeurt al veel in de directe patiëntenzorg om bijvoorbeeld een individueel behandelplan te maken. Het kan ook gebruikt worden om zorg en behandeling in meer algemene termen te beschrijven. Voorbeelden daarvan zijn richtlijnen en standaarden.

8.3 De ICF

De ICF, Nederlandse vertaling van de 'International Classification of Functioning, Disability and Health' maakt deel uit van de classificatiesystemen die door de World Health Organization (WHO) zijn ontwikkeld.[2] Een ander voorbeeld van een classificatiesysteem is de ICD, de 'International Classification of Diseases'. De ICD is een classificatie van ziekten, terwijl de ICF gezien wordt als een classificatie van 'gezondheidscomponenten', waarmee de samenstellende elementen van de gezondheid bedoeld worden.

De grondslag van de ICF bestaat uit het onderscheiden van de volgende aspecten: functies en anatomische eigenschappen van het menselijk organisme, activiteiten en participatie in de samenleving. De negatieve omstandigheden van deze aspecten worden dan beschreven als respectievelijk stoornis, beperking en participatieprobleem. Stoornissen zijn afwijkingen in of verlies van functies of anatomische eigenschappen. Beperkingen beschrijven de moeilijkheden die een individu heeft met het uitvoeren van activiteiten. Participatieproblemen zijn problemen die een individu heeft met het deelnemen aan het maatschappelijk leven.[2] Daarnaast bevat de ICF nog twee componenten, te weten externe factoren en persoonlijke factoren. Met externe factoren worden factoren uit iemands fysieke en sociale omgeving bedoeld. Persoonlijke factoren zijn factoren uit iemands individuele achtergrond. In het schema (afbeelding 8.2) wordt de wisselwerking tussen de verschillende aspecten weergegeven.

Dit schema kan gebruikt worden om de aangrijpingspunten van de zorg van de verschillende disciplines in kaart te brengen. De neuroloog houdt zich bezig met de diagnostiek en behandeling van de ziekte en de stoornissen daarvan. Stoornissen zijn vaak de symptomen van de ziekte. De informatie van de neuroloog is voor de neuropsycholoog en voor de paramedische en verpleegkundige disciplines van belang voor een goede interpretatie van gegevens bij hun diagnostiek. Bovendien wordt de informatie van de neu-

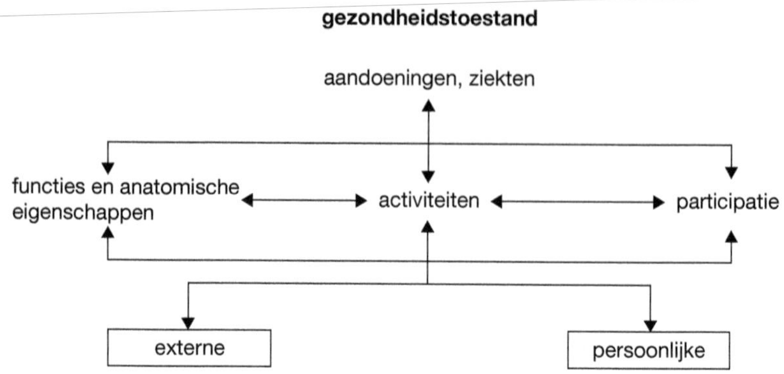

gezondheidstoestand

aandoeningen, ziekten

functies en anatomische eigenschappen ↔ activiteiten ↔ participatie

externe   persoonlijke

Afbeelding 8.2
De wisselwerking tussen de verschillende aspecten van de gezondheidstoestand en externe en persoonlijke factoren.

roloog prognostisch gebruikt bij het bepalen van de doelen van de behandeling door paramedici en verpleegkundigen.

De neuropsycholoog verzamelt en verwerkt vooral informatie op het terrein van stoornissen en beperkingen. De paramedische en verpleegkundige disciplines houden zich bezig met stoornissen, beperkingen en participatieproblemen.

In het schema is duidelijk te zien dat er een wisselwerking bestaat tussen de verschillende aspecten. Interventies op het niveau van het ene aspect kunnen veranderingen bewerkstelligen in andere aspecten. Dit onderstreept het belang van informatie-uitwisseling en onderlinge afstemming tussen de verschillende disciplines.

8.4 De PES-structuur

Bij het beschrijven van een diagnose is er vaak behoefte aan meer informatie dan alleen het noemen van het probleem. De manier waarop het probleem zich uit kan van belang zijn, evenals de factoren waardoor het probleem is ontstaan. Dat is voor alle problemen van een patiënt te beschrijven, ook voor problemen met eten en drinken. Voor de ene patiënt ontstaat een dergelijk probleem zich door een facialisparese en uit het zich in kwijlen, terwijl voor een andere patiënt het probleem ontstaat door gevoelsverlies in de mond waarbij voedsel achterblijft in de wangzak. Een goede beschrijving van de diagnose kan aanknopingspunten bieden voor interdisciplinaire afstemming. De PES-structuur is een hulpmiddel bij het klinisch redeneren en bij het beschrijven van de diagnose. PES staat voor het volgende:

P = probleem: een korte omschrijving van de reactie van iemand op het gezondheidsprobleem;

E = etiologie: beschrijving van de oorzakelijke of samenhangende factoren;

S = symptomen: de bepalende kenmerken of het complex van bijbehorende klachten en verschijnselen.

De PES-structuur is vooral bekend in de verpleegkunde. De structuur wordt in de praktijk al vaak gehanteerd, hoewel het gebruik van de structuur niet altijd als zodanig benoemd wordt. De in 1999 uitgebrachte 'Herziening consensus verpleegkundige verslaglegging' van het Kwaliteitsinstituut voor de Gezondheidszorg CBO beschrijft het gebruik van de PES-structuur expliciet als een voorwaarde voor de verpleegkundige verslaglegging.[3] In paramedische dossiers is de PES-structuur meer impliciet te herkennen aan de indeling. Er is vaak een gedeelte waar observaties of symptomen beschreven worden (S) en een gedeelte waar beïnvloedende factoren, oorzaken of conclusies beschreven worden (E).

Het gaat bij het bespreken van de PES-structuur dus puur om methodiek en niet om inhoud. In feite is de PES-structuur een hulpmiddel voor de beschrijving van problemen van velerlei aard. Het gebruik van de PES-structuur in combinatie met het Revalidatie Activiteiten Profiel (RAP) of het SAMPC-model is prima mogelijk. SAMPC staat voor Somatisch aandachtsgebied, Algemene levensverrichtingen en de Maatschappelijke, Psychische en Communicatieve aandachtsgebieden. Dit model wordt veel in verpleeghuizen gehanteerd. Het RAP wordt veel gebruikt door revalidatieteams.[4]

Bij het vaststellen van een diagnose kan het probleem (P) op verschillende niveaus geformuleerd worden. Op het niveau van ziekte, van stoornis, van beperking en van participatieprobleem. Bij een beschrijving op stoornisniveau zullen andere etiologische factoren en symptomen beschreven worden dan bij een diagnose op beperkingenniveau. Verschillende disciplines met verschillende aangrijpingspunten van zorg zullen op verschillende niveaus diagnosen stellen.

Tabel 8.2	De samenhang tussen de PES-structuur, ziekte en de gevolgen van ziekte		
	P (probleem)	S (symptomen)	E (etiologie)
Ziekteniveau	CVA	facialisparese	diabetes, hypertensie
Stoornisniveau	dysfagie, facialisparese	onvoldoende lipsluiting, kwijlen	CVA
Beperkingsniveau	beperking bij eten en drinken	verslikken, kwijlen	CVA, dysfagie, facialisparese
Participatieniveau	problemen met sociale activiteiten	trekt zich terug uit informele sociale relaties	CVA, dysfagie, kwijlen, facialisparese, verslikken

Wanneer het gaat om een interdisciplinaire diagnose is het raadzaam om deze zoveel mogelijk te beschrijven op het niveau van beperkingen of participatieproblemen. Er zijn meerdere argumenten om dit te doen. De patiënt ervaart de gevolgen van zijn ziekte vooral op deze niveaus. Het is daarom voor de patiënt herkenbaarder om het probleem en ook de uiteindelijke doelstelling op een van deze niveaus te formuleren. Bovendien kan de interdisciplinaire aanpak van een probleem op deze wijze goed in kaart gebracht worden. De arts richt zich immers op de ziekte en de stoornissen, de verpleegkundige en de paramedicus op de stoornissen, de beperkingen en participatieproblemen. Al deze factoren staan in de gezamenlijke diagnose beschreven en tezamen met een gezamenlijke doelstelling kan iedere discipline vanuit zijn eigen deskundigheid een bijdrage leveren aan de oplossing van het probleem.

Op het gebied van interdisciplinaire samenwerking zijn diverse publicaties verschenen. Soms wordt daarin bovenstaande methodiek gebruikt om de samenwerking in kaart te brengen, bijvoorbeeld in de 'Multidisciplinaire zorgplannen Parkinson'[5] en de 'Voedingsrichtlijn Geriatrie'[6]. In deze documenten worden diagnosen beschreven op activiteitenniveau en per diagnose wordt het resultaat bepaald. Vervolgens wordt per discipline (arts, neuropsycholoog, paramedici en verpleging) aangegeven wie welke interventie uitvoert om bij te dragen aan het bereiken van het doel. Hiermee wordt de zorg en de behandeling transparant en krijgt men inzicht in het handelen van de betrokken disciplines. Op basis daarvan kan afstemming plaatsvinden.

De 'Multidisciplinaire zorgplannen Parkinson'[5] zijn ontwikkeld naar aanleiding van geconstateerde problematiek rond de afstemming van de multidisciplinaire zorg. Iedere discipline werkte met eigen behandelplannen, die niet op elkaar afgestemd waren. De interventies van de verschillende disciplines waren soms zelfs tegenstrijdig. De zorgplannen zijn in eerste instantie ontwikkeld voor intern gebruik in het UMC St Radboud. Na beoordeling en aanvulling door een extern panel van deskundigen zijn de zorgplannen breed toepasbaar gemaakt. In dit naslagwerk wordt ervan uitgegaan dat de gebruiker kennis heeft van de specifieke klachten en problemen van patiënten met de ziekte van Parkinson. Het schema in tabel 8.3 geeft een voorbeeld uit deze zorgplannen op het gebied van beperkingen in het eten en drinken.

Ook de 'Voedingsrichtlijn Geriatrie'[6] is ontstaan uit de behoefte om zorg vanuit verschillende disciplines beter op elkaar af te stemmen, maar hier betreft het slikstoornissen en voedingsproblemen op een afdeling geriatrie. De nadruk ligt op snelle diagnostiek en directe behandeling en verbetering, waarbij het verpleegkundig handelen centraal staat. De multidisciplinaire behandelplannen zijn niet uitgewerkt in symptomen. Tabel 8.4 geeft een voorbeeld.

8.5 Multidisciplinaire richtlijnen

In de afgelopen tien jaar zijn verschillende richtlijnen verschenen om de zorg rond patiënten met slikstoornissen en voedingsproblemen af te stemmen (zie tabel 8.5). Een 'evidence-based' richtlijn is een document met 'aan-

Tabel 8.3 Voorbeeld van een multidisciplinair zorgplan Parkinson[5]

Probleemgebied: beperkingen in het eten en drinken

Symptomen	Etiologie	Beoogd resultaat	Disciplines en interventies	
- heeft ongewenst speekselverlies	- hypokinesie en rigiditeit - ineffectief en/of verminderd slikken	- heeft minder speekselverlies	- arts	- geef Symmetrel®, levodopa en/of een dopamineagonist
			- logopedist	- train sliktechniek
			- verpleging	- controleer of medicatie doorgeslikt is en niet met speeksel mee naar buiten loopt
			- allen	- stimuleer verbaal om te slikken - adviseer de mond alleen af te vegen als het echt nodig is

bevelingen, adviezen en handelingsinstructies ter ondersteuning van de besluitvorming van professionals in de zorg en patiënten, berustend op de resultaten van wetenschappelijk onderzoek met daarop gebaseerde discussie en aansluitende meningsvorming, gericht op het expliciteren van doeltreffend en doelmatig medisch handelen'.[7] Een richtlijn beschrijft wat er gedaan kan worden, in tegenstelling tot een protocol dat beschrijft hoe gehandeld dient te worden. Elk nauwkeurig samengesteld document over handelen in de gezondheidszorg is in meerdere of mindere mate 'evidence-based', dat wil zeggen: gebaseerd op wetenschappelijk onderzoek. Om willekeur uit te sluiten en betrouwbare aanbevelingen te doen, is het echter belangrijk om een richtlijn volgens een van tevoren bepaalde systematiek op te stellen. Het Kwaliteitsinstituut voor de Gezondheidszorg CBO heeft zo'n systeem ontwikkeld en gepubliceerd[7] waarmee op controleerbare wijze en op verschillende bewijsniveaus aanbevelingen worden gedaan over de organisatie en uitvoering van handelingen in patiëntenzorg. Tabel 8.5 laat een overzicht zien van multidisciplinaire documenten en richtlijnen die slik- en voedingsproblemen deels of volledig als onderwerp hebben. We geven hierna een korte beschrijving van enkele documenten en richtlijnen.

Tabel 8.4	Voorbeeld van een multidisciplinair behandelplan uit de Voedingsrichtlijn Geriatrie[6]		
Probleemgebied: (dreigend) vocht- en voedingstekort			
Etiologie	*Beoogd resultaat*	*Disciplines en interventies*	
- onvoldoende speeksel - droge mond	- de vocht- en voedselinname van de patiënt is voldoende - patiënt kan voeding tot bolus vormen	- geriater / logopedist	- beoordeel de speekselproductie
		- geriater / verpleegkundige	- kijk bijwerking medicatie na
		- voedingsassistent / verpleegkundige	- geef voor de maaltijd vers vruchtensap of licht mousserend drinken - laat evt. drinken bij het eten - pas evt. de consistentie aan m.b.v. jus, saus e.d.
		- verpleegkundige	- gebruik evt. kunstspeeksel

Hoofd-halsoncologie

In 1995 verscheen het eerste multidisciplinaire 'instructieboek' voor het onderzoek en de behandeling van slikstoornissen en de gevolgen daarvan, specifiek voor patiënten met het oncologische aandoening in het hoofd- en halsgebied.[8] Dit document is gemaakt door de afdeling Foniatrie van het Universitair Medisch Centrum Utrecht en geeft gedetailleerde informatie over onderzoek en behandeling, met name voor logopedisten, maar ook voor diëtisten, verpleegkundigen en andere betrokken professionals. De bijlagen met onderzoeksformulieren en oefenbladen zijn van groot belang geweest voor het verspreiden van de logopedische kennis op dit gebied.

In 2004 verscheen de 'Richtlijn Mondholte- en Orofarynxcarcinoom', een 'evidence-based' richtlijn van het Kwaliteitsinstituut voor de Gezondheidszorg CBO.[9] Deze richtlijn beschrijft de evidentie en consensus van de (para)medische behandeling van de mondholte- en orofarynxcarcinomen. Aanbevelingen over beleid op het gebied van voeding, slikstoornissen en mondhygiëne worden in aparte hoofdstukken behandeld. De richtlijn is te downloaden via http://www.cbo.nl.

Beroerte

In 2000 verscheen de CBO-richtlijn 'Beroerte' (herziening in 2007).[10] Om om alle aspecten van de revalidatie beter te beschrijven liet de Nederlandse Hartstichting een vervolg schrijven: 'Revalidatie na een beroerte. Richtlijnen en aanbevelingen voor zorgverleners'.[11] Beide richtlijnen betreffen aspecten van de medische, paramedische en psychosociale zorg aan mensen met een beroerte. Het onderzoek en de behandeling van slikstoornissen is daar een onderdeel van. De richtlijn van de Nederlandse Hartstichting besteedt hier aandacht aan in de aanbevelingen 137 t/m 140 ('Eten en drinken') en de aanbevelingen 141 t/m 148 ('Slikstoornissen'). Met name deze richtlijn doet ook aanbevelingen over de wijze van samenwerken. De richtlijn 'Beroerte' is te vinden op http://www.cbo.nl, de richtlijn 'Revalidatie na een beroerte' op http://www.hartstichting.nl.

Verpleeghuisgeïndiceerden

Met subsidie van de Commissie Chronisch Zieken (later overgenomen door ZonMw) lieten de Nederlandse Vereniging voor Logopedie en Foniatrie (NVLF) en de Nederlandse Vereniging voor Diëtisten (NVD) in 1999 een multidisciplinaire richtlijn voor logopedisten en diëtisten in verpleeghuizen schrijven. Het Nederlands Paramedisch Instituut (NPi) voerde het project uit en publiceerde in 2000 de richtlijn 'Multidisciplinaire richtlijn chronisch neurologische dysfagie bij verpleeghuisbewoners'.[12] In 2001 verscheen in opdracht van Arcares, de brancheorganisatie verpleging & verzorging, de 'Multidisciplinaire richtlijn verantwoorde vocht- en voedselvoorziening voor verpleeghuisgeïndiceerden'[13], naar aanleiding van de aanbeveling van de Inspectie voor de Gezondheidszorg.

8.6 Effectiviteit van interdisciplinair werken

Richtlijnen en aanbevelingen leiden na publicatie niet automatisch tot toepassing door zorgverleners.[14] Zorgvuldige evaluatie moet antwoord geven op de vraag in hoeverre samenwerking in de praktijk daadwerkelijk verbetering van de patiëntenzorg oplevert. We noemen enkele voorbeelden van implementatieonderzoeken.

De richtlijn 'Slikproblemen bij verpleeghuisbewoners' van het Nederlands Paramedisch Instituut (NPi)[12] is van 2002 tot 2003 in verpleeghuizen geïmplementeerd, waarbij een deel van de instellingen door het NPi werd begeleid en een ander deel alleen de materialen kreeg. De begeleide instellingen konden sneller en meer verbeteringen doorvoeren en scoorden significant beter op criteria voor verantwoorde zorg dan de niet-begeleide instellingen.[15]

De Voedingsrichtlijn Geriatrie is geëvalueerd op kosteneffectiviteit door de kosten en de gevolgen van het beleid in het UMC St Radboud te vergelijken met een afdeling geriatrie in een perifeer ziekenhuis. Uit de analyse blijkt dat patiënten niet alleen in gewicht aankomen in plaats van afvallen, maar ook dat er significant minder nosocomiale (in de instelling opgelopen) infecties zijn. De kosten van de screeningen bij opname en de intensievere interventies kunnen worden weggestreept tegen de kostenbesparingen in medische behandeling van infecties en de opnameduur.[16]

In een Brits onderzoek werd de meerwaarde van 24 aanbevelingen op het gebied van slikstoornissen en voeding bij acute CVA-patiënten geëvalueerd.[17] De aanbevelingen kwamen uit diverse richtlijnen en betroffen onder andere screening naar slikstoornissen en risico op ondervoeding binnen 24 uur na opname. Tussen de groepen voor en na implementatie waren geen significante verschillen wat betreft ADL-scores, opnameduur en ontslagbestemming. Wel nam het aantal nosocomiale infecties significant af, waaronder luchtweginfecties en aspiratiepneumonieën.

Slikteams

Sinds de toegenomen aandacht voor slikstoornissen en het besef dat het een probleemgebied is dat bij uitstek een interdisciplinaire aanpak vraagt, zijn in veel instellingen 'slikteams' of 'eetteams' ontstaan. Meestal bestaat zo'n team uit een diëtist, logopedist, verpleegkundige en een arts, die op afgesproken (geprotocolleerde) wijze patiënten met slikstoornissen onderzoeken en behandelen, op basis van gezamenlijk beleid. Het succes van een 'slikteam' wordt enerzijds bepaald door het maken en handhaven van duidelijke procesafspraken, gebaseerd op de beschikbare zorg in de instelling en indien mogelijk op richtlijnen (zie boven). Anderzijds is kennis van elkaars deskundigheid (zie hoofdstukken 1 tot en met 7) van groot belang, zodat interdisciplinaire samenwerking mogelijk wordt.

8 Interdisciplinaire samenwerking

Tabel 8.5 Overzicht van multidisciplinaire richtlijnen, deels of geheel over slikstoornissen en voedingsproblemen

Jaar	Titel	Opdrachtgever	Uitvoerders	Bedoeld voor	Nadruk op	Bevat screeningen?
2000	Richtlijn Beroerte (herziening 2007)	NHS	CBO en beroeps- en patiëntenverenigingen	zorgverleners van CVA-patiënten	(para)medische behandeling na CVA	nee, maar wel aanbeveling om te screenen
2000	Multidisciplinaire richtlijn chronisch neurologische dysfagie bij verpleeghuisbewoners	NVLF en NVD	NPi	diëtisten en logopedisten in verpleeghuizen	paramedische behandeling van slikstoornissen en voedingsproblemen	ja, maar niet specifiek voor verpleeghuis-situatie
2001	Multidisciplinaire richtlijn verantwoorde vocht- en voedselvoorziening voor verpleeghuisgeïndiceerden	Inspectie voor de Gezondheidszorg	Arcares	zorgverleners van oudere mensen met een verpleeghuisindicatie	goede vocht- en voedingstoestand	nee
2001	Revalidatie na een beroerte. Richtlijnen en aanbevelingen voor zorgverleners	NHS	NHS; Commissie CVA-revalidatie	zorgverleners van CVA-patiënten	(para)medische revalidatie na CVA	ja, specifiek voor acute beroerte
2003	Voedingsrichtlijn Geriatrie	Kenniscentrum Geriatrie UMC St Radboud	zorgverleners afdeling Geriatrie	zorgverleners afdeling Geriatrie	verpleegkundig handelen centraal, goede vocht- en voedingstoestand	ja, specifiek voor geriatrie

Jaar	Titel	Opdrachtgever	Uitvoerders	Bedoeld voor	Nadruk op	Bevat screeningen?
2003	Richtlijnen voor thuisbehandeling met sondevoeding en parenterale voeding	ZonMw	o.a. Stichting Registratie enterale En parenterale voeding Thuis	artsen, verpleegkundigen en diëtisten	organisatie, zorgproces en hulpmiddelen	nee
2004	Richtlijn mondholte- / orofarynxcarcinoom	NWHHT	CBO en beroeps- en patiëntenverenigingen	zorgverleners van patiënten met een mondholte- / orofarynxcarcinoom	(para)medische behandeling van patiënten met mondholte- / orofarynxcarcinoom	nee, maar wel aanbevelingen voor indicatie logopedist en diëtist
2006	Conceptrichtlijn hypofarynxcarcinoom	NVRO, NWHHT	CBO, VIKC	zorgverleners van patiënten met een hypofarynxcarcinoom	(para)medische behandeling van patiënten met hypofarynxcarcinoom	nee, maar wel aanbevelingen voor indicatie logopedist en diëtist

Afkortingen: Arcares: Brancheorganisatie verpleging en verzorging (verpleeg- en verzorgingshuizen) (http://www.arcares.nl); CBO: Kwaliteitsinstituut voor de gezondheidszorg CBO (http://www.cbo.nl); NHS: Nederlandse Hartstichting (http://www.hartstichting.nl); NPi: Nederlands Paramedisch Instituut (http://www.paramedisch.org); NVLF: Nederlandse Vereniging voor Logopedie en Foniatrie (http://www.nvlf.nl); NVD: Nederlandse Vereniging van Diëtisten (http://www.nvdietist.nl); NWHHT: Nederlandse Werkgroep Hoofd-Hals-Tumoren (http://www.nwhht.nl); NVRO: Nederlandse Vereniging voor Radiotherapie en Oncologie (http://www.nvro.nl); VIKC: Vereniging van Integrale Kankercentra (http://www.iknet.nl); ZonMw: Nederlandse organisatie voor gezondheidsonderzoek en gezondheidsontwikkeling (http://www.zonmw.nl). EBRO: evidence-based richtlijnontwikkeling.

Literatuur

1 Albersnagel E, Brug YM van der. Diagnosen, resultaten en interventies. Excellent verplegen, Deel 1. Groningen: Wolters Noordhoff; 1997.
2 Nederlands WHO-FIC Collaborating Centre. ICF, Nederlandse vertaling van de 'International Classification of Functioning, Disability and Health'. Houten: Bohn Stafleu Van Loghum; 2001.
3 Kwaliteitsinstituut voor de gezondheidszorg CBO. Herziening consensus verpleegkundige verslaglegging. Utrecht: CBO; 1999.
4 Bennekom CAM van, Jelles F, Lankhorst GJ. Rehabilitation activities profile: the ICIDH as a framework for a problem-oriented assessment method in rehabilitation medicine. Disabil Rehabil 1995 Apr-Jun;17(3-4):169–75.
5 Kaemingk M. Multidisciplinaire zorgplannen Parkinson. Nijmegen: Nijmeegs Kenniscentrum Neurorevalidatie; 2003.
6 Projectgroep Voedingsrichtlijn Geriatrie. Voedingsrichtlijn Geriatrie. Richtlijn voor multidisciplinaire preventie en behandeling van ondervoeding, dehydratie en kauw- en slikstoornissen bij geriatrische patiënten in het ziekenhuis. Nijmegen: Kenniscentrum Geriatrie, UMC St Radboud; 2003.
7 Everdingen JJE van, Burgers JS, Assendelft WJJ, Swinkels JA, Barneveld TA van, Klundert JLM van de. Evidence-based richtlijnontwikkeling. Een leidraad voor de praktijk. Houten: Bohn Stafleu Van Loghum; 2004.
8 Maks-van der Veer S. Slikken en beweging. Lisse: Swets & Zeitlinger; 1995.
9 Nederlandse Werkgroep Hoofd-Halstumoren. Richtlijn Mondholte- en Orofarynxcarcinoom. Alphen aan de Rijn: Van Zuiden Communications; 2004.
10 Kwaliteitsinstituut voor de gezondheidszorg CBO. Richtlijn Beroerte. Utrecht: CBO; 2004.
11 Commissie CVA-Revalidatie. Revalidatie na een beroerte. Richtlijnen en aanbevelingen voor zorgverleners. Den Haag: Nederlandse Hartstichting; 2001.
12 Bogaardt HCA, Franchimont H, Ravensberg CD van. Slikproblemen bij verpleeghuisbewoners. Amersfoort: Nederlands Paramedisch Instituut (NPi); 2000.
13 Arcares. Multidisciplinaire richtlijn voor verantwoorde vocht- en voedselvoorziening voor verpleeghuisgeïndiceerden. Utrecht: Arcares, brancheorganisatie verpleging & verzorging; 2001.
14 Grol RTPM, Wensing MJP. Implementatie. Eeffectieve verbetering in de patiëntenzorg. Maarssen: Elsevier Gezondheidszorg; 2006.
15 Ravensberg CD van, Oude Engberink KM. Verpleeghuizen op weg naar verantwoorde zorg bij slikproblemen: helpen bij implementatie loont. Amersfoort: Nederlands Paramedisch Instituut (NPi); 2004.
16 Rypkema G, Adang E, Dicke H, Naber T, Swart B de, Disselhorst L, et al. Cost-effectiveness of an interdisciplinary intervention in geriatric inpatients to prevent malnutrition. J Nutr Health Aging 2003;8(2):122–7.
17 Perry L, McLaren S. Nutritional support in acute stroke: the impact of evidence-based guidelines. Clin Nutr 2003 Jun;22(3):283–93.

Bijlage I MST

(Malnutrition Screening Tool)

Is er sprake van recent onbedoeld gewichtsverlies?	
Nee	= 0
Ja of onduidelijk	= 2
Zo ja, hoeveel kilo bent u afgevallen?	
1-5	= 1
6-10	= 2
11-15	= 3
> 15	= 4
Ben u slechter gaan eten als gevolg van afgenomen eetlust?	
Nee	= 0
Ja	= 1

Totaalscore	
2 punten of meer	de patiënt heeft risico op ondervoeding

Bron: Ferguson M, Capra S, Bauer J, Banks M. Development of a valid and reliable malnutrition screening tool for adult acute hospital patients. Nutrition 1999 Jun;15(6):458-64.

Bijlage II MUST

(Malnutrition Universal Screening Tool)

Wat is de BMI?	
> 20	= 0
18,5-20	= 1
< 18,5	= 2
Ongewenst gewichtsverlies in de afgelopen drie tot zes maanden:	
< 5%	= 0
5-10%	= 1
> 10%	= 2
Patiënt is ernstig ziek en zal naar verwachting vijf dagen of meer niet eten	= 2

Totaalscore	
1 punt	verbeter eiwit- en energie-inname
2 punten	schakel diëtist in, voedingsinterventie is noodzakelijk

Bron: Stratton RJ, Green CJ, Elia M. Disease-related malnutrition: an evidence-based approach to treatment. Cambridge (MA): CABI publishing; 2003.

Bijlage III SNAQ

(Short Nutritional Assessment Questionnaire)

Bent u onbedoeld afgevallen?	
Nee	= 0
Ja, meer dan 6 kg in de afgelopen zes maanden	= 3
Ja, meer dan 3 kg in de afgelopen maand	= 2

Had u afgelopen maand een verminderde eetlust?	
Nee	= 0
Ja	= 1

Heeft u afgelopen maand drinkvoeding of sondevoeding gebruikt?	
Nee	= 0
Ja	= 1

Totaalscore	
0 of 1 punt	geen actie
2 punten	tweemaal per dag een energie- en eiwitverrijkte tussenmaaltijd
3 punten of meer	tweemaal per dag een energie- en eiwitverrijkte tussenmaaltijd en behandeling diëtist

Bron: Kruizenga HM, Seidell JC, Vet HC de, Wierdsma NJ, Bokhorst-de van der Schueren MA van. Development and validation of a hospital screening tool for malnutrition: the short nutritional assessment questionnaire (SNAQ). Clin Nutr 2005 Feb;24(1):75-82.

Bijlage IV Slikscreening UMC St Radboud Nijmegen

Bijlage IV

Slikscreening na CVA
(of andere patiënten bij wie het starten van orale voeding mogelijk onveilig is)

(naam patiënt)	datum:
	verpleegkundige:

Volg de instructie en kruis de pijlen aan zodat de genomen stappen zichtbaar zijn:

Uitgangshouding: de patiënt zit (enigszins) actief. Is de patiënt is te moe of te suf om iets te kunnen drinken?

→ ja → niets per os (npo) en voeding per sonde (of vocht per infuus voor max 24 uur) — *niet onderzoekbaar*

→ nee

bij verbetering slikscreening uitvoeren

Slikscreening deel 1:
Neem een beker water en geef de patiënt een heel klein beetje water, bijv. van dessertlepel; minimaal 3x.

Resultaat:
- patiënt verslikt zich fors, al bij kleine beetjes water?
- of patiënt krijgt het water niet weggeslikt en moet heftig hoesten en alles uitspugen?
- of patiënt laat ondanks aansporing het water uit de mond lopen?

→ ja →
- npo en voeding per sonde (of eerst vocht per infuus voor max 24 uur
- logopedist i.c.

= **ernstige slikstoornis**

→ nee

= **milde slikstoornis**

Slikscreening deel 2:
Laat de patiënt (zelf) enkele grotere slokken nemen of een bekertje water achter elkaar laten leegdrinken.

Resulaat: ja
- patiënt verslikt zich met name bij grotere slokken

→ slikken is veilig genoeg voor dik vloeibaar, maar is de patiënt **ook voldoende belastbaar** voor volledige orale intake?

→ nee →
- npo en voeding per sonde
- logopedist i.c.

Voeding per sonde ← nee   ja →

Orale voeding

→ orale voeding: start met dikglad vloeibaar
→ logopedist i.c.

patiënt verslikt zich niet in grote slokken en kan ook een bekertje water leegdrinken
maar
heeft wèl een facialisparese (scheve mond)?

→ ja →
- orale voeding: start met gemalen voeding (acute fase) of desgewenst gewone voeding (post-acute fase)
- logopedist i.c. ivm facialisparese

→ nee, ook niet → orale voeding: normaal

= **géén slikstoornis**

© UMC St Radboud Nijmegen 2005. Downloadbaar via www.umcn.nl/logopedie of www.neurorevalidatie.nl

Bijlage V Verpleegkundige anamnese en onderzoek

Bijlage V. Verpleegkundige basisgegevens ICF

Zelfverzorging en daarmee samenhangende lichaamsfuncties	ICF	Opnamemeting				
Zie voor vertering en assimilatie het medisch deel, functies spijsverteringsstelsel.		Geen	Lichte	Matige	Ernstige	Volledige

Eten, drinken	Code	Moeite score	
Heeft u moeite met uitvoeren activiteiten tijdens eten en drinken? ☐ Eten smeren / snijden of naar de mond brengen ☐ Drinken inschenken / roeren of naar de mond brengen		☐ ja	☐ nee
Met hulp, begeleiding of instructie van ondersteunende relaties en diensten? ☐ Gedeeltelijke hulp ☐ Volledige hulp		☐ ja	☐ nee
Heeft moeite eten en drinken sinds een: dag of korter week of korter maand of korter halfjaar of korter jaar of korter langer dan jaar		☐ onbekend	

Enkele spijsverteringsfuncties	Code	Stoornisscore	
Ervaart u probleem met voedsel opname? ☐ kauwen ☐ slikken ☐ braken	b510	☐ ja	☐ nee
Heeft problemen met voedselopname sinds een: dag of korter week of korter maand of korter halfjaar of korter jaar of korter langer dan jaar		☐ onbekend	
Ervaart u problemen met het handhaven van uw lichaamsgewicht? Gewichtsmeting ......kg Lengte meting: ...... cm ☐ toename van ......Kg. in 30 dagen ☐ afname van ......Kg. in 30 dagen	b530	☐ ja	☐ nee
Heeft problemen met handhaven lichaamsgewicht sinds een: dag of korter week of korter maand of korter halfjaar of korter jaar of korter langer dan jaar		☐ onbekend	
Heeft u last van vervelende gewaarwordingen? : ☐ misselijkheid ☐ buikkrampen ☐ opgeblazen gevoel	b535	☐ ja	☐ nee
Heeft vervelende gewaarwordingen sinds een: dag of korter week of korter maand of korter halfjaar of korter jaar of korter langer dan jaar		☐ onbekend	
Met ondersteunende producten spijsvertering? Dieet : Gebitsprothese: ☐ onder ☐ boven ☐ losse elementen ☐ anders:	e110 e115	☐ ja ☐ ja	☐ nee ☐ nee

Monitor voorschrift: ☐ voedselinname   ☐ lichaamsgewicht ..... x per week

Consultatie: ☐ diëtiste   ☐ voedingsteam   ☐ logopedie

© Verpleegafdeling Neurologie, UMC St Radboud. Downloadbaar via www.neurorevalidatie.nl.

Bijlage VI Helpen bij het rechtop gaan zitten in een stoel

- Plaats de voeten van de patiënt iets achter de knieën.
- Vraag de patiënt met de romp naar voren te komen en help zo nodig hierbij.
- Verplaats de patiënt met een van de volgende technieken:

A Bij een matige rompbalans:

(zie afbeelding 4.2)
- Plaats een stoel vóór de patiënt (bij CVA aan de niet-aangedane zijde) met de rugleuning van de patiënt af.
- Ga voor de patiënt staan met het gezicht naar de patiënt toe.
- Ondersteun een knie (bij CVA de aangedane knie) aan beide zijden met jouw knieën.
- Vraag de patiënt de romp te strekken en naar de zitting van de stoel voor hem te reiken en help zo nodig hierbij.
- Plaats je handen achter de patiënt langs op de beide bekkenhelften.
- Fixeer de romp van de patiënt met jouw romp en elleboog.
- Faciliteer het naar voren komen van de romp van de patiënt, zover dat de billen loskomen van de onderlaag.
- Faciliteer met jouw knieën via de knie en het been van de patiënt het naar achteren bewegen van de billen van de patiënt.
- Geef tegelijkertijd met de handen aan beide bekkenhelften de richting van de transfer aan.
- Vraag de patiënt actief te zitten en faciliteer dit zo nodig.

B Bij een redelijke rompbalans:

(zie afbeelding 4.3)
- Plaats een stoel vóór de patiënt (bij CVA aan de niet-aangedane zijde) met de rugleuning naar de patiënt toe.
- Sta naast de patiënt (bij CVA aan de aangedane zijde) en kijk in dezelfde richting als de patiënt.
- Plaats een hand achter de patiënt langs op de andere (niet-aangedane) bekkenhelft.

- Plaats de andere hand boven de knieschijf van de (aangedane) knie.
- Vraag de patiënt de romp te strekken en boven de leuning van de stoel voor hem te reiken en help zo nodig hierbij.
- Faciliteer het naar voren komen van de romp van de patiënt, zover dat de billen loskomen van de onderlaag.
- Faciliteer met de hand op de (aangedane) knie het naar achter in de stoel bewegen van de billen van de patiënt.
- Houd tijdens de transfer met jouw schouder contact met de achterzijde van de romp van de patiënt.
- Vraag de patiënt actief te zitten en faciliteer dit zo nodig.

C Bij voldoende rompbalans:

(zie afbeelding 4.4)
- Ga voor de patiënt staan met je gezicht naar de patiënt toe.
- Vraag de patiënt actief te zitten en faciliteer dit zo nodig.
- Plaats een hand boven een van de knieschijven (bij CVA de aangedane knie).
- Vraag de patiënt naar voren te reiken en help zo nodig hierbij.
- Faciliteer het naar voren komen van de romp van de patiënt, zover dat de billen loskomen van de onderlaag.
- Faciliteer met de hand op de knie het naar achter in de stoel bewegen van de billen van de patiënt.
- Vraag de patiënt actief te zitten en faciliteer dit zo nodig.

Bijlage VII Helpen bij een goede zithouding in bed

(zie afbeelding 4.6)
- Plaats de hoofdsteun van het bed horizontaal en laat de patiënt zich zo dicht mogelijk naar het hoofdeind verplaatsen of help hierbij.
- Verhoog zo mogelijk het kniestuk van het bed (houding van Fowler).
- Plaats nu de hoofdsteun van het bed zo verticaal mogelijk.
- Help de patiënt met de romp naar voren te komen. Ondersteun daarbij de rug en vermijd trekken aan armen of nek of belasting van de schouders.
- Vul de ruimte tussen de hoofdsteun en de patiënt op met kussen. Zorg ervoor dat de kussens goed op elkaar aansluiten en dat de romp overal en gelijkmatig gesteund is. Geef zo nodig ook steun aan de zijkant van de patiënt.
- Schenk extra aandacht aan het ondersteunen van het hoofd. De nek moet iets verlengd zijn met het hoofd neutraal in de middenstand.
- Ga na of de patiënt comfortabel zit.
- Plaats de bedtafel voor de patiënt. Zo mogelijk kunnen één of beide armen hierop steunen.
- Plaats de voeding op de bedtafel op zo'n manier dat de patiënt de voeding goed kan zien en ruiken.

Bijlage VIII Vocht- en voedingslijst

Bijlage VIII

Datum: Naam: Dieet: Afdeling:
Kamer:

Product	Ontbijt		t1		Warme maaltijd		t2		Brood maaltijd		t3 + t4		Punten	
	bij	in	bij	in	bij	in	bij	in	bij	in	bij	in		
Brood													× 3	
Brood zonder korst													× 2	
Krentenbrood													× 4	
Beschuit													× 2	
Ontbijtkoek													× 2	
Margarine/boter													× 1	
Kaas													× 3	
Vleeswaren													× 2	
Zoet beleg													× 2	
Pap zonder suiker													× 5	
Thee/koffie													-	
Suiker													× 1	
Halfvolle melk													× 4	
Volle melk													x 6	
Karnemelk													× 3	
Chocolademelk													× 6	
Vruchtensap													× 2	
Frisdrank													× 3	
Alcoholische dranken													× 3	
Water/bouillon													-	
En+ chocolademelk													× 11	
Caloriedrank													× 8	
Gebonden vruchtensap													× 4	
Ensure plus/Ensure HP													× 12	
Enlive/Ensure Plus Fresh													× 13	
2 eetlepels slagroom													× 3	
Sondevoeding Soort:													× ...	
Vlees (vervanging)													× 7	
Jus/saus													× 2	
Groente													× 1	
Groente met saus													x 2	
Aardappelen													x 3	
Puree													× 8	
Rijst													× 6	
Samengesteld gerecht Soort:													× ...	
Vruchtenmoes													× 3	
Volle yoghurt													× 3	
Vla met slagroom													× 7	
Vla													X 5	
Vers fruit													× 2	
Diversen													× ...	
													× ...	

Totaal vocht in ml → ☐ + ☐ + ☐ + ☐ + ☐ + ☐ ☐

Vochtintake totaal: caloricëintake totaal:
(1 punt = 25 kcal 60 punten = 1500 kcal)

© UMC St Radboud, afdeling diëtetiek/geriatrie, 2004

Bijlage IX Afbouwen sondevoeding

Deze lijst geldt voor het volgende toedieningsschema:

Ontbijt:	250 ml sondevoeding
In de loop van de morgen:	250 ml sondevoeding
Warme maaltijd:	250 ml sondevoeding
In de loop van de middag:	250 ml sondevoeding
Avondmaaltijd:	250 ml sondevoeding
In de loop van de avond:	250 ml sondevoeding

De sondevoeding kan vervangen worden door orale voeding. Het vocht kan aangevuld worden met water.

Als de patiënt bijvoorbeeld een schaaltje vla eet, dan kan 150 ml sondevoeding minder gegeven worden.

1 snee tarwebrood met boter en kaas	= 200 ml sondevoeding
1 snee tarwebrood met boter en jam/vleeswaren/smeerkaas	= 150 ml
1 snee knäckebröd/beschuit met boter en kaas	= 150 ml
1 snee knäckebröd/beschuit met boter en jam/suiker	= 100 ml
1 snee krentenbrood met boter	= 150 ml
1 plak ontbijtkoek met roomboter	= 100 ml
1 kommetje heldere soep	= 0 ml
1 kommetje gebonden soep	= 50 ml
1 warme maaltijd	= 300 ml
1 portie aardappelen	= 50 ml
1 portie groente	= 50 ml
1 portie vlees	= 200 ml
1 schaaltje appelmoes/vruchtenmoes	= 100 ml
1 glas sinasappelsap/appelsap	= 50 ml
1 kommetje pap met suiker/vla	= 150 ml
1 beker caloriedrank	= 200 ml
1 beker halfvolle melk/volle yoghurt	= 100 ml
1 beker karnemelk	= 50 ml
1 pakje drinkvoeding	= 300 ml

Bijlage X Protocollen mondverzorging voor patiënten met slikstoornissen die oraal gevoed worden

Voorbereiding

Doelstelling

- Bevorderen van een frisse adem en voorkomen van infecties, pijn, ongemak en bloedingen waardoor secundaire long- en andere infecties worden voorkomen.
- Intact houden van het mondslijmvlies.

Materiaal

- bekkentje
- handdoek
- onsteriele handschoenen
- een spatel (om de wangen en lippen opzij te houden)
- een penlight (voor goed zicht in de mond)
- tongschraper
- een zachte tandenborstel met kleine kop en afgeronde rechte haren
- tape, tandenstoker, rager
- Monoject®-mondspuit (zie afbeelding)
- gazen 10 × 10 cm of 5 × 5 cm
- 1 flacon NaCl 0,9% spoelvloeistof à 500 ml
- grote wattenstokken
- afzuigapparatuur
- yankauer (zie afbeelding)
- steriele vaseline en eventueel Duratears®

Voorbereiding

- Stel het bed op de juiste hoogte in.
- Draag eventueel een mondmasker en/of een beschermende bril.
- Was de handen voor de mondverzorging.
- Draag handschoenen.
- Laat de patiënt gesteund in langzit zitten, hoofdsteun in een hoek van 90°.

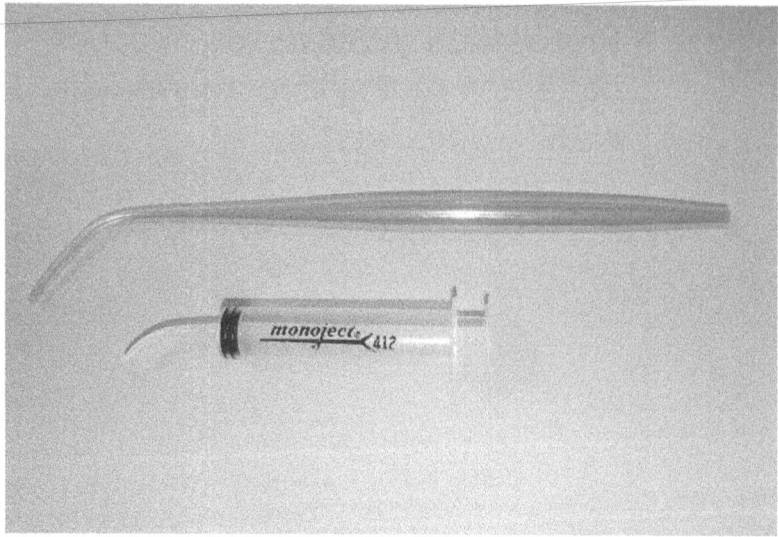

Een yankauer en een monojectspuit.

- Leg comateuze patiënten en patiënten met ernstige slikstoornissen op hun zij.
- Smeer de lippen dun in met steriele vaseline om mondkloofjes en wondjes tijdens de verzorging te voorkomen.

Uitgangssituatie

- Leg de patiënt op de rug, de bedsteun op de hoogte dat er een goed zicht is in de mond.
- Indien dit niet lukt, leg de patiënt op de zij.

Inspectie

- Onderzoek de mondholte met behulp van het instrument (afb. 7.6) ter beoordeling van de orale conditie.
- Luister naar de patiënt als deze (non-verbaal) aangeeft dat iets pijnlijk is.

A Mondverzorging bij een patiënt met een matige slikstoornis en eigen gebit die in staat is tot spoelen en uitspugen van tandpasta en een spoelmiddel

Werkwijze

- Indien er sprake is van een sensibiliteitsstoornis in het mondgebied: verzorg de mond voor iedere maaltijd met behulp van gazen gedrenkt in (koude) NaCl 0,9% om de sensibiliteit te stimuleren.

- Hanteer deze volgorde: van de buitenzijde van de kaak naar de binnenzijde en van de bovenkaak naar de onderkaak.
- Poets de tanden driemaal daags met fluoridetandpasta.
- Reinig de interdentale ruimten minimaal eenmaal daags met behulp van een spiraalborsteltje, tandenstoker of tape.
- Reinig indien nodig driemaal daags de tong met de tongschraper.
- Spoel de mond met water of NaCl 0,9%.
- Smeer de lippen dun in met vaseline of Duratears® (bij erg droge lippen).

B Mondverzorging bij een patiënt met een matige slikstoornis en eigen gebit die niet in staat is tot spoelen en uitspugen van tandpasta en een spoelmiddel

Werkwijze

- Indien er sprake is van een sensibiliteitsstoornis in het mondgebied: verzorg de mond voor iedere maaltijd met behulp van gazen gedrenkt in (koude) NaCl 0,9% om de sensibiliteit te stimuleren.
- Hanteer deze volgorde: van de buitenzijde van de kaak naar de binnenzijde en van de bovenkaak naar de onderkaak.
- Poets de tanden driemaal daags met fluoridetandpasta.
- Reinig de interdentale ruimten minimaal eenmaal daags met behulp van een spiraalborsteltje, tandenstoker of tape.
- Reinig indien nodig driemaal daags de tong met de tongschraper.
- Spoel de mond met behulp van een monojectspuit met water of NaCl 0,9% en zuig de vloeistof tegelijkertijd af met afzuigapparatuur en yankauer.
- Smeer de lippen dun in met vaseline of Duratears® (bij erg droge lippen).

C Mondverzorging bij een patiënt met een matige slikstoornis en gebitsprothese die in staat is tot spoelen en uitspugen van een spoelmiddel

Werkwijze

- Indien er sprake is van een sensibiliteitsstoornis in het mondgebied: verzorg de mondslijmvliezen vóór iedere maaltijd met behulp van gazen gedrenkt in (koude) NaCl 0,9% om de sensibiliteit te stimuleren. Verwijder hierbij de prothese.
- Hanteer de volgorde: van de buitenzijde van de kaak naar binnenzijde en van de bovenkaak naar de onderkaak.
- Reinig de prothese driemaal daags met een tandenborstel en een reinigingsmiddel of water.
- Reinig indien nodig de tong met de tongschraper.
- Spoel de mond met water of NaCl 0,9%.
- Smeer de lippen dun in met vaseline of Duratears® (bij erg droge lippen).

– Verschoon eenmaal daags het prothesebakje en water.

D Mondverzorging bij een patiënt met een matige slikstoornis en gebitsprothese, die niet in staat is tot spoelen en uitspugen van een spoelmiddel

Werkwijze

– Indien er sprake is van een sensibiliteitsstoornis in het mondgebied: verzorg de mondslijmvliezen vóór iedere maaltijd met behulp van gazen gedrenkt in (koude) NaCl 0,9% om de sensibiliteit te stimuleren. Verwijder hierbij de prothese.
– Hanteer de volgorde: van de buitenzijde van de kaak naar binnenzijde en van de bovenkaak naar de onderkaak.
– Reinig de prothese driemaal daags met een tandenborstel en een reinigingsmiddel of water.
– Verzorg de slijmvliezen van de mond met behulp van gazen gedrenkt in NaCl 0,9%.
– Reinig indien nodig de tong met de tongschraper.
– Smeer de lippen dun in met vaseline of Duratears® (bij erg droge lippen).
– Verschoon eenmaal daags het prothesebakje en water.

Deze protocollen zijn onder meer gebaseerd op:
    Beelen A van. Protocol mondverzorging.VPN Magazine voor de Verpleging 2002;16(10):16–7.
    Velthuizen L, Lugt-Lustig K de, Nieweg R. Vijf protocollen voor mondverzorging. TvZ/Vakblad voor verpleegkundigen 1993;21:720–4.
    Sperber S. De verzorging van de mond zegt veel over het lichaam. Nursing 2002;2.

Bijlage XI Protocollen mondverzorging voor patiënten met slikstoornissen die niet-oraal gevoed worden

Voorbereiding

Doelstelling

– Bevorderen van een frisse adem en voorkomen van infecties, pijn, ongemak en bloedingen waardoor secundaire long- en andere infecties worden voorkomen.
– Intact houden van het mondslijmvlies.

Materiaal

– bekkentje
– handdoek
– onsteriele handschoenen
– een spatel (om de wangen en lippen opzij te houden)
– een penlight (voor goed zicht in de mond)
– tongschraper
– een zachte tandenborstel met kleine kop en afgeronde rechte haren
– tape, tandenstoker, rager
– Monoject®-mondspuit
– gazen 10 × 10 cm of 5 × 5 cm
– 1 flacon NaCl 0,9% spoelvloeistof à 500 ml
– grote wattenstokken
– afzuigapparatuur
– yankauer
– steriele vaseline en eventueel Duratears®

Voorbereiding

– Stel het bed op de juiste hoogte in.
– Draag eventueel een mondmasker en/of een beschermende bril.
– Was de handen voor de mondverzorging.
– Draag handschoenen.
– Laat de patiënt gesteund in langzit zitten, hoofdsteun in 90°.

- Leg comateuze patiënten en patiënten met ernstige slikstoornissen op hun zij.
- Smeer de lippen dun in met steriele vaseline om mondkloofjes en wondjes tijdens de verzorging te voorkomen.

Uitgangssituatie

- Leg de patiënt op de rug, de bedsteun op de hoogte dat er een goed zicht is in de mond.
- Indien dit niet lukt, leg de patiënt op de zij.

Inspectie

- Onderzoek de mondholte met behulp van het instrument (afb. 7.6) ter beoordeling van de orale conditie.
- Luister naar de patiënt als deze (nonverbaal) aangeeft dat iets pijnlijk is.

A Mondverzorging bij een patiënt met een ernstige slikstoornis en eigen gebit die in staat is tot spoelen en uitspugen van tandpasta en spoelmiddel

Werkwijze

- Verwijder iedere drie uur slijmdraden met een wattenstok, Dentaswabs® of afzuigapparatuur, verwijder het tongbeslag met de tongschraper en verzorg de slijmvliezen van de mond met behulp van gazen gedrenkt in NaCl 0,9%.
- Bevochtig iedere drie uur de mond met kunstspeeksel.
- Poets de tanden driemaal daags met fluoridetandpasta.
- Reinig de interdentale ruimten minimaal eenmaal daags met behulp van een spiraalborsteltje, tandenstoker of tape.
- Spoel de mond met water of NaCl 0,9%.
- Smeer de lippen dun in met vaseline of Duratears® (bij erg droge lippen).

B Mondverzorging bij een patiënt met een ernstige slikstoornis en eigen gebit die niet in staat is tot spoelen en uitspugen van tandpasta en spoelmiddel

Werkwijze

- Verwijder iedere drie uur slijmdraden met een wattenstok, Dentaswabs® of afzuigapparatuur, verwijder het tongbeslag met de tongschraper en verzorg de slijmvliezen van de mond met behulp van gazen gedrenkt in NaCl 0,9%.
- Bevochtig iedere drie uur de mond met kunstspeeksel.

- Poets de tanden driemaal daags met fluoridetandpasta.
- Reinig de interdentale ruimten minimaal eenmaal daags met behulp van een spiraalborsteltje, tandenstoker of tape.
- Spoel de mond met behulp van een monojectspuit met water of NaCl 0,9% en zuig de vloeistof tegelijkertijd af met afzuigapparatuur en yankauer.
- Smeer de lippen dun in met vaseline of Duratears® (bij erg droge lippen).

C Mondverzorging bij een patiënt met ernstige slikstoornissen en gebitsprothese

Werkwijze

- Verwijder iedere drie uur slijmdraden met een wattenstok, Dentaswabs® of afzuigapparatuur, verwijder het tongbeslag met de tongschraper en verzorg de slijmvliezen van de mond met behulp van gazen gedrenkt in NaCl 0,9%.
- Bevochtig iedere drie uur de mond met kunstspeeksel.
- Reinig de prothese tweemaal daags met een tandenborstel en een reinigingsmiddel of water.
- Smeer de lippen dun in met vaseline of Duratears® (bij erg droge lippen).
- Verschoon eenmaal daags het prothesebakje en water.

Deze protocollen zijn onder meer gebaseerd op:

Beelen A van. Protocol mondverzorging. VPN Magazine voor de Verpleging 2002;16(10):16–7.

Velthuizen L, Lugt-Lustig K de, Nieweg R. Vijf protocollen voor mondverzorging. TvZ/Vakblad voor verpleegkundigen 1993;21:720–4.

Sperber S. De verzorging van de mond zegt veel over het lichaam. Nursing 2002;2.

Over de auteurs

Drs. Hanneke Kalf (1961) werkt als logopedist en onderzoeker in het Universitair Medisch Centrum (UMC) St Radboud in Nijmegen, onder andere voor het slikteam en voor het Parkinson Centrum Nijmegen. Van 1990 tot 2002 was ze als hogeschooldocent neurologische taal-, spraak- en slikstoornissen in Eindhoven. Zij geeft geregeld post-hbo-cursussen op het gebied van orofaryngeale slikstoornissen en 'evidence-based' logopedie.

Drs. Berna Rood (1966) werkt als seniorverpleegkundige en gezondheidswetenschapper bij het Nijmeegs Kenniscentrum Neurorevalidatie van het UMC St Radboud. Berna heeft vijftien jaar op de afdeling Neurologie gewerkt en enkele jaren op een herstelafdeling van een verpleeghuis. Als docent neurorevalidatie is ze betrokken bij diverse cursussen, onder andere op het gebied van dysfagie.

Heleen Dicke (1955) is werkzaam als diëtist in het UMC St Radboud. Zij werkt op de afdelingen Neurologie, Geriatrie en Psychiatrie. Zij heeft regelmatig onderzoek gedaan op de afdeling geriatrie en geeft les op de opleiding voor Voeding en Diëtetiek van de Hogeschool van Arnhem en Nijmegen.

Drs. Paul van Keeken (1956) is als verplegingswetenschapper verbonden aan het Nijmeegs Kenniscentrum Neurorevalidatie. Hij werkt sinds 1980 in diverse functies in de neuroverpleging met neurorevalidatie als expertise. Zijn betrokkenheid bij het onderwerp blijkt onder meer uit onderzoek en presentaties op het gebied van samenwerking tussen disciplines. Ook is hij docent bij cursussen op het gebied van dysfagie voor voedingsassistenten, verpleging en paramedici.

Nijmeegs Kenniscentrum Neurorevalidatie

Dit boek is ontwikkeld op initiatief van de afdeling logopedie van het UMC St Radboud, naar aanleiding van ervaringen bij het verzorgen van de cursussen 'Orofaryngeale slikstoornissen in multidisciplinair perspectief'. Het is tot stand gekomen in samenwerking met het Nijmeegs Kenniscentrum Neurorevalidatie. Dit kenniscentrum is verbonden aan de afdelingen Revalidatie en Neurologie van het UMC St Radboud. Bij een toenemende vraag naar kennis op het gebied van neurorevalidatie beoogt het Nijmeegs Kenniscentrum Neurorevalidatie de professional van dienst te zijn bij het ontwikkelen en bijhouden van competenties. Hiertoe verzorgt het kenniscentrum onder meer cursussen op maat en publicaties. Het onderwijs is gevarieerd en maakt gebruik van vormen van contactonderwijs, vaardigheidstraining en zelfstudie. Daarbij behoort een combinatie met e-learning ('blended learning') tot de mogelijkheden.

Ook op het gebied van slikstoornissen bij neurologische aandoeningen biedt het Nijmeegs Kenniscentrum Neurorevalidatie cursussen op maat aan. Meer informatie via telefoonnummer 024-3614914 of http://www.neurorevalidatie.nl.

Register

A
aangezichtsverlamming	30
abstineren	154
ADL-zelfstandigheid	161
aften	126
amyotrofische laterale sclerose	29
anamnese	69
antropometrische bepalingen	52
aspiratie	111, 115
aspiratiepneumonie	40, 115, 137
autonomie	143, 147, 152

B
beademing	33
bedbeker	92
beginselenethiek	147
beroerte	168
bestralingsmucositis	32
betrouwbaarheid	49
Body Mass Index (BMI)	52

C
candida-infectie	125
candidiasis	125, 127
cariës	120, 127, 134
cerebellaire ataxie	29
chemotherapie	31
chloorhexidine	136
–, gel	136
Common Toxicity Criteria (CTC)	124
cuff	34

D
dehydratie	44
Dentaswabs	138
dik-gladvloeibare voeding	100
drinkvoeding	105

E
energiebehoefte	95
ethische waarden	145
euthanasie	155

F
faryngeale dysfagie	38
faryngeale fase	13

G
gehomogeniseerde voeding	102
gemalen voeding	100
gingivitis	121, 134
gingivitisindex	129
gladvloeibare voeding	102

H
halitose	128
heimlichmanoeuvre	41
helder vloeibare voeding	103
hoofd-halsoncologie	168

I
ICF	2, 163
individueel wilsbesluit	149
interdentale	
–, hulpmiddelen	135
–, reiniging	134
interdisciplinaire aanpak	170
interdisciplinaire zorg	1

K
kunstspeeksel	127, 199
kwaliteit van leven	143

L
levensbeëindigend handelen	153
levenseinde	153

M
maagretentie	106
Malnutrition Screening Tool	55
Malnutrition Universal Screening Tool	55
meus-maagsonde	107
Mini Nutritional Assessment	55
model van Beauchamp en Childress	147
mondhygiënist	116
mondslijmvlies	193
mondspoelmiddelen	129, 135
mucosa	124
mucositis	124
multiple sclerose	29
multisysteem atrofie	29
myasthenia gravis	30
myotone dystrofie	30

O
obstipatie	110
oculofaryngeale spierdystrofie	30
oesofageale fase	13
ondervoeding, ziektegerelateerd	41
orale dysfagie	38
orale fase	11
orale mucositis	136

P
palliatieve sedatie	154
paradontitis	122, 124, 128, 134
parenterale voeding	106
participatieproblemen	39, 163
PES-structuur	164
pockets	128
pre-orale fase	8, 35
presbyfagie	19

Q
Quetelet Index	52

R
radiotherapie	31
reflux	41
rehydreren	45
richtlijnen	166

S
sensiviteit	50
Short Nutritional Assessment Questionnaire	55
slikscreening	64
slikteams	170
sondevoeding	41, 106
specificiteit	50
speeksel	10, 119, 127
stomatitis	124, 137
sulcus	131

T
tandpasta	194
tandplak	119
tandsteen	120, 133
tandvleesontsteking	133
tape	135
terminale sedatie	154
tong	128
tongschraper	132, 195
tracheacanule	31, 33
trismus	36
tuitbeker	92
tumor	43

V
validiteit	49
verpleeghuisgeïndiceerden	169
verslikpneumonie	32
versterving	154
vloeibare voeding	104
vochtbalans	44
voedingsnormen	20
voedselweigering	145, 151

W
watersliktest	64
wilsbekwaamheid	148, 150
wilsverklaring	149
wortelcariës	123

x
xerostomie 32, 126

z
zelfbeschikking 148
ziekte
   –, van Alzheimer 29
   –, van Huntington 29
   –, van Parkinson 29
zithouding in bed 82
zorgethiek 147, 152

GPSR Compliance

The European Union's (EU) General Product Safety Regulation (GPSR) is a set of rules that requires consumer products to be safe and our obligations to ensure this.

If you have any concerns about our products, you can contact us on

ProductSafety@springernature.com

In case Publisher is established outside the EU, the EU authorized representative is:

Springer Nature Customer Service Center GmbH
Europaplatz 3
69115 Heidelberg, Germany